全国高等职业教育护理专业"十三五"规划教材

儿科护理学

ERKE HULIXUE

主　编　邬远林　王　群　黄苏蓉
副主编　王　君　彭淑英　黄　琴　隋　瑾
编　者　（以姓氏笔画为序）
　　　　王　君　铜仁职业技术学院
　　　　王　群　六盘水职业技术学院
　　　　伍　静　乐山职业技术学院
　　　　邬远林　萍乡卫生职业学院
　　　　汪慕蓉　萍乡卫生职业学院
　　　　郭文颖　萍乡卫生职业学院
　　　　黄　琴　萍乡卫生职业学院
　　　　黄苏蓉　铜仁职业技术学院
　　　　隋　瑾　贵州健康职业学院
　　　　彭淑英　萍乡卫生职业学院

华中科技大学出版社
http://www.hustp.com
中国·武汉

内 容 简 介

本书是全国高等职业教育护理专业"十三五"规划教材。

本书以岗位需求为导向,做到理论与实践一体化,包括绪论、生长发育、儿童保健与疾病预防等内容。书中穿插了与教学内容相关的知识链接,融知识性、趣味性于一体。章末附有与护士执业资格考试题型相同的练习题与参考答案,有利于学生进一步理解与巩固所学知识并顺利通过护士执业资格考试。

本书主要作为全国高等卫生职业院校教材使用,也可供临床工作者参考。

图书在版编目(CIP)数据

儿科护理学/邬远林,王群,黄苏蓉主编. —武汉:华中科技大学出版社,2018.7(2022.1 重印)
全国高等职业教育护理专业"十三五"规划教材
ISBN 978-7-5680-4165-2

Ⅰ. ①儿…　Ⅱ. ①邬…　②王…　③黄…　Ⅲ. ①儿科学-护理学-高等职业教育-教材　Ⅳ. ①R473.72

中国版本图书馆 CIP 数据核字(2018)第 164901 号

儿科护理学
Erke Hulixue

邬远林　王　群　黄苏蓉　主编

策划编辑:余　雯
责任编辑:孙基寿
封面设计:原色设计
责任校对:张会军
责任监印:周治超
出版发行:华中科技大学出版社(中国·武汉)　　电话:(027)81321913
　　　　　武汉市东湖新技术开发区华工科技园　　邮编:430223
录　　排:华中科技大学惠友文印中心
印　　刷:武汉科源印刷设计有限公司
开　　本:787mm×1092mm　1/16
印　　张:17
字　　数:445 千字
版　　次:2022 年 1 月第 1 版第 5 次印刷
定　　价:49.00 元

本书是全国高等职业教育护理专业"十三五"规划教材。本书以岗位需求为导向,做到理论与实践一体化。

全书共十八章,包括绪论、生长发育、儿童保健与疾病预防、住院患儿的护理等内容。全书编写体例一致,内容详略得当,条理清晰,具有以下特点。

(1)坚持"以服务为宗旨,以就业为导向"的高等职业教育办学思想。

(2)书中增加了图、表,穿插了与教学内容相关的知识链接,融知识性、趣味性于一体。

(3)注意与相关专业课程内容的衔接,保留专科特色。

(4)各章内容的取舍及章节安排等体现了内容的时代性。主要以全国护士执业资格考试大纲为依据,每章末附有与护士执业资格考试题型相同的练习题及参考答案,有利于学生对知识进一步理解与巩固,并有利于学生通过护士执业资格考试。

本书主要供高职高专护理、助产专业学生使用,也可作为从事相关工作人员的参考用书。本书在编写过程中参阅了大量文献,同时得到了华中科技大学出版社、萍乡卫生职业学院、六盘水职业技术学院、铜仁职业技术学院等的大力支持和帮助,在此深表谢意。

本书由邬远林、王群、黄苏蓉担任主编,由王君、彭淑英、黄琴、隋瑾担任副主编,伍静、汪慕蓉、郭文颖参与了编写。

本书编写具体分工如下:萍乡卫生职业学院邬远林编写第十四、十七章;六盘水职业技术学院王群编写第三、五、九章;铜仁职业技术学院黄苏蓉编写第六、七、八、十二、十六、十七章;铜仁职业技术学院王君编写第二、十八章;萍乡卫生职业学院彭淑英编写第一、七、十章;萍乡卫生职业学院黄琴编写第四、六、十三章;贵州健康职业学院隋瑾编写第十一章;乐山职业技术学院伍静编写第八、十二章;萍乡卫生职业学院汪慕蓉编写第十五、十六章;萍乡卫生职业学院郭文颖编写第十八章。全书由邬远林、王群修改、补充和最后定稿。

本书全体编者本着高度认真、负责的态度参与编写工作,虽经反复斟酌和修改,但因能力和经验不足,书中难免有错误和不当之处,热忱欢迎各院校师生和读者批评指正。

编　者

Contents　　目　录

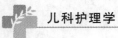

第一章 绪 论

儿科护理学是一门研究小儿生长发育、儿童保健、疾病防治和护理,以促进小儿身心健康的学科。

第一节 儿科护理的任务和范围

一、儿科护理的任务

儿科护理的任务是为小儿提供综合性及广泛性护理,以增强小儿体质,降低小儿发病率和死亡率,保障和促进小儿身心健康。

二、儿科护理的范围

儿科护理的年龄范围为胎儿期至青春期,目前我国临床工作中以出生至 14 岁作为儿科的就诊对象,其内容范围为小儿时期健康和卫生问题,包括儿童生长发育、正常小儿身心方面的保健、小儿疾病的防治与护理,并与儿童心理学、社会学、教育学等多门学科有着广泛联系。

随着医学模式的改变,儿科护理已由单纯的疾病护理发展为以小儿及其家庭为中心的身心整体护理,由单纯的患儿护理扩展为包括所有儿童的生长发育、疾病预防与护理及促进儿童身心健康的研究,由单纯的医疗保健机构承担其任务逐渐发展为全社会都来承担儿童的预防、保健和护理工作。

第二节 儿科护理的特点

一、基础医学方面

（一）解剖特点

随着年龄增大,儿童体格增长,身体各部分比例、内脏器官大小及位置均有所不同。如:体重、身长、头围、胸围等发生变化；头身比例变化，新生儿为 1/4，成人为 1/8；3 岁以下儿童可在右肋缘下触及肝脏 1～2 cm；新生儿和婴儿胃呈水平位；2 岁以下婴幼儿心脏呈横位等。

（二）生理生化特点

不同年龄小儿生理、生化正常值各不相同。如：年龄越小，呼吸、心率、生长速度越快，所需营养物质就越多，外周血象越高，血压越低；婴儿肾功能较差，易发生水、电解质紊乱。

（三）免疫特点

新生儿非特异性和特异性免疫功能较差，易患各种感染，如：婴儿皮肤、黏膜柔嫩易破损，防御能力差；新生儿可以通过胎盘从母体获得抗体 IgG，5～6 个月后逐渐消失，故生后 6 个月内患麻疹等传染病的机会较少；新生儿期 IgM 浓度低，易患革兰阴性细菌感染；婴幼儿期分泌型 IgA（SIgA）均不足，易患呼吸道及消化道感染。

（四）病理特点

同一致病因素所致的病理反应因年龄不同而有差异，如：肺炎链球菌所致的肺部感染，婴儿表现为支气管肺炎，年长儿和成人则表现为大叶性肺炎；维生素缺乏时婴幼儿引起佝偻病，成人则引起骨软化病。

二、临床医学方面

（一）疾病特点

小儿疾病种类及临床表现与成人有很大的区别，且不同年龄小儿患病种类也有差别，如：新生儿以窒息、高胆红素血症、硬肿症、先天性疾病等较多见；婴幼儿以各种感染性疾病多见；小儿以白血病多见，成人多为肿瘤；心血管疾病中小儿以先天性心脏病多见，而成人以冠心病多见；婴幼儿患急性感染时，起病急、进展快、缺乏局限能力，易并发败血症、休克；新生儿严重感染时常表现为各种反应低下，如不吃、不哭、不动、体温不升、外周血白细胞数降低，缺乏定位症状和体征。

（二）诊治特点

年幼儿病情多由家长或照顾者代诉，可靠性降低，因此诊断时应详细询问病史，仔细体检，进行必要的辅助检查。且同一症状或体征在不同年龄可由不同疾病引起，如：小儿惊厥，新生儿多考虑产伤、缺氧缺血性脑病、颅内出血等；无热惊厥婴儿首先考虑手足搐搦症，年长儿应考虑癫痫；婴幼儿热性惊厥以高热惊厥最为常见，其次是中枢神经系统感染。由于小儿发育不成熟，机体抵抗力差，患病时常累及多个系统，且容易出现并发症，治疗时不能忽视。药物剂量应根据体重仔细计算。

（三）预防预后特点

开展计划免疫、加强传染病管理及儿童保健是儿科预防工作的重点，已使小儿发病率和死亡率大大下降。小儿脏器组织修复和再生能力较强，患病时如能得到及时诊治和护理，往往恢复较快，后遗症较少；反之，病情可能迅速恶化，危及生命，尤其是年小体弱儿，应严密监护，积极抢救。

三、心理社会特点

不同年龄阶段儿童心理特征不同。儿童身心未成熟，缺乏适应及满足需要的能力，依赖性较强,合作性差,需特别的保护和照顾;儿童好奇、好动、缺乏经验,容易发生各种意外;儿童心理发育过程也受家庭、环境的影响。在护理中应以儿童及其家庭为中心,与其父母、幼教工作者、学校教师等共同配合,根据不同年龄阶段儿童的心理发育特征和心理需求,提供相应措施,促进其心理健康发展。

第三节 小儿年龄分期及各期特点

根据小儿生长发育不同阶段的特点,将小儿年龄划分为七个时期(表1-1)。

表1-1 小儿年龄分期及各期特点

分 期	定 义	特 点
胎儿期	从受精卵形成至胎儿娩出,约40周,分为三个阶段:妊娠早期(从受精卵形成至12周)、妊娠中期(13~28周)、妊娠晚期(29~40周)	此期胎儿完全依靠母体生存,孕母的感染、用药、放射线接触、营养、情绪等均可影响胎儿生长发育,尤其是妊娠早期可致先天畸形。此期应做好孕期保健和胎儿保健
新生儿期	从脐带结扎开始至生后28天(胎龄满28周至生后7天称围生期或围产期)	胎儿脱离母体后,生存环境发生了巨大变化,生理调节和适应能力差,易发生窒息、感染、硬肿等疾病,是发病率和死亡率最高的时期。此期应注意保暖、合理喂养、清洁卫生、消毒隔离等
婴儿期	从出生后至1周岁	是生长发育速度最快时期,为第一生长高峰;所需营养相对较多,而消化功能不完善,易发生消化和营养紊乱;从母体获得的抗体逐渐消失,自身免疫功能尚不成熟,易患传染病和感染性疾病。此期应提倡母乳喂养,按时添加辅食,进行计划免疫接种
幼儿期	1周岁至3周岁	体格生长减慢,智力发育加速;活动范围增大,缺乏识别危险能力,最易发生意外伤害和中毒;自身免疫力仍低,传染病发病率仍较高。此期应注意预防意外、增强体质、预防传染病
学龄前期	3周岁至7岁(入小学前),即幼儿园阶段	体格生长进一步减慢,呈稳步增长,智力发育更趋完善,理解力逐渐加强,有较强的可塑性,应加强早期教育,急性肾炎、风湿热等免疫性疾病发病增多
学龄期	7岁至青春期前,即小学阶段	体格仍稳步增长,除生殖系统外其他器官发育已接近成人,智力发育更加成熟。此期应注意预防龋齿和近视
青春期	女孩12岁至18岁,男孩14岁至20岁,即中学阶段	体格生长再次加速,为第二个生长高峰,生殖系统发育加速,出现第二性征,至本期末各系统发育已成熟。此期注意加强营养和体格锻炼,及时进行生理、心理卫生和性知识教育

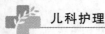

第四节　儿科护士的角色与素质要求

随着医学模式的转变和护理学科的发展,儿科护士被赋予多元化角色,并对其素质也提出了更高的要求。具体内容详见表 1-2 和表 1-3。

表 1-2　儿科护士的角色

儿科护士的角色	角 色 内 容
护理活动执行者	最重要的角色,为患儿及其家庭提供直接的照护,如营养摄取、感染预防、药物给予、心理支持、健康指导等
护理计划者	评估患儿健康状况,制定护理计划,采取护理措施,促进患儿康复
健康教育者	向患儿解释疾病治疗和护理过程,帮助其建立自我保健意识,培养良好生活习惯;向家长宣传科学育儿知识
健康协调者	与有关人员及机构联系,保持有效沟通,保证患儿获得最适宜的整体性医护照顾,如与医生讨论治疗和护理方案,与营养师讨论患儿营养和膳食安排,与家长沟通,让家庭共同参与患儿护理过程
健康咨询者	解答患儿及家长问题,提供预防保健、健康教育咨询、康复指导、心理支持等
患儿代言人	患儿不会表达或表达不清时,护士有责任解释并维护患儿的权益不受侵害
患儿知心者	护士应关爱患儿,与其沟通,建立友好关系,赢得患儿信赖,成为知心朋友
护理研究者	护士应进行护理研究工作,发展护理新技术,提高护理质量,促进专业发展

表 1-3　儿科护士的素质要求

儿科护士的素质	素 质 要 求
思想道德素质	热爱儿科护理事业,有敬业奉献精神;热爱儿童,有强烈的责任感和同情心;有崇高的职业道德和良好的工作作风
科学文化素质	具备一定的文化素养和自然科学、社会科学、人文科学等多学科知识;掌握一门外语及现代科学发展的新理论、新技术
专业技能素质	有丰富的专业理论知识和较强的临床实践技能,操作准确,技术娴熟,动作轻柔、敏捷;有敏锐的观察力和综合分析判断能力;有开展护理教育和护理科研的能力
身体心理素质	有健康的身体和心理;有较强的适应能力、良好的忍耐力及自我控制能力;有强烈的进取心;有善于与患儿及家长沟通和建立良好人际关系的能力

目标检测

1. 新生儿期是指（　　）。

A. 自胎儿娩出、脐带结扎到生后满 28 天　　　　　　B. 自胎儿娩出到生后满 1 个月

C. 自生后 28 天至满 1 周岁　　　　　　　　　　　　D. 自出生到满 1 岁

E. 自出生后到满 3 周岁

2. 我国围生期是指（　　）。

A. 自胎儿娩出、脐带结扎到生后满 28 天　　　　　　B. 出生后 7 天以内

C. 妊娠 28 周至出生后 7 日　　　　　　　　　　　　D. 自出生到满 1 岁

E. 自出生后到满 3 周岁

3. 小儿生长发育最迅速的时期是（　　）。

A. 新生儿期　　　B. 婴儿期　　　　C. 幼儿期　　　　D. 学龄期　　　　E. 青春期

4. 小儿发病率及死亡率最高的年龄期是（　　）。

A. 新生儿期　　　B. 婴儿期　　　　C. 幼儿期　　　　D. 学龄前期　　　E. 学龄期

5. 幼儿期是指（　　）。

A. 从出生至 1 岁　　　　　　B. 从出生至 2 岁　　　　　　C. 1 岁至 3 岁

D. 3 岁至 5 岁　　　　　　　E. 4 岁至 6 岁

6. 婴幼儿易患呼吸道感染的主要原因是（　　）。

A. 咳嗽反射差　　　　　　　B. 纤毛运动差　　　　　　　C. 分泌型 IgA 低下

D. IgM 低下　　　　　　　　E. 细胞免疫功能低下

（彭淑英）

第二章　生 长 发 育

生长发育是儿童不同于成人的重要特点。生长是指儿童身体各器官、系统的长大,如体重增加、体积增大,是量的变化;发育是指细胞、组织、器官的分化与功能成熟,是质的变化。生长和发育二者紧密相连,生长是发育的物质基础,生长的量的变化在一定程度上反映了发育的成熟状况。

第一节　生长发育的规律及影响因素

一、生长发育的规律

(一) 连续性与阶段性

生长发育在整个儿童阶段不断进行,但每个年龄阶段生长发育速度各有不同。例如,婴儿期生长发育最快,出生后第一年为生长发育的第一个高峰,特别是出生后前三月,第二年以后速度逐渐减慢,到青春期生长发育速度又加快,出现生长发育的第二个高峰。

(二) 各系统发育的不平衡性

整个儿童阶段各系统的发育有着各自不同的生长特点。比如:发育最早的为神经系统,发育最晚的为生殖系统;淋巴系统先快后慢(儿童期发育快,青春期发育慢);皮下脂肪年幼儿较发达,而肌肉组织在学龄期才开始加速发育。呼吸、循环、消化、泌尿系统的发育基本与体格生长相平行(图 2-1)。

(三) 生长发育的一般规律

生长发育规律遵循由上到下、由近到远、由粗到细、由简单到复杂、由低级到高级的规律,比如:出生后先抬头后抬胸,再会坐、立、行(由上到下);从臂到手,从腿到脚(由近到远);先会抓再会捏(由粗到细);先会画线再会画圈画图形(由简单到复杂);先会看、听、感觉、认识,再会记忆、思维、分析、判断等高级神经活动(由低级到高级)。

(四) 生长发育的个体差异性

生长发育遵循一定的规律,但是在一定范围内也受遗传、环境等因素的影响,因此存在着较大的个体差异。生长发育的正常值不是绝对的,要充分考虑影响个体生长发育的不同因素,并做连续动态的观察,才能做出正确的判断。

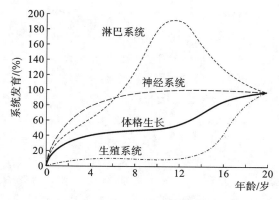

图 2-1　各系统器官发育不平衡

二、影响生长发育的因素

遗传和环境是影响生长发育最重要的因素：遗传决定了生长发育的潜力；而外界环境因素又影响着潜力的发挥。二者相互作用，决定了儿童生长发育的状况。

（一）遗传因素

生长发育所有的特征、潜力、趋向等都受到父母双方遗传因素的影响。遗传信息的影响力非常深远，比如皮肤和头发、瞳孔的颜色、脸型特征、身材高矮、性成熟的早晚及对疾病的易感性等都与遗传有关，同时遗传性疾病对生长发育也有着显著的影响。

（二）环境因素

1. 营养　充足与合理的营养是小儿生长发育的物质基础。宫内营养不良不仅会导致胎儿体格发育落后，还会严重影响胎儿大脑的发育；出生后长期营养不良，可影响体重、身高和智力的发育。

2. 孕母情况　胎儿在宫内的发育受孕母生活环境、营养、情绪及孕母疾病等各种因素的影响。如：孕母妊娠早期病毒感染可导致胎儿先天畸形；孕期严重营养不良会导致流产、早产和胎儿体格发育及脑发育的迟缓；孕母接受放射性、环境毒素污染、精神创伤等均可导致胎儿发育受阻。

3. 疾病的因素　疾病对生长发育有显著的影响。如：急性感染常使体重一过性减轻；长期慢性疾病则影响身高和体重的增长；内分泌疾病影响儿童骨骼生长和神经系统的发育；先天性疾病如先天性心脏病可造成生长发育的迟缓。

4. 家庭和社会环境　父母的育儿态度与习惯、外界的环境、心理社会因素都会对儿童的体格生长有一定的影响。良好的居住环境、卫生条件、健康的生活方式、和谐的家庭气氛、科学的护理及养育、适当的锻炼和完善的医疗服务能促进小儿的体格、神经心理发育。

知识拓展

儿童生长发育遵循一定的轨迹。当儿童营养不良、患病或缺乏激素时，就会逐渐偏离生长发育的轨道，出现生长迟缓。而一旦这些阻碍生长的因素被去除，儿童将以超过相应年龄正常的速度加速生长，重新回到原有的生长轨道上。这一现象称为追赶生长。

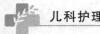
　　生长恢复或追赶生长的幅度取决于相关影响因素,如:病期、病情严重程度、年龄和关键期。若生长迟缓严重、持续时间长,则追赶生长不完全;若在生长关键期受影响,则可导致持久性生长障碍,如果脑组织的生长损害发生在其生长发育的关键时期,则会产生永久性的障碍。在追赶生长的调节中,对生长起主要调控作用的是促生长激素轴系统,包括生长激素(GH)、胰岛素样生长因子-1(IGF-1)、胰岛素样生长因子结合蛋白和胰岛素样生长因子受体等。人类胎儿期至生后 1 年内,营养对生长仍起主导作用,即早期生长受"营养物质-胰岛素-IGFs"代谢轴调控,营养物质是启动因素。在追赶生长的这段时间里,应尽可能给孩子提供均衡的营养、充足的睡眠和适量的锻炼,使其获得尽可能充分的追赶生长,最大限度地发挥遗传所赋予的生长潜能。

第二节　体格发育

一、体格生长的常用指标

(一) 体重

　　体重为各器官、系统、体液的总重量。可以客观地反映儿童的营养状况,是衡量儿童体格生长最常用且敏感的指标,也是儿科临床用药和补液的重要依据。

　　新生儿的体重与胎次、胎龄、性别及宫内营养状况有关。正常新生儿出生时的平均体重约为 3 kg;出生后一周由于胎粪排出、水分丢失和摄入不足可出现体重暂时性下降的现象,称为生理体重下降,下降幅度不超过出生时体重的 3%～9%,一般出生后 7～10 天恢复到出生时体重。

　　儿童体重的增长不是匀速的,年龄越小,体重增长越快。出生后的第一年是体重增长最快的时期,为生长的第一个高峰期。正常足月儿出生后第 1 个月体重可增加 1～1.7 kg,出生后 3～4 个月体重约为出生时的 2 倍,1 岁时约为出生时的 3 倍(10 kg)。2 岁到青春期前每年体重约增加 2 kg。进入青春期后体重增加出现第二个高峰,每年增加 4～5 kg。

　　如没有条件准确称量,可以用公式估算体重。1～12 岁:体重(kg)=年龄×2+8(kg)。儿童体重的增长为非等速的增加,进行评价时应以个体儿童自己体重的变化为依据,不可把公式计算的体重或人群体重均数当作标准进行评价。

(二) 身高(长)

　　头顶到足底的垂直长度,是反映骨骼发育的重要指标。3 岁以下儿童采用仰卧位测量,称为身长;3 岁以后立位测量,称为身高。

　　身高(长)增长规律与体重增长基本一致,年龄越小增长越快,也出现婴儿期和青春期两个生长高峰。我国新生儿出生时的平均身长约为 50 cm。前三个月增加 11～13 cm,与后 9 个月增长相当；1岁时身长约为75 cm；第二年生长减慢，到2岁时身长约为87 cm。两岁后稳步增长，平均每年增加6～7 cm，直到青春期出现第二个生长高峰。2～12岁儿童身高（长）估算公式：身高（长）＝年龄×7＋75（cm）。

（三）坐高（顶臀长）

坐高是指由头顶至坐骨结节的长度，3岁以下取仰卧位测量，称顶臀长。坐高增长代表头颅与脊柱的生长。

（四）头围与胸围

儿童各年龄段头围与胸围正常值、定义及临床意义见表2-1。

表 2-1　儿童各年龄段头围与胸围正常值、定义及临床意义

项目	出生时	1岁	2岁	定义及临床意义
头围/cm	33～34	46	48	经眉弓上方、枕骨结节绕头一周的长度，反映脑和颅骨的发育。头围测量在2岁内最有价值，过小常提示脑发育不良，增长过快常提示脑积水
胸围/cm	32	46	49	沿乳头下缘经肩胛骨角下缘绕胸一周的长度，反映胸廓、胸背肌肉、皮下脂肪及肺的发育程度
1岁时，头围＝胸围；1岁～青春前期，胸围＝头围＋（岁数－1）				

（五）上臂围

上臂围是指经肩峰与尺骨鹰嘴连线中点绕上臂一周的长度，反映骨骼、肌肉、皮下脂肪和皮肤的发育。生后1岁以内上臂围增长迅速，1～5岁增长缓慢。当测量体重、身高不方便时，可测量左上臂围以普查5岁以下儿童的营养状况。评估标准：13.5 cm以上为营养良好；12.5～13.5 cm为营养中等；12.5 cm以下为营养不良。

（六）身体比例与匀称性

1. 头与身长比例

在宫内与婴幼儿期，头生长较早，而躯干、下肢的生长则较晚，生长时间也较长。因此，头、躯干、下肢长度的比例在生长进程中发生变化。头长占身长（高）的比例在新生儿为1/4，到成人后为1/8（图2-2）。

2. 体型匀称

反映体型（形态）生长的比例关系的比例有身高/体重（weight-for height，W/H），胸围/身高（身高胸围指数；体重（kg）/身高（cm）×1000（Quetelet指数），年龄的体块指数（BMI/age）等。

3. 身材匀称

以坐高（顶臀长）与身高（长）的比例表示，反映下肢的生长情况。坐高（顶臀长）占身高（长）的比例由出生时的0.67下降到14岁时的0.53。任何影响下肢生长的疾病，均可使坐高（顶臀长）与身高（长）的比例停留在幼年状态，如甲状腺功能减退与软骨营养不良。

4. 指距与身高

正常时，指距略小于身高（长）。如指距大于身高1～2 cm，对诊断长骨的异常生长有参考价值，如蜘蛛样指（趾）（马方综合征）。

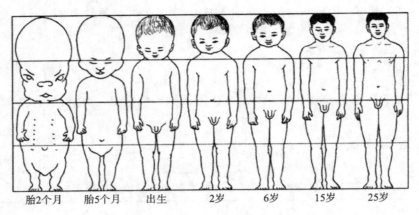

胎2个月　　胎5个月　　出生　　　2岁　　　6岁　　　15岁　　　25岁

图 2-2　头与身长的比例

二、骨骼和牙齿的发育

（一）骨骼的发育

1. 颅骨的发育　颅骨随脑的发育而增长,故其发育较面部骨骼(包括鼻骨、下颌骨)为早。除头围外,还可根据骨缝闭合及前、后囟闭合时间来衡量颅骨的发育。前囟为顶骨和额骨边缘形成的菱形间隙,测量以对边中点连线为准,出生时为 1.5~2.0 cm,后随颅骨发育而增大,6 个月后逐渐骨化而变小,1~1.5 岁时闭合,最迟不超过 2 岁。前囟早闭、头围过小提示脑发育不良、小头畸形;前囟迟闭、过大见于佝偻病、甲状腺功能减退症等;前囟饱满提示颅内压增高,而前囟凹陷则见于极度消瘦或脱水者。后囟为顶骨与枕骨边缘形成的三角形间隙,出生时即已很小或已闭合,最迟出生后 6~8 周闭合(图 2-3)。

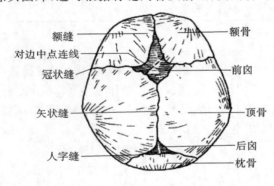

图 2-3　颅骨缝、前囟、后囟

（额缝、对边中点连线、冠状缝、矢状缝、人字缝、额骨、前囟、顶骨、后囟、枕骨）

2. 脊柱的发育　脊柱的增长反映脊椎骨的发育。出生后第一年脊柱增长先于四肢,以后四肢增长快于脊柱。新生儿时脊柱仅轻微后凸,3 个月左右随婴儿抬头出现颈椎前凸;6 个月左右会坐,出现胸椎后凸;1 岁左右开始行走出现腰椎前凸。6~7 岁时韧带发育完善,这 3 个脊柱自然弯曲被韧带所固定。

（二）牙齿的发育

人一生有两副牙齿,即乳牙(共 20 个)和恒牙(共 28~32 个)。出生时在颌骨中已有骨化的乳牙,被牙龈覆盖,生后 4~10 个月乳牙开始萌出,但乳牙的萌出时间也存在较大的个体差异,13 个月后未萌出为乳牙萌出延迟。乳牙萌出顺序一般下颌先于上颌、自前向后(图 2-4),大多于 3 岁前出齐。

恒牙的骨化从新生儿时期开始,6 岁左右开始出第一颗恒牙即第一磨牙,长于第二乳磨牙之后,又称为 6 龄齿;6~12 岁乳牙按萌出先后逐个被同位恒牙代替,其中第一、二前磨牙代替第一、二乳磨牙;12 岁左右出第二磨牙;18 岁以后出第三磨牙(智齿),但也有人终生不出此牙。

出牙为生理现象,但个别小儿可有低热、流涎、睡眠不安、烦躁等反应。牙的生长与蛋白

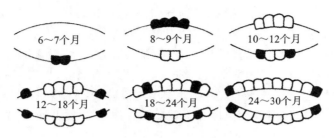

图2-4　乳牙萌出顺序

质、钙、磷、氟、维生素 C 和维生素 D 等营养素及甲状腺激素有关,食物的咀嚼有利于牙齿生长。患有较严重的营养不良、佝偻病、甲状腺功能减退症、21-三体综合征等的小儿可有出牙迟缓、牙釉质差等症状。

第三节　儿童神经心理发育

一、感觉、知觉发育

(一) 感觉发育

1. 视觉　新生儿已有视觉感应功能,瞳孔有对光反应,但因视网膜视黄斑区发育不全和眼外肌协调较差,视觉不敏锐,只有在15~20 cm 范围内视觉才最清晰,在清醒和安静状态下可短暂注视和追随近处缓慢移动的物体;不少新生儿可出现一时性斜视和眼球震颤,3~4周内自动消失。新生儿期后视感知发育迅速,第2个月起可协调地注视物体,开始有头眼协调;3~4个月时喜欢看自己的手,头眼协调较好;6~7个月时目光可随上下移动的物体垂直方向转动,出现眼手协调动作,追随跌落的物体,开始认识母亲和常见物品如奶瓶,喜欢红色等鲜艳明亮的颜色;8~9个月时开始出现视深度感觉,能看到小物体;18个月时能区别各种形状,喜欢看图画;2岁时两眼调节好,可区别垂直线和横线;5岁时能区别颜色;6岁时视力深度充分发育。

2. 听觉　出生时因鼓室无空气,听力较差,但对强声可有瞬目、震颤等反应;出生3~7天后已具有很好的听力,声音可引起呼吸节律改变;1个月时能分辨"吧"和"啪"的声音;3~4个月时头可转向声源(定向反应),听到悦耳声时会微笑;6个月时能区别父母声音,唤其名有应答表示;7~9个月时能确定声源,区别语言的意义;1岁时听懂自己名字;2岁时能区别不同高低的声音,听懂简单吩咐;4岁时听觉发育完善。

听感知发育与小儿的语言发育直接相关,听力障碍如不能在语言发育的关键期内或之前得到确诊和干预,则可因聋致哑。

3. 味觉和嗅觉　出生时味觉发育已很完善。新生儿对不同味道如甜、酸、苦、咸等可产生不同的面部表情;4~5个月的婴儿对食物味道的轻微改变已很敏感,故应适时添加各类转乳期食物。出生时嗅觉中枢和神经末梢已发育成熟,生后1~2周的新生儿已可辨别母亲和其他人的气味,3～4个月时能区别令人愉快或不愉快的气味,7～8个月开始对芳香气味有反应。

4. 皮肤感觉 皮肤感觉包括触觉、痛觉、温度觉和深感觉。触觉是引起某些反射的基础,新生儿触觉已很灵敏,尤以眼、口周、手掌、足底等部位最为敏感,触之即有瞬眼、张口、缩回手足等反应,而前臂、大腿、躯干部触觉则较迟钝。新生儿已有痛觉,但较迟钝,疼痛刺激后出现泛化的现象,第2个月起才逐渐改善。新生儿温度觉很灵敏,冷的刺激比热的刺激更能引起明显的反应,如出生时离开母体环境、温度骤降就啼哭。2～3岁时儿童通过接触能区分物体的软、硬、冷、热等属性;5～6岁时能分辨体积和重量不同的物体。

（二）知觉的发育

知觉为人对事物各种属性的综合反应。知觉的发育与听、视、触等感觉的发育密切相关。生后6个月时小儿已有手眼协调动作,通过看、摸、闻、咬、敲击等逐步了解物体各方面的属性,其后随着语言的发展,小儿的知觉开始在语言的调节下进行。1岁末开始有空间和时间知觉的萌芽;3岁能辨上下;4岁能辨前后;5岁开始辨别以自身为中心的左右。4～5岁时已有时间概念,能区别早上、晚上、今天、明天、昨天;5～6岁时逐渐掌握周内时序、四季等。

二、运动功能的发育

运动发育可分为大运动和精细运动两大类。大运动是身体对大动作的控制,如抬头、坐、爬、站、走、跑、跳等;精细运动是相对于大运动而言较小的动作,如抓握物品、涂画等。妊娠后期出现的胎动为运动的最初形式。新生儿因大脑皮质发育尚不成熟,传导神经纤维尚未完成髓鞘化,故运动多属无意识和不协调的运动。此后,尤其是第1年内随着大脑的迅速发育,婴儿运动功能日臻完善。运动发育遵循自上而下、由近至远、从不协调到协调、先正向动作后反向动作的规律。

（一）平衡和大运动

1. 抬头 因为颈后肌发育先于颈前肌,所以新生儿俯卧位时能抬头1～2 s;3个月时抬头较稳;4个月时抬头很稳并能自由转动(图2-5,图2-6)。

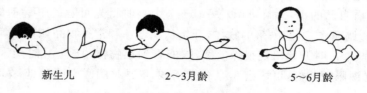

新生儿　　　　　　2～3月龄　　　　　　5～6月龄

图2-5　仰卧抬头姿势发育

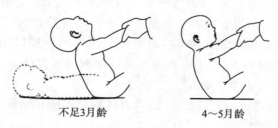

不足3月龄　　　　　　4～5月龄

图2-6　竖颈姿势发育

2. 翻身 出现翻身动作的先决条件是不对称颈紧张反射的消失。婴儿大约7个月时能有意识地从仰卧位翻至俯卧位,然后从俯卧位翻至仰卧位。

3. 坐　新生儿腰肌无力;3 个月扶坐时腰呈弧形;5 个月靠坐腰能伸直;6 个月能双手撑住独坐;8 个月能坐稳并左右转身(图 2-7)。

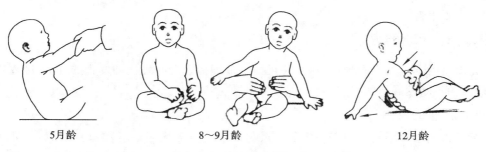

5月龄　　　　　　　　8~9月龄　　　　　　　　12月龄

图 2-7　坐姿发育

4. 匍匐、爬　新生儿俯卧位时已有反射性匍匐动作,2 个月俯卧位能交替踢腿;3~4 个月用手撑起上身几分钟;7~8 个月已能用手支撑胸腹,使上身离开床面或桌面,有时能在原地转动身体,8~9 个月时能用上肢向前爬;12 个月左右爬时能手膝并用;18 个月时能爬上台阶。

5. 站、走、跳　新生儿直立时双下肢稍能负重,出现踏步反射和立足反射;5~6 个月扶立时下肢可负重,能上、下跳动;9 个月能扶站片刻;11 个月能独占片刻;15 个月可独自走稳;18 个月时能跑和倒退走;2 岁时能并足跳;2.5 岁能独足跳 1~2 次;3 岁时能双足交替走下楼梯,5 岁时能跳绳。

大运动发育总结如下:二抬四翻六会坐,七滚八爬周会走。

（二）精细动作

新生儿两手握拳很紧,2 个月时握拳姿势逐渐松开,3~4 个月握持反射逐渐消失,开始出现有意识的取物;6~7 个月能独自摇摆或玩弄小物体,出现物品换手及捏、敲等探索性动作;9~10 个月时可用拇、食指取物,喜撕纸;12~15 个月时学会用匙,乱涂画,能几页、几页地翻书;18 个月时能叠两三块方积木;2 岁时可叠六七块方积木,一页一页翻书,能握杯喝水;3 岁时在别人的帮助下会穿衣服,临摹简单图形;4 岁时基本能自己穿、脱简单衣服;5 岁时能学习写字。

三、语言的发育

语言为人类特有的高级神经活动,是儿童学习、社会交往、个性发展中的一个重要能力,与智力关系密切。儿童语言发育是儿童全面发育的标志。正常儿童天生具备发展语言技能的机制和潜能,但是环境必须提供适当的条件,如与周围人群进行语言交往,其语言能力才能得以发展。通过语言符号,儿童获得更丰富的概念,提高解决问题的能力,同时吸收社会文化中的信念、习俗及价值观。语言发育须经过发音、理解和表达三个阶段。

1. 发音阶段　新生儿已会哭叫,并且饥饿、疼痛等不同刺激所反映出来的哭叫声在音响度、音调上有所区别。婴儿 3~4 个月咿呀发音,7~8 个月能发"爸爸""妈妈"等语音,8~9 个月时喜欢模仿成人的口唇动作练习发音。

2. 理解语言阶段　婴儿在发音的过程中逐渐理解语言。小儿通过视觉、触觉、体位觉等与听觉的联系,逐步理解一些日常用品,如水、杯子等的名称。6 个月时婴儿能听懂自己的名字,9 个月左右已能听懂简单的词意,如"再见""抱"等。亲人对婴儿发音及时、恰当的应答,可促进其理解这些语音的特定含义。10 个月左右的婴儿已能有意识地叫"爸爸""妈妈"。

3. 表达语言阶段　在理解的基础上,儿童学会语言表达。一般 12 月龄开始会说单词,如

"再见""没了";18 个月时能指认、说出家庭主要成员的称谓;24 个月时能指出简单的人、物品和图片,会说 2、3 个字构成的短句;3 岁时能指认常见的物品、图画,会唱短歌谣;4 岁时能讲述简单的故事情节。

四、心理活动的发展

婴儿出生时不具有心理现象,待条件反射形成即标志着心理活动发育的开始,随着年龄增长,心理活动不断发展。

(一) 注意的发展

注意是人的心理活动集中于一定的人或物。注意可分无意注意和有意注意,前者为自然发生的,不需要任何努力;后者为自觉、有目的的行为。新生儿已有非条件的定向反射,如大声说话可使其停止活动。婴儿期以无意注意为主,3 个月开始能短暂地集中注意人脸和声音,强烈的刺激如鲜艳的色彩、较大的声音或需要的物品(奶瓶等)都能成为婴儿无意注意的对象。随年龄的增长、活动范围的扩大、生活内容的丰富、动作语言的发育,儿童逐渐出现有意注意,但幼儿时期注意的稳定性差,易分散、转移;5~6 岁后儿童才能较好地控制自己的注意力。

注意是一切认知过程的开始。自婴幼儿起即应及时培养注意力,加强注意的目的性,去除外来干扰,引起儿童兴趣。

(二) 记忆的发展

记忆是将所获得的信息"储存"和"读出"的神经活动过程,可分为感觉、短暂记忆和长久记忆三个阶段。长久记忆又分为再认和重现两种,再认是以前感知的事物在眼前重现时能认识;重现则是以前感知的事物虽不在眼前出现,但可在脑中重现,即被想起。1 岁内婴儿只有再认而无重现,随年龄增长,重现能力亦增强。婴幼儿时期的记忆特点是时间短、内容少,易记忆带有欢乐、愤怒、恐惧等情绪的事情,且以机械记忆为主,精确性差。随着年龄的增长和思维、理解、分析能力的发展,儿童有意识的逻辑记忆逐渐发展,记忆内容也越来越广泛、复杂,记忆的时间也越来越长。

(三) 思维的发展

思维是人应用理解、记忆和综合分析能力来认识事物的本质和掌握其发展规律的一种精神活动,是心理活动的高级形式。1 岁以后儿童开始产生思维。婴幼儿的思维为直觉活动思维,即思维与客观物体及行动分不开,不能脱离人物和行动来主动思考,如拿着玩具汽车边推边说"汽车来了",如果将汽车拿走,活动则停止。学龄前期儿童则以具体形象思维为主,即凭具体形象引起的联想来进行思维,尚不能考虑事物间的逻辑关系和进行演绎推理,如在计算活动中,儿童知道 3 个苹果加 3 个苹果是 6 个苹果,但对 3+3=6 的计算感到困难,必须经过实物的图形等多次计算后才能掌握。随着年龄增大,小儿逐渐学会综合、分析、分类、比较等抽象思维方法,使思维具有目的性、灵活性和判断性,在此基础上进一步发展独立思考的能力。

(四) 想象的发展

想象是对感知过的事物进行思维加工、改组、创造出现实中从未有过的事物形象的思维活动,常常通过讲述、画图、写作、唱歌等表达出来。新生儿没有想象能力;一两岁儿童由于生活经验少,语言尚未充分发育,仅有想象的萌芽,局限于模拟成人生活中的某些个别的动作,如模拟妈妈的动作给布娃娃喂饭;3 岁后儿童想象内容稍多,但仍为片段、零星的。学龄前期儿童想象力有所发展,但以无意想象和再造想象为主,想象的主题易变;学龄期儿童有意想象和创造性想象迅速发展。

（五）情绪、情感的发展

情绪是个体生理或心理需要是否得到满足时的心理体验和表现。情感则是在情绪的基础上产生的对人、物的关系的体验，属较高级、复杂的情绪。外界环境对情绪的影响甚大。新生儿因不适应宫外环境，常表现出不安、啼哭等消极情绪，而哺乳、抚摸、抱、摇等则可使其情绪愉快。6个月后儿童能辨认陌生人时逐渐产生对母亲的依恋及分离性焦虑，9~12个月时依恋达高峰，以后随着与别人交往的增多，逐渐产生比较复杂的情绪，如喜、怒和初步的爱、憎等，也会产生一些不良的情绪，如见人怕羞、怕黑、嫉妒、爱发脾气等。婴幼儿情绪表现特点为时间短暂，反应强烈，容易变化，外显而真实，易冲动，但反应不一致。随年龄增长和与周围人交往的增加，儿童对客观事物的认识逐步深化，对不愉快因素的耐受性逐渐增强，逐渐能有意识地控制自己的情绪，情绪反应渐趋稳定，情感也日益分化，产生信任感、安全感、荣誉感、责任感、道德感等。有规律的生活，融洽的家庭气氛，适度的社交活动和避免精神紧张与创伤，能使儿童维持良好、稳定的情绪和情感，有益于智力发展和优良品德的养成。

（六）个性和性格发展

个性是个人处理环境关系时所表现出来的与他人不同的习惯行为和倾向性，包括思想方法、情绪反应、行为风格等。每个人都有特定的生活环境和自己的心理特点，因此表现在兴趣、能力、气质等方面的个性各不相同。性格是个性心理特征的重要方面，是在人的内动力与外环境产生矛盾和解决矛盾的过程中发展起来的，具有阶段性。婴儿期由于一切生理需要均依赖成人，逐渐建立对亲人的依赖性和信赖感，如不能产生依恋关系，将产生不安全感。幼儿时期儿童已能独立行走，说出自己的需要，自我控制大小便，故有一定自主感，但又未脱离对亲人的依赖，常出现违拗言行与依赖行为相交替现象。学龄前期儿童生活基本能自理，主动性增强，但主动行为失败时易出现失望和内疚。学龄期儿童开始正规学习生活，重视自己勤奋学习的成就，如不能发现自己学习潜力将产生自卑。青春期少年体格生长和性发育开始成熟，社交增多，心理适应能力加强但容易波动，在感情问题、伙伴问题、职业选择、道德评价和人生观等处理不当时易发生性格变化。

小儿神经心理发育过程见表 2-2。

表 2-2 小儿神经心理发育过程

年　　龄	粗 细 动 作	语　　言	适应周围人物的能力与行为
新生儿	无规律，不协调，紧握掌	能哭叫	听到铃声时全身活动减少
2 个月	直立及俯卧位时能抬头	发出和谐的喉音	能微笑，有面部表情，眼随物转动
3 个月	仰卧位变为侧卧位，用手摸东西	咿呀发音	头可随看到的物品或听到的声音转动180°，注意自己的手
4 个月	扶着髋部时能坐，可在俯卧位时用两手支持抬起胸部，手能握持玩具	笑出声	抓面前物体，自己玩手，见食物表示喜悦，较有意识地哭笑
5 个月	扶腋下能站直，两手各握一玩具	能喃喃地发出单调音节	伸手取物，能辨别人声，望镜中人笑

续表

年　龄	粗细动作	语　言	适应周围人物的能力与行为
6个月	能独坐一会,用手摇玩具	发"不"、"呐"等辅音	能认识熟人和陌生人,自拉衣服,自握足玩
7个月	会翻身,自己独坐很久,将玩具从一手换入另一手	能发"爸爸""妈妈"等复音,但无意识	能听懂自己的名字,自握饼干吃
8个月	会爬、自己坐起来和躺下去,扶着栏杆站起来、拍手	重复大人所发简单音节	注意观察大人的行动,开始认识物体,两手会传递玩具
9个月	试独站,会从抽屉中取玩具	能懂几个较复杂词句,如"再见"等	看见熟人会手伸出来要抱,能与人合作游戏
10~11个月	能独站片刻、扶椅或推车走几步、拇食指对指拿东西	开始用单词,一个单词表示很多意义	能模仿成人的动作,招手"再见",抱奶瓶自食
12个月	独走,弯腰拾东西,会将圆圈套在木棍上	能叫出物品名字,如灯、碗,指出自己的手、眼	对人和事物有喜憎之分,穿衣能合作,用杯喝水
15个月	走得好,能蹲着玩,能叠一块方木	能说出几个词和自己的名字	能表示同意、不同意
18个月	能爬台阶,有目标地扔皮球	能认、指身体各部分	会表示大小便,懂命令,自己进食
2岁	能双脚跳,手的动作更准确,会用勺子吃饭	会说2~3字构成的句子	能完成简单的动作,如拾起地上的物品,能表达喜、怒、怕、懂
3岁	能跑、会骑三轮车,会洗手、洗脸、脱、穿简单衣服	能说短歌谣,数几个数	能识画上东西及男女,自称"我",表现自尊心、同情心,怕羞
4岁	能爬梯子,会穿鞋	能唱歌	能画人像,初步思考问题,记忆力强,好发问
5岁	能单腿跳,会系鞋带	开始识字	能分辨颜色,数10个数,知物品用途及性能
6~7岁	参加简单劳动,如扫地、擦桌子、剪纸、泥塑、结绳等	能讲故事,开始写字	能数几十个数,可进行简单加减运算,喜独立自主

目标检测

1. 下列对儿童生长发育规律的描述错误的是(　　　)。
A. 生长发育是一个连续的过程　　　　B. 生长发育遵循一定的顺序
C. 有一定的个体差异性　　　　　　　D. 各系统器官发育的速度一致
E. 生长发育是由低级到高级

2. 最能反映婴儿营养状况的生长发育指标是(　　　)。
A. 胸围　　　B. 牙齿　　　C. 生长　　　D. 体重　　　E. 头围

3. 人体发育成熟最晚的系统是(   )。

A. 神经系统　　B. 淋巴系统　　C. 消化系统　　D. 呼吸系统　　E. 生殖系统

4. 乳牙萌出延迟指的是(   )。

A. 6 个月未萌出乳牙者　　　　　　　　　B. 8 个月未萌出乳牙者

C. 10 个月未萌出乳牙者　　　　　　　　　D. 13 个月未萌出乳牙者

E. 18 个月未萌出乳牙者

5. 小儿一岁时的头围是多少?(   )

A. 42 cm　　　　B. 44 cm　　　　C. 46 cm　　　　D. 48 cm　　　　E. 50 cm

6. 患儿,女,5 岁,发育正常,其标准的体重和身高为(   )。

A. 15 kg　105 cm　　　　　　B. 16 kg　105 cm　　　　　　C. 17 kg　106 cm

D. 18 kg　106 cm　　　　　　E. 18 kg　110 cm

7. 某女婴,18 个月,食欲减退 1 个多月,母亲抱其到儿保门诊就诊,护士应首先为患儿检查的是(   )。

A. 上臂围　　　　B. 坐高　　　　C. 前囟　　　　D. 体重　　　　E. 牙齿

(王　君)

第三章　儿童保健与疾病预防

　　儿童保健是研究各年龄期儿童生长发育规律、营养保健及疾病防治措施,依据促进健康、预防为主、防治结合的原则,对儿童群体和个体采取有效的干预措施,促进和保证儿童身心健康成长的综合性预防科学。其目的是提高儿童生命质量,减少发病率,降低死亡率。

第一节　小儿各年龄期保健

一、胎儿期及围生期保健

　　胎儿期保健的目的是使胎儿在宫内健康地生长发育,直到安全娩出,从而降低围生期儿童死亡率。胎儿的发育与孕母的健康、营养状况、疾病、生活环境和情绪等密切相关。

　　胎儿期保健重点是加强孕母的保健。

　　(1)预防遗传性疾病与先天畸形:父母婚前应进行遗传咨询,禁止近亲结婚以减少遗传性疾病的发生;怀孕早期应尽可能避免各类病毒感染、放射线、烟酒以及铅、苯、汞、有机磷农药等化学毒物;患有心肾疾病、糖尿病、甲状腺功能亢进症、结核病等慢性疾病的孕母应在医生指导下进行治疗,对高危产妇应定期产前检查,必要时终止妊娠。

　　(2)保证充足营养:妊娠后期应加强蛋白质、铁、锌、钙、维生素 D 等重要营养素的补充,以保证胎儿生长和储存生后所需。与此同时,孕母也要防止营养摄入过多而导致胎儿体重过重,影响分娩与健康。

　　(3)给予孕母良好的生活环境:孕母应注意生活规律,劳逸结合、保持心情轻松愉悦。

　　(4)避免妊娠期发生并发症,预防流产、早产、异常产的发生。

　　(5)预防产时感染,对早产儿、低体重儿、宫内感染、产时异常等高危儿应予以特殊监护。

　　(6)预防并及时处理围生期小儿缺氧、窒息、低体温、低血糖、低血钙和颅内出血等疾病。

二、新生儿期保健

　　新生儿期各器官各系统发育不完善,适应及调节功能不成熟,应加强喂养、保暖及预防感染。特别是生后一周内的新生儿发病率和死亡率极高,占婴儿死亡数的 2/3,且 1 周以下的新生儿占新生儿死亡数的 70%,故新生儿保健重点在生后 1 周内。

　　1. 出生时护理　产房室温保持在 25~28 ℃;新生儿娩出后迅速清理口腔内黏液,保证呼吸道通畅；严格消毒、结扎脐带；记录出生时 Apgar 评分、体温、呼吸、心率、体重与身长；设立新生儿观察室，出生后观察 6 h，正常者进入婴儿室，高危儿送入新生儿重症监护室。

2. 新生儿家庭保健

（1）保持适宜的居室环境，加强保暖：新生儿居室的温度与湿度应随气候温度变化调节，保持空气清新，阳光充足，通风良好；有条件的家庭在冬季应使室内温度保持在 20～22 ℃，湿度以 55％为宜，无条件时可用热水袋保暖，避免体温不升；夏季应避免室内温度过高。

（2）提倡母婴同室，尽早喂养：指导母亲哺乳的方法，以维持良好乳汁分泌，满足新生儿生长所需；母乳确实不足或无法进行母乳喂养的婴儿，应指导母亲使用科学的人工喂养方法。

（3）加强皮肤、臀部护理：新生儿皮肤娇嫩，新陈代谢旺盛，应每日洗澡保持皮肤清洁，根据室温选择合适的衣服与尿布，衣物宜纯棉、宽松、透气、易于穿脱；勤换尿布，保持臀部清洁干燥，防尿布性皮炎发生。

（4）促进神经心理发育：母婴同室，鼓励家长拥抱和抚摸新生儿，给予良性刺激，加强情感交流。

（5）预防感染，加强出生时护理：新生儿居室保持空气新鲜，减少亲友探视；保持呼吸道通畅，注意保持新生儿皮肤清洁及脐带残端清洁干燥。

（6）及时进行预防接种，按时接种卡介苗和乙肝疫苗。

3. 筛查　做好新生儿听力筛查、疾病筛查（如苯丙酮尿症和先天性甲状腺功能低下症），早期干预及治疗，降低新生儿发病率和死亡率。

4. 新生儿家庭访视　新生儿家庭访视次数一般为 3～4 次。对顺产新生儿家庭访视为出生后 3 天、7 天、14 天和 28 天；对剖宫产新生儿家庭访视要求为出生后 7 天、14 天和 28 天。访视内容如下。①询问新生儿出生、哺喂、睡眠、预防接种与护理情况。②观察居住环境及新生儿一般情况。重点注意有无产伤、黄疸、畸形、皮肤与脐部感染。③检查有无先天性心脏病、先天性髋关节脱位、马蹄足、唇裂、腭裂等先天性疾病。④指导合理喂养、新生儿保暖、日常护理、早期教育、预防疾病和意外的有关知识。⑤及时处理并记录：一旦发现有脐带、口腔感染及尿布皮炎等要及时处理。详细记录各项体检指标，出现的异常问题及相应的护理措施。

三、婴儿期保健

婴儿期体格生长发育最迅速，必须有丰富的易于消化的各种营养物质以满足需要，但因其消化功能尚未成熟，易患婴儿腹泻、营养不良等疾病。随着月龄的增加，婴儿从母体获得的免疫球蛋白 IgG 逐渐减少。

婴儿期保健重点是保证充足的营养及预防感染。

1. 合理喂养　提倡纯母乳喂养 4～6 个月；部分母乳喂养或人工喂养儿则应正确选择奶粉；4 个月以上婴儿应合理添加辅食，指导适时断奶。

2. 日常护理　婴儿衣着应简单，宽松易脱穿，选择柔软（纯棉质地）、吸水性能较好，尽量不用纽扣，以免婴儿误食，造成意外。勤换内衣保持清洁卫生。尿布应选用大小适中、透气性能较好者，避免引起尿布湿疹。注意季节更换衣服，以婴儿两足暖为宜。每日早晚清洗面部，晚上清洗臀部、洗脚，勤换内衣，有条件的每日沐浴。注意保持会阴部清洁（尤其是女婴），大便后保持会阴部清洁。保证充足睡眠，6 个月以内婴儿每日睡眠 15～20 h，7～12 个月婴儿每日睡眠 15～16 h。

3. 早期教育　婴儿期各种感知发育迅速，要用带有声、光、色的玩具吊在婴儿床上促进其感知发育,通过游戏、沟通和有目的的训练,加快婴儿视觉、听觉、动作和语言的发育。3个月后培养婴儿定时排尿,8～9个月能坐便盆排便。

4. 预防疾病　坚持户外活动,进行空气浴、日光浴和被动体操。按计划免疫程序完成基础免疫,预防急性传染病的发生。定期进行体格检查,便于早期发现并干预缺铁性贫血、佝偻病、发育异常等疾病。

5. 防止意外发生　指导家长预防婴儿期常见的意外事故,如异物吸入、中毒、窒息、跌伤、触电、烧伤等意外损害的发生。

四、幼儿期保健

幼儿期体格发育速度较婴儿期慢,而神经心理、情绪发育十分迅速。模仿、行走和语言能力增强,自立性和独立性不断发展,与外界环境接触机会增多,但自身免疫功能较低,对危险事物识别能力差,故患感染和传染性疾病及意外伤害发生的概率较高。

幼儿期保健重点是合理饮食,规律生活,养成良好的生活习惯,减少意外的发生。

1. 合理安排膳食　幼儿断奶后,生长发育速度较婴儿期有所减慢,但对营养的需求量仍较高,应注意供给足够的能量和优质蛋白质,保证各种营养素充足且均衡。食物种类应多样化,营养均衡,食物应碎、细、烂,利于消化吸收。注意培养良好的饮食习惯,定时进餐,鼓励和培养自用餐具,养成良好的饮食习惯。创造愉快、宽松的就餐环境,不惩罚孩子,以免影响食欲,进餐次数以一天三餐,上、下午各加一次点心为宜。

2. 日常护理　衣着保暖、宽松、轻便易于活动,穿脱容易便于自理。3岁左右的小孩应学习穿脱衣服,培养其自理能力。白天睡1～2 h,晚上睡10～12 h,保证充足睡眠。继续进行大小便训练,培养良好的卫生习惯和生活习惯。定期为孩子进行口腔检查,并指导家长为孩子进行口腔护理,2～3岁儿童培养早晚刷牙习惯,减少龋齿的发生。

3. 早期教育　注意品德教育,学会与他人分享,互助互爱,尊敬长辈,讲文明、讲礼貌等。由于幼儿模仿能力极强,成人要给孩子树立好的榜样,在教育孩子时态度和要求应一致,要平等对待每个孩子,孩子有过错时,批评、惩罚应适度,注意保护孩子的自尊。

4. 预防疾病和意外　幼儿期自身免疫力较低,传染病发病率较高,应继续加强预防接种和防病工作,定期对孩子进行体格检查,一年最少进行两次。此期小孩活动范围渐广,接触周围事物的机会增多,智力发育较前突出,但识别危险的能力尚不足,故应注意防止意外创伤和中毒。

五、学龄前期保健

学龄前期儿童智力发展快,独立活动范围大,自理能力增强,机体抵抗力逐渐增强,传染病、感染性疾病减少,但仍较易患免疫性疾病。

学龄前期保健重点是加强学前教育,培养独立生活能力和养成良好的学习习惯,加强素质教育,预防各种疾病和意外伤害发生。

1. 日常护理　食物多样化,营养搭配合理,保证营养摄入;培养其良好的睡眠习惯,每日保证睡眠11～12 h;鼓励并培养孩子自理能力,使他们能够独立适应社会发展。

2. 早期教育　学龄前期儿童独立意识较强,对各种事物容易形成较牢固的概念,易受环境影响,应加强学前教育,培养小儿关心集体、遵守纪律、团结协作、热爱劳动的好品质。通过一些有意义的活动,增强小儿的思维能力和动手能力。

3. 预防疾病和意外 每年应体检 1～2 次，进行近视眼、龋齿、缺铁性贫血等的筛查与矫治。要做好预防接种。对学龄前期儿童进行安全教育，预防溺水、外伤、误服药物和中毒等意外发生。

六、学龄期的护理

学龄期儿童体格发育处于稳步增长状态，智力发育加速，认知和心理发展非常迅速，同伴、学校和社会环境对其影响较大。抵抗力增强，急性传染病的发病率减少，但免疫性疾病的发病率有所增加。

学龄期保健重点应注意：加强体格锻炼；培养良好的卫生和生活习惯；培养良好的思想品德；加强学校卫生指导，促进儿童德、智、体、美、劳全面发展。

1. 加强营养 学龄期儿童的膳食要求营养充分、搭配合理，培养良好饮食习惯，不挑食、不偏食，保证营养摄入，以满足体格生长、心理和智力发展、紧张学习及活动等需要。应重视早餐且保证质量，小学生上午课间时可加餐补充营养，保证精力充沛以促进其健康成长。

2. 体格锻炼 坚持每天进行户外活动、体格锻炼，如广播体操、跑步、游戏、球类活动等，还可进行空气浴、日光浴、水浴（如游泳）等活动以增强体质，促进其健康成长。

3. 培养良好习惯 培养良好的卫生习惯，饭前便后要洗手，每天坚持早晚刷牙、饭后漱口，防龋齿；养成按时睡眠、起床和午休的习惯，保证足够睡眠；加强品德教育，培养良好的性情和品格，陶冶高尚情操；培养正确的坐、立、行姿势，以免不良的姿势影响儿童的骨骼发育。

4. 防止意外发生 学龄期儿童常见意外伤害包括溺水、车祸及活动时发生擦伤、挫伤、扭伤、骨折等。应对儿童进行意外事故防范知识教育，减少意外伤残的发生。

5. 防治常见的心理行为问题 学龄期儿童常见的心理行为是不适应上学，表现为焦虑、恐惧和拒绝上学。其原因较多，如不愿意与父母分离；不喜欢学校的环境；与同伴关系紧张；害怕老师和考试等。应查明原因，采取有效措施，帮助孩子适应学校生活。

七、青春期的护理

青春期是由儿童过渡到成年的时期，是体格生长发育的最后阶段，此期儿童认知、心理社会和行为发展日趋成熟，而且又是生殖器官和性功能逐渐发育成熟阶段，同时出现第二性征，但由于神经内分泌调节尚未稳定，以及要面对更多的社会压力，他们会出现一些特殊的健康问题。医护人员及家长应采取相应措施，帮助其顺利度过青春期。

保健重点应是加强营养，加强青春期生理卫生教育，注意锻炼，培养良好的思想品德。

1. 供给充足营养 青春期是生长发育出现的第二个高峰期，体格发育生长迅速，脑力劳动和体力运动消耗能量加大，所需要的热量、蛋白质、维生素和矿物质等营养素较前有所增加。应注意营养均衡、合理用餐、不偏食、不挑食、不吃零食，保证充足营养的摄入，保持良好的饮食习惯。

2. 培养良好习惯 保证充足睡眠，每天保证 8～9 h 的睡眠时间，养成早睡早起的好习惯。重视并加强少女的经期卫生指导，培养良好的卫生习惯。

3. 培养健康的生活方式 对青少年应加强正面教育，防止沾染上吸烟、酗酒、吸毒及滥用药物等不良习惯，帮助其养成健康的生活方式。

4. 进行合理的性教育 性教育是青春期健康教育的一个重要内容，其内容包括：①男女生殖器官的解剖、生理知识；②生命形成和生育过程；③青春期发育的表现，如第二性征的发育,月经来潮和遗精;④性道德及性传播疾病等知识。家长、学校和保健人员可通过交谈、宣传手册、上卫生课,也可以通过科教片、录像和科普读物等进行性教育,并与性道德教育结合起来。抵制不健康的信息,遵守道德规范,正确引导和教育,培养少女自尊、自爱、自强的优良品质,增强自我保健意识。

5. 预防意外和疾病　青春期应注意预防结核病、风湿病、龋齿、沙眼、屈光不正、肥胖症、神经性厌食、月经不调等,定期体检做到早发现、早治疗。注意防止溺水、车祸、打架斗殴和运动性损伤的发生。青春期的少年存在多种原因引起的心理行为问题,家庭及社会应给予重视。

第二节　体格锻炼与游戏

一、体格锻炼

体格锻炼是促进儿童生长发育、增进健康、增强体质的积极措施。通过体格锻炼能够提高机体对外界环境的耐受力和抵抗力,培养儿童坚强的意志和品格,促进儿童全面发展。

按照国家运动和体育教学协会中有关儿童活动指南要求,学步幼儿每天至少有 30 min 正式体力活动,学龄前及以上儿童要有 60 min 的有组织的体力活动,久坐不宜超过 60 min。

(一)户外活动

一年四季均可进行,可增强儿童对冷空气的适应能力,提高机体免疫力,接受日光照射、防止佝偻病的发生。婴儿出生后应尽早户外活动,到人少、空气新鲜的地方,开始户外活动时间由每日 1～2 次,每次 10～15 min,逐渐延长到 1～2 h;冬季户外活动时仅暴露面、手部,注意身体保暖。年长儿除恶劣气候外,应多在户外玩耍。

(二)皮肤锻炼

1. 婴儿皮肤按摩　按摩时可用少量婴儿润肤霜使之润滑,每日早晚进行,每次 15 min 左右,在婴儿面部、胸部、腹部、背部及四肢有规律地轻柔与捏握,可刺激皮肤,有益于循环、呼吸、消化、肢体肌肉的放松与活动。皮肤按摩不仅给婴儿以愉快的刺激,同时也是父母与婴儿之间最好的交流方式之一。

2. 水浴

(1)温水浴　由于水的传热能力比空气强,可提高皮肤适应冷热变化的能力,故不仅可保持皮肤清洁,还可促进新陈代谢,增加食欲,利于睡眠,促进生长发育和增强抗病能力。冬季应注意室温、水温,做好温水浴前的准备工作,减少体表热能散发。新生儿脐带脱落后即可进行温水浴,每日 1～2 次。

(2)擦浴　大于 7 个月的婴儿可进行身体擦浴。擦浴时室温保持 16～18 ℃。水温32～33 ℃,待婴儿适应后,水温可逐渐降至 26 ℃。先把毛巾浸入温水中,拧半干,然后在婴儿四肢进行向心性擦浴,擦毕再用干毛巾擦至皮肤微红。

(3)淋浴　适用于 3 岁以上儿童,效果比擦浴更好。每日一次,每次冲淋身体 20～40 s。

水温 35～36 ℃,浴后用干毛巾擦至全身皮肤微红。待儿童适应后,可逐渐将水温降至 26～28 ℃。

（4）游泳 有条件者可从小训练,但应有成人在旁照顾。环境温度不低于 24～26 ℃,水温不低于 25 ℃。

3. 空气浴 主要是利用空气的温度、湿度、气流、气压、散射的阳光、阴离子等因素直接刺激人的皮肤,提高人体对外界环境的适应能力。最好从温暖季节开始,先在室内进行,室温不低于 20 ℃,逐渐减少衣服至只穿短裤,习惯后再移至户外。饭后 1～1.5 h 进行较好,每日 1～2 次,每次 2～3 min,之后逐渐延长至冬季 20～25 min,夏季 2～3 h。3 岁以下及体弱儿童气温不宜低于 15 ℃,3～7 岁不低于 12～14 ℃,学龄儿不低于 10～12 ℃。空气浴时随时观察儿童反应,同时,培养儿童少穿衣、用冷水洗脸等习惯。

4. 日光浴 适合 1 岁以上儿童。最好在早餐后 1～1.5 h 进行。夏季上午 9 时左右,春秋季 10—12 时进行。儿童可躺在阴凉处,戴白帽和墨镜,先晒背部,再晒身体两侧,最后晒胸腹部。开始每侧晒 0.5 min,以后逐渐增加,但每次不超过 20～30 min。应避免阳光直射,注意观察儿童反应,及时补充水分。

（三）体育运动

1. 体操 体操可促进肌肉、骨骼的生长,增强呼吸、循环功能,从而达到增强体质、预防疾病的目的。

（1）婴儿被动操 适用于 2～6 个月的婴儿。婴儿完全在成人的帮助下进行四肢伸屈运动,每日 1～2 次。可促进婴儿大运动的发育、改善全身血液循环。

（2）婴儿主动操 6～12 个月婴儿大运动开始发育,在成人的适当扶持下,进行爬、坐、仰卧起身、扶站、扶走、双手取物等动作。主动操可以扩大婴儿的视野,促进智力发育。

（3）幼儿体操 12～18 个月幼儿尚走不稳时,可在成人的扶持下进行有节奏的活动,主要锻炼走、前进、后退、平衡、扶物过障碍等动作,内容由简到繁,每日 1～2 次。18 个月至 3 岁幼儿模仿性强,可配合音乐做模仿操。

（4）儿童体操 广播体操、健美操等适用于 3～6 岁儿童,以提高肢体各关节的灵敏性,增强大肌肉群力量,增进动作协调,有益于肌肉骨骼的发育。在集体儿童机构中,每天按时进行广播体操,最好四季不间断。

2. 游戏、田径与球类 托儿所及幼儿园可组织体育课,采用活动性游戏方式进行,如扔沙包、赛跑、滚球、丢手绢、立定跳远等。年长儿可利用器械进行锻炼,如木马、滑梯,各种田径活动、球类、舞蹈、跳绳等。

二、游戏

游戏是儿童生活中的一个重要组成部分,是儿童与他人沟通的一种重要方式。通过游戏,儿童能够识别自我及外界环境、发展智力及动作协调性、初步建立社会交往模式、学会解决简单的人际关系问题等。

（一）游戏的功能

1. 促进儿童感觉运动功能的发展 通过捉迷藏、骑车、踢足球等活动,儿童的感觉功能和运动能力得到积极发展,进而提高动作的协调性和精细性。

2. 促进儿童智力的发展 通过游戏,儿童可以学习识别物品颜色、形状及用途,理解数字的含义,了解时间和空间等抽象概念,增进语言表达能力及技巧,获得解决简单问题的能力。

3. 促进儿童的社会化及自我认同　婴幼儿通过游戏探索自己的身体,并把自己和外界环境分开。通过一些集体游戏,儿童学会与他人分享,关心集体,认识自己在集体中所处的地位,并能适应自己的社会角色。同时,儿童在游戏中能够测试自己的能力,逐渐调整自己的行为举止,遵守社会所接受的各种行为准则,建立一定的社会关系,并学习解决相应的人际关系问题。

4. 促进儿童的创造性　在游戏中,儿童可以充分发挥自己的想象力,发明新的游戏方法,塑造新的模型,绘制新的图案等。成人经常对儿童的想法或试验给予鼓励,将有助于儿童创造力的发展。

5. 治疗性价值　对于住院患儿来说,游戏还具有一定的辅助治疗作用。患儿可通过游戏发泄不良情绪,缓解紧张情绪或压力;另一方面,游戏为护理人员提供了观察患儿病情变化的机会,同时,游戏还可为护理人员向患儿解释治疗和护理过程,进行健康教育等提供机会。

(二) 不同年龄段游戏的特点

1. 婴儿期　多为单独性游戏。婴儿自己的身体往往就是他们游戏的主要内容,他们喜欢用眼、手、口来探索陌生事物,对一些颜色鲜艳、能发出声响的玩具感兴趣。

2. 幼儿期　多为平行性游戏。幼儿与其他小朋友一起玩耍,但没有联合或合作性行为,主要是独自玩耍,如看书、搭积木、奔跑等。

3. 学龄前期　多为联合性或合作性游戏。许多儿童共同参加一个游戏,彼此能够交换意见并相互影响,但游戏团体没有严谨的组织、明确的领袖和共同的目标,每个儿童可以按照自己的意愿去表现。

4. 学龄期　多为竞赛性游戏。儿童在游戏中制定一些规则,彼此遵守,并进行角色分工,以完成某个目标。游戏的竞争性和合作性高度发展,并出现游戏的中心人物。此期儿童希望有更多的时间与同伴一起玩耍。

5. 青春期　青少年的游戏内容因性别不同而有很大差异。女孩一般对社交性活动感兴趣,喜欢参加聚会,爱看爱情小说、电影及电视节目,与朋友讨论自己的感受。男孩则喜欢运动中的竞争及胜利感,对机械和电器装置感兴趣。青少年对父母的依赖进一步减少,主要从朋友处获得自我认同感。

第三节　计划免疫

计划免疫是根据小儿的免疫特点和传染病发生情况而制定的免疫程序,通过有计划地使用生物制品进行预防接种,以提高人群的免疫水平,达到控制和消灭传染病的目的。其中,预防接种是计划免疫的核心。

一、免疫方式及常用制剂

(一) 主动免疫及常用制剂

(1) 主动免疫　主动免疫是指给易感者接种特异性抗原,刺激机体产生特异性免疫抗体,从而获得相应的免疫力。这是预防接种的主要内容。主动免疫制剂在接种后经过一定期限产生抗体,抗体持续时间一般为 1～5 年,故还要适时安排加强免疫,以巩固免疫效果。

（2）常用制剂　主动免疫制剂统称为疫苗(vaccine)。按其生物性质分为灭活疫苗、减毒活疫苗、类毒素疫苗、组分疫苗(亚单位疫苗)及基因工程疫苗。

（二）被动免疫及常用制剂

（1）被动免疫　对未接受过主动免疫的易感儿,在接触传染病后给予肌内注射相应抗体,使之立即获得免疫力,称为被动免疫。被动免疫抗体在体内停留时间短,一般约 3 周,故只能作为暂时预防和用于治疗。

（2）常用制剂　被动免疫常用制剂有抗毒素、抗菌血清、丙种球蛋白、特异性免疫球蛋白、干扰素、免疫核糖核酸、胸腺素等。

二、免疫程序

我国规定,1 岁内小儿必须完成乙型肝炎疫苗、卡介苗、脊髓灰质炎疫苗、百白破混合制剂、麻疹减毒活疫苗的接种。此外,可根据流行地区和季节接种乙型脑炎疫苗、流行性脑脊髓膜炎疫苗、流感疫苗、腮腺炎疫苗、风疹疫苗、甲型肝炎疫苗等。我国规定的儿童计划免疫实施程序见表 3-1。

表 3-1　我国规定的儿童计划免疫实施程序

项目	乙型肝炎	结 核 病	脊髓灰质炎	百日咳、白喉破伤风	麻　疹
接种疫苗	乙型肝炎疫苗	卡介苗(减毒活结核菌混悬液)	脊髓灰质炎减毒活疫苗糖丸	百日咳菌液、白喉及破伤风类毒素混合制剂	麻疹减毒活疫苗
初种次数	3	1	3	3	1
初种年龄	第一次出生时,第二次 1 个月,第三次 6 个月	生后 2～3 天至 2 个月内	第一次 2 个月,第二次 3 个月,第三次 4 个月	第一次 3 个月,第二次 4 个月,第三次 5 个月	8 个月以上
接种方法	肌内注射	皮内注射	口服	皮下注射	皮下注射
接种部位	上臂三角肌	左上臂三角肌中部略下	—	上臂外侧三角肌	上臂外侧三角肌
每次剂量	5 μg	0.1 mL	1 丸	0.2～0.5 mL	0.2 mL
复种年龄	—	—	4 岁	1.5～2 岁,7 岁	7 岁

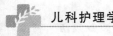

续表

项目	乙型肝炎	结核病	脊髓灰质炎	百日咳、白喉破伤风	麻疹
禁忌证	肝炎、急性传染病、其他严重疾病者	出生体重＜2.5 kg、患结核、急性传染病、肾炎、心脏病、湿疹及其他皮肤病、免疫缺陷者	免疫缺陷、免疫抑制剂治疗期间、发热、腹泻、急性传染病者	发热、有明确过敏史、神经系统疾病、急性传染病者	免疫缺陷、发热、鸡蛋过敏者、患有严重疾病、发热、传染病者
反应处理	一般无反应，个别局部轻度红肿、疼痛，很快消退	接种后 4～6 周局部有小溃疡，保护创口不受感染；腋下或锁骨上淋巴结肿大用热敷，化脓时抽脓，溃破涂 5% 异烟肼软膏或 20% PAS 软膏	一般无特殊反应，有时可有低热或轻度腹泻	一般无反应，个别轻度发热、红肿、疼痛、发痒；处理：多饮开水，有硬块时会很快吸收	部分接种后 9～12 天有发热及卡他症状，一般持续 2～3 天，个别小儿可出现散在皮疹或麻疹黏膜斑
注意事项	—	2 个月以上婴儿接种前应做 PPD 试验，阴性才能接种	冷开水送服或含服，服后 1 h 禁饮热开水	掌握间隔期，避免无效注射	接种前 1 个月及后 2 周避免用丙种球蛋白及胎盘球蛋白

三、预防接种的注意事项

1. 接种的准备工作　预防接种所用场所应光线明亮，空气流通，温度适宜。接种用品以及急救用品摆放有序。严格执行无菌操作制度，做到一人一针一管一消毒，以免交叉感染。

2. 操作要点

（1）加强疫苗管理　疫苗应存放于规定的温度条件下备用。活疫（菌）苗及个别死疫苗（如乙脑疫苗），应保存在 2～10 ℃干燥暗处。除脊髓灰质炎糖丸及干燥制品不怕冻结外，其他制品一般不能在 0 ℃以下保存。

（2）生物制品的准备和处理　检查制品标签，包括名称、批号、有效期及生产单位，并做好记录；凡疫苗过期，标签不清，安瓿有裂纹，药液有发霉、变色、异物或摇不散的凝块，均不得使用；按照规定方法稀释、溶解、摇匀后使用。制品启开后，活菌（疫）苗限半小时内用完，死菌（疫）苗限 1 h 内用完。

（3）严格查对　仔细核对儿童姓名、年龄以及疫苗名称，应详细询问儿童健康状况，严格按照规定的接种剂量、次数、部位接种，按规定完成全程和加强免疫。

（4）局部消毒　用 2% 碘酊及 75% 乙醇或 0.5% 碘伏消毒皮肤，待干后注射；接种活疫苗、菌苗时只用 75% 乙醇消毒，因活菌苗、疫苗易被碘酊杀死，影响接种效果。

（5）及时记录及预约　保证接种及时、全程足量，避免漏种、重种，未接种者应查明原因，必要时进行补种。

3. 预防接种的禁忌证　接种前应认真询问病史,严格掌握禁忌证,可以避免接种后发生异常反应。

（1）一般禁忌证　适合于各种预防接种。发热、急性传染病及其恢复期者;活动性肺结核、风湿病、心血管病、高血压病、肝脏病、肾脏病、胃肠系统疾病、内分泌疾病、代谢病、血液病、恶性肿瘤、精神病、中枢神经系统疾病;哮喘、荨麻疹等过敏史者。

（2）特异禁忌证　有过敏史者慎用动物血清制品;结核菌素试验阳性者,不得接种卡介苗;发热或一周内每日腹泻 4 次以上的儿童,严禁服用脊髓灰质炎三价混合疫苗;湿疹、化脓性皮肤炎、水痘、化脓性中耳炎,不得接种卡介苗;正在接受免疫抑制剂治疗（如放疗、糖皮质激素、抗代谢药物和细胞毒性药物等）的,因这种治疗降低疫苗的免疫反应,所以应尽量推迟常规预防接种;有痉挛史、中枢神经病史者,不得接种百白破联合制剂、百日咳菌苗。

四、预防接种的反应及处理

1. 一般反应　接种生物制品后的正常免疫反应,分局部反应和全身反应。

（1）局部反应　在接种后 24 h 内,注射部位出现红、肿、热、痛,偶有局部淋巴结肿痛。根据红晕直径大小不同可分三种反应类型:弱反应红晕直径<2.5 cm,中反应红晕直径在 2.6～5 cm,强反应红晕直径在 5 cm 以上,局部反应一般持续 2～3 天。若接种活菌（疫）苗,则局部反应出现较晚,持续时间较长。

（2）全身反应　一般于接种后 24 h 内出现不同程度的体温升高,多为中低度发热,持续1～2天,弱反应者体温在 37.5 ℃左右,中反应者体温在 37.5～38.5 ℃,强反应者体温超过38.6 ℃,有时伴有寒战、头痛、恶心、呕吐、腹泻等症状。正常免疫反应一般无须特殊处理,经适当休息后 1～2 天内即可恢复正常,对反应较重者,可作对症处理。

2. 异常反应　指在人群中接种同一批生物制品,出现较重的反应,仅发生于少数儿童。如过敏性休克、晕针、过敏性皮疹、血管神经性血肿和全身感染等。若遇到异常反应时,应及时抢救,并向上级卫生机构报告。

（1）过敏性休克　于预防接种后数秒钟或数分钟后发生。主要表现为烦躁不安、面色苍白、口周青紫、四肢湿冷、呼吸困难、脉搏细速、恶心呕吐、惊厥、大小便失禁甚至昏迷。若不紧急处理,可在短期内危及生命。此时应将患儿平卧,头低位,注意保暖,立即皮下或静脉注射1∶1000肾上腺素 0.5～1 mL,必要时可重复注射,并给予吸氧。

（2）晕针　儿童在空腹、疲劳、室内闷热、紧张或恐惧等情况下,在预防接种时或接种后几分钟内,出现头晕、心慌、面色苍白、出冷汗、手足冰冷、心跳加快等症状,重者呼吸、心跳减慢,血压下降,知觉丧失。此时应立即将患儿平卧,头稍低,保持安静,饮少量热开水或糖水,短时间内即可恢复正常。

（3）过敏性皮疹　以荨麻疹最为多见,一般于预防接种后几小时至几天内出现,经服用抗组胺药物后可痊愈。

（4）全身感染　严重原发性免疫缺陷或继发性免疫功能遭受破坏者,接种活菌（疫）苗后可扩散为全身感染,如接种卡介苗后引起全身播散型结核。

知识拓展

儿童意外伤害预防

1. 窒息与异物吸入　小于3个月的婴儿应注意防止因被褥、母亲的身体、吐出的奶液等造成的窒息;较大婴幼儿应防止食物、果核、纽扣、硬币等异物吸入气管。

2. 中毒　保证儿童食物的清洁卫生,防止食物在制作、储备、出售过程中处理不当所致的细菌性食物中毒;避免食用有毒的食物,如毒蘑菇、含氰的果仁(苦杏仁、桃仁、李仁等)、白果仁(白果二酸)、河豚、鱼胆等;药物应放置于儿童拿不到的地方;儿童内、外用药应分开放置,防止误服外用药造成的伤害。

3. 外伤　婴幼儿居室的窗户、楼梯、阳台、睡床等都应置有栏杆,防止坠床与扶高处跌落;远离厨房,避免开水、油、汤等烫伤;妥善存放易燃品、易伤品;教育年长儿不可随意玩火柴、煤气等危险物品;室内电器、电源应有防止触电的安全装置。

4. 溺水与交通事故　教育儿童不可独自与小朋友去无安全措施的江河、池塘玩水;教育儿童遵守交通规则。

目标检测

1. 在我国,1岁以内儿童需完成的基础计划免疫中,不包括(　　)。

A. 卡介苗　　　　　　　　　　B. 脊髓灰质炎疫苗　　　　　　　　C. 百白破混合疫苗

D. 麻疹疫苗　　　　　　　　　　E. 乙脑疫苗

2. 关于预防接种的初种时间,下列描述正确的是(　　)。

A. 2个月时开始接种脊髓灰质炎疫苗　　　　　B. 2个月后接种卡介苗

C. 4～5个月时接种麻疹疫苗　　　　　　　　　D. 6～8个月时接种乙脑疫苗

E. 1岁后开始接种百白破混合疫苗

3. 不属于1岁以内婴儿计划免疫的是(　　)。

A. 脊髓灰质炎疫苗　　　　　　B. 肺炎链球菌疫苗　　　　　　　　C. 麻疹疫苗

D. 百日咳疫苗　　　　　　　　　E. 乙肝疫苗

4. 我国规定1岁以内必须完成的计划免疫是(　　)。

A. 麻疹疫苗　　B. 乙脑疫苗　　C. 流脑疫苗　　D. 流感疫苗　　E. 甲肝疫苗

5. 新生儿期保健的重点时间是(　　)。

A. 生后1h内　　　　　　　　　B. 生后1天内　　　　　　　　　　C. 生后3天内

D. 生后1周内　　　　　　　　　E. 生后2周内

6. 儿童预防接种乙肝疫苗第二剂是在生后(　　)。

A. 1个月　　　B. 2个月　　　C. 3个月　　　D. 6个月　　　E. 1年

(王　群)

第四章　住院患儿的护理

患病及住院给患儿的身心造成创伤,同时对患儿及其家庭也是一种危机。为了减轻住院压力,促使患儿尽快康复,儿科医疗机构的设置应根据患儿特点进行合理安排,同时护理人员应运用专业知识为患儿提供全面的身心护理。

第一节　儿科医疗机构设置及护理管理

我国儿科医疗机构分为儿童医院、妇幼保健院及综合医院儿科三种,其中以儿童医院的设置最为全面,包括儿科门诊、急诊和病房。

一、儿科门诊设置及护理管理

（一）儿科门诊设置

1. 预诊处

（1）设置　预诊处应设在医院内大门口最近处或儿科门诊的入口处,应设两个出口,一个通向门诊候诊室,另一个通向隔离室。隔离室内备有消毒、隔离设备,如紫外线灯、洗手设备、隔离衣等。

（2）预诊方式　采取简单扼要的问诊、望诊及体检,根据患儿的病史、症状及体征,快速作出判断,避免因患儿停留过久而发生交叉感染;遇危重患儿时,应由预诊护士立即护送至抢救室。因此,预诊护士应由经验丰富、决断力强、动作迅速的较高年资护士担任。

（3）预诊目的　及时发现和隔离传染病患儿,避免交叉感染;及时发现危重患儿,送急救室抢救;协助家长选择就诊科别,节省就诊时间。

2. 挂号处　患儿经过预诊后方可挂号就诊。

3. 体温测量处　发热患儿就诊前应到体温测量处测试体温。

4. 候诊室　要宽敞明亮、空气流通,备有候诊椅,并配置1～2张小床供换尿布、包裹患儿之用。室内可设宣传栏或通过电视进行儿科健康教育。

5. 诊查室　应设多个,以减少患儿之间的相互干扰。室内设有诊查桌、椅、床及洗手设备等。

6. 化验室　应设在诊查室附近,便于患儿化验检查。

7. 治疗室　应备有治疗所需的各种设备、器械和药品,可进行必要的治疗,如注射、穿刺、灌肠等。

8. 饮水处　门诊应设有饮水处,以便患儿饮水、冲奶、服药等。

(二)儿科门诊护理管理

(1)做好组织管理工作,保证就诊秩序有条不紊。

(2)密切观察病情变化,发现异常情况紧急处理。

(3)严格执行消毒隔离和无菌技术操作制度,预防院内感染。

(4)严格执行查对制度,杜绝差错事故发生。

(5)对患儿和家长进行健康教育。

二、儿科急诊设置及护理管理

(一)儿科急诊设置

1. 儿科急诊的特点　起病急,来势凶,病情变化快,意外事故多,必须争分夺秒地进行抢救。

2. 儿科急诊设置

(1)抢救室　内设病床,配有人工呼吸机、心电监护仪、气管插管用具、供氧设备、吸引装置、洗胃用具等必要设备,以及各种穿刺包、切开包、导尿包等治疗用具。室内放置抢救车一台,备有常用急救药品、物品、记录本及笔。

(2)观察室　设有病床及一般抢救设备,如供氧和吸引装置等,有条件可装备监护仪器。

(3)治疗室　设有治疗床、药品柜、注射用具,各种治疗、穿刺用物及各种导管等。

(4)小手术室　除一般手术室的基本设备外,应准备清创缝合小手术、大面积烧伤的初步处理、骨折固定等器械用具及抢救药品。

(二)儿科急诊护理管理

(1)重视急诊抢救五要素,确保抢救质量。急诊抢救五要素为人、医疗技术、药品、仪器设备和时间,其中人起最主要的作用。

(2)执行急诊岗位责任制度,随时做好抢救患儿准备。

(3)建立并执行各科常见急诊的抢救护理常规。

(4)加强急诊文件管理,应有完整病历记录患儿就诊时间、诊治过程等。

三、儿科病房设置及护理管理

(一)儿科病房设置

1. 病室　设有大、小两种病室,大病室放置4~6张床,小病室放置1~2张床。一张床单位占地 $2 m^2$,床间距及床与窗台的距离均为 1 m,病床应有床挡,窗外设有护栏,各病室之间以玻璃隔开,以便医护人员观察病情变化。

2. 重症监护室　收治病情危重、需要观察及抢救者。室内备有各种抢救设备,与医护人员办公室之间由玻璃隔断,方便观察患儿。

3. 护士站与医生办公室　设在病房中间,靠近重症监护室,以便观察和抢救。

4. 治疗室　分内、外两小间,内间进行各种穿刺、取血、换药等,外间用于各种注射及输液的准备工作。

5. 配膳(奶)室　备有消毒锅、冰箱、配膳桌、碗柜及餐车等。

6. 游戏室　室内应阳光充足,地面采用木板或塑料材料,备有玩具、图书等,供住院患儿游戏、活动时使用。

7. 厕所与浴室　各种设置要适合患儿年龄特点。浴室要宽敞,便于护理人员协助患儿沐浴,厕所可有门,但不加锁,以防意外发生。

（二）儿科病房护理管理

1. 环境管理　病房环境要适合患儿心理、生理特点,可张贴或悬挂卡通画,以动物形象作为病房标记等,室内温度、湿度根据患儿年龄大小而定(表4-1)。

2. 生活管理　患儿的饮食既要符合疾病治疗的需要,又要满足生长发育的要求。食具每次用餐后应进行消毒;医院负责提供式样简单、布料柔软的患儿衣裤,经常换洗,保持整洁;根据患儿疾病种类与病情合理安排活动与休息时间。

3. 安全管理　患儿病房安全管理的范围广泛,无论设施、设备还是日常护理操作,都要考虑患儿的安全问题,防止跌伤、烫伤、电伤、误饮、误服。

4. 预防感染　严格执行清洁、消毒、隔离、探视和陪伴制度。病室定时通风,按时进行空气、地面的消毒;操作前后认真洗手;加强健康教育,提高患儿自我保护意识。

表 4-1　不同年龄患儿适宜的温度、湿度

年　　龄	室温/℃	相对湿度/（%）
新生儿	22～24	55～65
婴幼儿	20～22	55～65
年长儿	18～20	50～60

第二节　住院患儿的健康评估

小儿处在生长发育的动态变化过程中,无论心理还是生理方面均不成熟。因此,在评估小儿健康状况时,要掌握小儿身心特点,运用多学科知识,获得全面、正确的主客观资料,为制定护理方案打下良好的基础。

一、健康史的采集

（一）内容

1. 一般情况　包括患儿姓名、性别、年龄、出生日期、种族、入院日期,父母或抚养人姓名、年龄、职业、文化程度、家庭地址、联系电话,病史提供者与患儿的关系及病史可靠程度。注意患儿年龄一项记录要准确,新生儿记录天数甚至小时数,婴儿记录月数,1岁以上记录几岁几个月。

2. 主诉　为来院就诊的主要原因和发病时间。主诉字数不宜太多,一般不超过20个字,如"发热、咳嗽、气促3天"。

3. 现病史　病历的重要部分,内容包括发病诱因、发病时间、发病过程、主要症状及伴随症状、病情发展、严重程度、诊治情况、一般状况等。

4. 个人史　包括5项内容,询问时根据不同年龄及不同疾病有所侧重,3岁以下应详细询问出生史、喂养史和生长发育史。

(1) 出生史　记录胎龄、胎次、产次,母亲孕期情况,分娩方式及过程,出生时有无窒息、产伤,Apgar评分,出生时体重等。

(2) 喂养史　婴幼儿及患营养性疾病、消化系统疾病的患儿要详细询问喂养史。问清是何种喂养方式,人工喂养儿要了解乳品种类、调制方式和量,辅食添加及断乳情况,年长儿要询问食欲、饮食习惯、有无偏食等。

(3) 生长发育史　了解体格生长指标如体重、身高、头围、胸围;前囟闭合时间、乳牙萌出时间及数目;何时会抬头、翻身、独坐、爬、站、走;何时会笑、认人等。

(4) 预防接种史　曾接种过的疫苗种类、时间和次数,有无不良反应。

(5) 生活史　患儿的居住条件、睡眠情况、卫生习惯,生活是否规律,是否经常进行户外活动,以及家庭周围环境、有无饲养宠物等。

5. 既往史　既往患过何种疾病、患病年龄及治疗情况,尤其应了解传染病的患病情况;有无食物或药物过敏史。

6. 家族史　询问父母年龄、职业和健康状况,是否近亲结婚;母亲历次妊娠及分娩情况;家庭其他成员的健康状况及有无患有类似疾病;有无家族性和遗传性疾病;其他密切接触者的健康状况。

(二) 注意事项

(1) 询问病史时态度要和蔼,语言通俗易懂,以取得家长及患儿的信任。

(2) 避免使用暗示的语气引导家长或患儿做出主观期望的回答。

(3) 对年长儿可让其补充叙述病情,以取得直接感受,但要注意分辨真伪。

(4) 对危重患儿应边抢救边简单询问主要病史,以免延误救治,详细询问可在病情稳定后进行。

二、体格检查

(一) 内容

1. 一般状况　注意观察患儿发育与营养状况、精神状态、面部表情、对周围事物反应、面色、哭声、语言应答、体位、活动能力等。

2. 一般测量　包括体温、呼吸、脉搏、血压、体重、身高、坐高、头围、胸围、前囟大小等。

3. 皮肤及皮下组织　注意观察皮肤的色泽、湿润度、弹性、皮下脂肪的厚度,有无黄疸、皮疹、出血点、水肿、硬肿、毛细血管扩张及毛发异常等。

4. 淋巴结　检查枕后、颈部、耳后、腋窝、腹股沟等处淋巴结大小、数目、质地、活动度及有无压痛、粘连等。

5. 头部

(1) 头颅　注意头颅大小、形状,前囟大小、张力,有无隆起或凹陷,骨缝是否闭合,有无颅骨软化、枕秃、方颅等。

(2) 面部　注意有无特殊面容,眼距大小,鼻梁高低等。

（3）眼耳鼻　注意眼睑有无浮肿、下垂、红肿,结膜是否充血,有无干燥征,巩膜有无黄染,角膜有无混浊、溃疡,检查瞳孔大小和对光反射。检查双耳形状,外耳道有无分泌物,提耳有无疼痛。注意鼻翼有无扇动及鼻腔分泌物性状。

（4）口腔　观察口唇有无苍白、发绀、干燥、口角糜烂,黏膜、牙龈有无充血、溃疡、麻疹黏膜斑,咽部有无充血、溃疡,扁桃体有无充血、肿大,腮腺开口处有无红肿及分泌物,牙齿的数目及排列、有无龋齿等。

6. 颈部　有无短颈、斜颈,甲状腺有无肿大,气管是否居中,有无颈部抵抗及颈静脉怒张等。

7. 胸部

（1）胸廓　是否对称,有无三凹征及呼吸运动异常,有无心前区局限性隆起,有无肋骨串珠、鸡胸、漏斗胸等佝偻病畸形。

（2）肺　视诊呼吸频率、节律、幅度有无异常,有无呼吸困难;触诊语颤有无改变;叩诊有无异常浊音、实音或鼓音;听诊呼吸音是否正常,有无啰音。

（3）心　视诊心前区有无隆起、心尖搏动位置及范围;触诊有无震颤;叩诊心界大小;听诊心率、心律及心音强度,有无心脏杂音。

8. 腹部　视诊有无腹部膨隆、腹壁静脉曲张、肠型及蠕动波,新生儿脐部有无分泌物、出血及炎症;触诊有无腹肌紧张、压痛、反跳痛,有无肝、脾肿大或肿块;叩诊有无移动性浊音;听诊肠鸣音有无亢进或减弱。

9. 脊柱和四肢　注意有无脊柱侧弯、强直,有无"O"形或"X"形腿等佝偻病畸形,有无杵状指（趾）等。

10. 肛门和外生殖器　有无先天性肛门闭锁、尿道下裂、两性畸形;男孩有无包皮过长、隐睾、阴囊鞘膜积液;女孩有无阴道分泌物和畸形等。

11. 神经系统　有无病理征及脑膜刺激征,腹壁反射、提睾反射等生理反射是否存在,新生儿和小婴儿应注意检查觅食、吸吮、握持、拥抱等反射是否存在。

（二）注意事项

（1）检查室光线要充足,温度要适宜,年长儿要顾及其害羞心理和自尊心。

（2）检查时体位不必强求,婴幼儿可由家长抱着检查,以能使其安静为原则。

（3）态度和蔼,动作轻柔,消除患儿恐惧感,尽量取得患儿合作。

（4）检查顺序灵活掌握,一般先检查呼吸脉搏频率、心肺听诊和腹部触诊（因为易受患儿哭闹影响）,口腔、咽部、眼等刺激大的检查放在最后。

（5）对危重患儿应边抢救边检查,先侧重检查生命体征和与疾病有关的部位,待病情稳定后再进行全面检查。

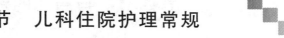

第三节　儿科住院护理常规

（一）入院护理

1. 迎接新患儿　接到新患儿住院卡后,立即安置床位,危重患儿安排在抢救室。同时,准备医疗和护理病历各 1 份,并填写有关项目和卡片。护士应仪表端庄、态度亲切、言语温和,尽量满足新入院患儿心理和生理的需要。

2. 进行入院护理评估 对患儿进行护理体检,测量体温、脉搏、呼吸、血压、体重等,向患儿及其家属询问健康史,了解患儿饮食、排泄、睡眠及患病等情况,并作详细记录;将获取的病史和体检资料进行综合分析评估,确定护理诊断,制定并实施相应的护理计划。

3. 清洁护理 给患儿做清洁护理,若病情允许在 24 h 内完成卫生处置工作,如洗头、更换衣服、剪指(趾)甲、沐浴或擦浴等。

4. 环境介绍 向患儿及其家属介绍病房环境、作息时间及探视制度等。

(二)住院护理

1. 清洁卫生护理 室内定时通风换气,每日 3 次,每次 0.5 h,保持室内适宜的温、湿度;一般患儿每日早晚各护理一次,做到定期洗澡或擦浴,每周给患儿修剪指(趾)甲一次,保持皮肤、黏膜清洁。

2. 饮食护理 按医嘱正确发放饮食,记录进餐情况,一般患儿在护士协助下集体进餐;经常与营养师联系,协助营养师改善饮食,保证供给患儿足够的营养。

3. 给药护理 按医嘱正确给药,严格查对制度,对静脉给药患儿要加强巡视,发现问题及时处理。

4. 基础护理 ①测体温、脉搏、呼吸:新入院患儿 3 日内每日 3 次;一般患儿每日 2 次;危重(心脏病、重症肺炎等)、发热、低体温者每 4 h 一次;给予退热处理后 0.5 h 重测体温一次。②测体重:一般患儿每周一次,早产儿每周 2 次。

5. 病室消毒护理 一般病室每周消毒一次,新生儿室、重症病室每日一次,治疗室每日两次,每周消毒台面、床栏及地面两次,对出院或死亡患儿的床位应进行终末消毒。

6. 特殊护理 应注意使长期住院的学龄期患儿与学校、同学保持联系,为其补习功课,以避免患儿担心疾病影响学习而产生焦虑。

(三)出院护理

1. 出院前护理 护士按出院医嘱提前通知患儿及家属,做好出院准备;做好健康指导,如指导患儿出院后休息、饮食、用药、功能锻炼、定期复查等。

2. 出院时护理 护士执行出院医嘱,完成有关记录;协助家属清理用物,指导办理出院手续。

3. 出院后护理 整理床单位,按常规进行床单位消毒。

第四节　与患儿的沟通

沟通是人与人之间信息交流的过程,它可以通过语言、表情、手势等方式来进行。通过与患儿沟通,可以提供和获取信息,取得患儿信任,帮助患儿尽快适应环境,解决患儿健康问题。由于儿童处在生长发育阶段,心理发展尚不成熟,与患儿沟通需采取一定的技巧。

（一）小儿沟通特点

1. 语言表达能力差　婴儿多以哭声来表达自己的需要；幼儿吐字不清楚、用词不准确，使对方难以听懂、理解；3 岁以上小儿可通过语言并借助肢体动作表达情感，但容易夸大事实，掺杂个人想象，缺乏条理性、准确性。

2. 分析、认识问题能力差　3 岁以内的儿童以直觉活动思维和具体形象思维为主，对事物认识、问题理解有一定的局限性；随年龄增长逐步过渡到抽象逻辑思维，但经验少、知识有限，想象、推理、理解能力仍较差。

3. 模仿能力强，具有很强的可塑性　年长儿会注意模仿成人的一言一行，设法了解和认识周围环境，在不同环境里，儿童模仿内容不同。只要成人在沟通时有目的地引导，就能获得事半功倍的效果。

（二）与患儿沟通的方法和技巧

1. 语言沟通

（1）主动介绍，重视与患儿的初次见面。初次接触患儿时，护士应主动介绍自己，并询问患儿的乳名、年龄、学校等患儿熟悉的事情，可拉近彼此间的距离。

（2）使用患儿能理解的方式。不同年龄阶段患儿，语言表达方式和理解能力不同，护士在与患儿交谈时，应采用患儿熟悉的常用语句，并多用肯定方式。

（3）接受患儿谈话时的感觉。患儿对事物的概念和分析等与成人不同，有时幼稚可笑，护士不能取笑患儿或敷衍了事，以免使患儿失去安全感和信任感。

（4）体会并分析交谈中的含义。患儿表达时，护士要耐心倾听，仔细理解、分析其中含义，如问题尚未弄清，可请患儿再重复一遍，同时适当修正患儿的表述方式，使其表达得更准确。

（5）注意声音效果。护士应掌握谈话时声音的技巧，注意语气、声调、音量、语速，以促进沟通的顺利进行。如谈话中稍加停顿，给患儿理顺思路的时间；稍慢的速度，适当的音量，亲切的语气能引起患儿的注意与反应。

（6）适时使用幽默。恰当地使用幽默，可以消除患儿紧张感，帮助患儿更开放、更真诚地与护理人员沟通。

（7）注意保护隐私。患儿即使年龄小，也有其个人世界，沟通时注意保护其隐私。

2. 非语言沟通　又称为身体语言，是与患儿进行的无声交流，也是一种重要的沟通手段，包括面部表情、姿态、手势、目光接触、抚摸等。护士和蔼可亲、亲切微笑和轻柔抚摸，均能给患儿带来心灵上的慰藉，使患儿感到安全与舒适。

3. 游戏　游戏是小儿生活中不可缺少的重要活动，是与小儿沟通的有效途径。护士应根据患儿不同年龄，合理安排患儿感兴趣的游戏，并对游戏内容、规则有所了解。适当的游戏可很快缩短护士与患儿之间的距离，促进相互了解。患儿可以从游戏中获得快乐和知识，使身心得到满足。

4. 绘画　小儿的图画能表示许多有意思的资料，多与个人熟悉的能体验到的事情有关。护士可通过绘画与患儿进行交流，了解和发现存在的问题。如画面多次涂擦、重叠，与患儿矛盾、焦虑心理有关。

第五节　住院患儿及其家庭的心理护理

住院对患儿的身体和心理都会造成很大影响。疾病的痛苦,陌生的环境和人群,有限的活动空间,不间断的检查、服药、注射等,都使患儿产生恐惧心理。这一系列改变使患儿处于生理、心理、社会的应激状态,护理人员要了解每个患儿的心理反应,有的放矢地进行护理,帮助患儿尽快适应医院生活。

(一) 住院患儿的心理护理

各年龄阶段患儿对住院的反应及心理护理均有所不同,具体见表 4-2。

表 4-2　各年龄阶段患儿对住院的反应及心理护理

年　　龄	对住院的反应	心 理 护 理
婴儿期	小于 6 个月:如生理需要获得满足,一般较平静,很少哭闹 大于 6 个月:分离性焦虑	满足患儿的生理需要,尽量减少患儿与父母的分离,多与患儿接触,呼唤其乳名,使之对护士从逐渐熟悉到产生好感;对小婴儿尤其要多给予抚摸、怀抱、微笑,提供适当的颜色、声音等刺激
幼儿期	分离性焦虑、无安全感、孤独感、退化现象,具体表现为反抗、失望、否认三个阶段	有责任心地护理患儿,尽量接近患儿的生活习惯,使其感到亲切;多与患儿进行沟通,促进患儿语言能力发展,使其获得情感满足;对患儿行为方面的护理,如允许以哭闹发泄情绪、不当众指责患儿
学龄前期	分离性焦虑、恐惧陌生环境、疑虑被遗弃和受惩罚、惧怕身体的完整性破坏	重视入院介绍,使患儿尽快熟悉环境,消除陌生感;通过做游戏、讲故事等活动,帮助患儿克服焦虑、恐惧心理;在做各种检查、治疗前先向患儿解释,不会对其身体构成威胁,以减轻恐惧
学龄期	与同学分离,感到孤独;担心学习落后;关心病情,害怕残疾或死亡;担心经济负担而内疚	协助患儿与同学保持联系,允许同学前来探视;与患儿及家长共同计划一日生活安排,只要病情允许,鼓励患儿尽快恢复学习;与患儿介绍有关病情、治疗和住院的目的,解除患儿疑虑;进行体检及操作时应注意维护患儿的自尊
青春期	情绪易波动,日常生活被打乱	运用沟通技巧建立良好患关系,增加患儿安全感,使患儿充分表达其情绪反应

(二) 住院患儿家庭的心理护理

1. 家庭对患儿住院的反应　患儿住院打破了家庭的正常生活,对家庭成员尤其母亲刺激最大,她会将患儿患病归罪于自己的过失。家长对患儿的预后、住院费用顾虑重重,产生焦虑和担心,严重时出现心理障碍及生理功能紊乱。对于有多个孩子的家庭,患儿住院打破了其余孩子的生活娱乐习惯,家长常注意患儿而忽视兄弟姐妹,他们可能会感到焦虑和不安。

2. 住院患儿家庭的心理护理

（1）对患儿父母的情感支持　包括经常陪伴并与之沟通,接受父母语言和非语言信息。

（2）对患儿兄弟姐妹的情感支持　给他们提供恰当的心理支持,帮助他们应对因患儿住院而带来的家庭改变。如非传染性疾病允许探视患儿,鼓励与患儿一起游戏等。

（3）对患儿家庭的信息支持　应为家庭提供信息支持,让家庭成员清楚地了解患儿的疾病状况及护理患儿的基本知识。

第六节　小儿用药护理

药物治疗是小儿疾病综合治疗的重要组成部分,正确合理地用药可促进患儿尽早康复。但儿童肝肾功能不成熟,且不同年龄药物在体内的吸收、分布、代谢及排泄各有差异,因此,儿童用药必须慎重、准确、合理、针对性强。

（一）小儿药物的选择

儿童应根据年龄及病情有针对性地选择用药,注意观察用药效果和毒副作用,具体见表4-3。

表4-3　小儿药物的选择

药 物 选 择	注 意 事 项
抗生素类	长期使用易致肠道菌群失调和继发真菌感染;氨基糖苷类药致耳、肾毒性较成人严重,应慎用;氯霉素可抑制造血功能,新生儿尤其是早产儿可引起"灰婴综合征";四环素可引起牙釉质发育不良,8岁以下禁用;喹诺酮类药物影响软骨发育,婴幼儿禁用
激素类	长期使用雄激素和肾上腺皮质激素可影响小儿身高,降低机体免疫力;水痘患儿应禁用激素,以免病情加重
退热药	常用乙酰氨基酚,但剂量不能过大,用药时间不能过长,注意观察用药反应,有无虚脱;3个月以内婴儿慎用,新生儿禁用,因为易致虚脱
镇静、镇痛药	常用苯巴比妥、地西泮、水合氯醛等,应注意观察呼吸情况,以免发生呼吸抑制;吗啡易产生呼吸中枢抑制
镇咳、化痰及平喘药	小儿呼吸道较窄,炎症时易发生阻塞,咳嗽反射较弱,容易出现呼吸困难。故婴幼儿一般不用镇咳药,而用化痰药或雾化吸入稀释分泌物,配合体位引流排痰;氨茶碱易引起神经系统过度兴奋,甚至惊厥,应注意剂量不宜过大
泻药、止泻药	小儿便秘多采用饮食调节(如食用水果、蔬菜、蜂蜜等)及通便法,一般不用泻药;腹泻患儿不主张用止泻剂,因为可使肠道毒素吸收增多而加重全身中毒症状

（二）小儿药物的剂量计算

小儿用药剂量一定要计算准确,可按以下方法计算。

1. 按体重计算 最常用、最基本的计算方法,在临床上应用广泛。若年长儿计算结果已超过成人剂量时,则以成人剂量为限。

$$每日(次)剂量＝每日(次)每公斤体重所需药量×患儿体重(kg)$$

2. 按体表面积计算 较其他方法更为准确,因体表面积与基础代谢、肾小球滤过率等生理功能关系密切。小儿体表面积计算公式如下:

$$小于\ 30\ kg\ 小儿体表面积(m^2)＝体重(kg)×0.035＋0.1$$

$$大于\ 30\ kg\ 小儿体表面积(m^2)＝[体重(kg)－30]×0.02＋1.05$$

$$每日(次)剂量＝每日(次)每平方米体表面积所需药量×患儿体表面积(m^2)$$

3. 按年龄计算 常用于剂量幅度大、不需十分准确的药物,如止咳、营养类药。

4. 按成人剂量折算 仅用于未提供小儿剂量的药物,所得剂量一般偏小,故不常用。

$$小儿剂量＝成人剂量×小儿体重(kg)/50$$

(三) 小儿给药方法

根据患儿年龄、疾病、病情,选择给药剂型及给药途径。

1. 口服法 最常用的给药方法,对患儿身心不良影响小,故条件许可时尽量采用口服给药。婴幼儿常选用糖浆、水剂或冲剂,也可将药片捣碎加糖水吞服。婴儿可用滴管或去针头的注射器给药;用小药匙喂药时,应从婴儿的口角处顺口颊方向缓慢倒入药液,可用拇指和食指轻捏双颊,使之吞咽,待药液吞下后再将药匙拿开,以防患儿将药液吐出。年长儿可用片剂或药丸,鼓励自己直接服药。喂药时应将患儿抱起或取半卧位,切忌捏住双侧鼻孔,以防呛咳或窒息;婴儿喂药应在喂奶前或两次喂奶间进行,以免服药时呕奶引起误吸;任何药物不应混于奶中哺喂。

2. 注射法 此法起效快,分肌内注射、静脉推注、静脉滴注三种。肌内注射一般选择臀大肌外上方,应采取"三快",即进针、注药、拔针均快,以缩短时间,防止意外。婴幼儿因臀部肌肉较少,且注射次数过多可致肌肉痉挛,影响下肢功能,故尽量少用。静脉推注多用于抢救,注意速度要慢,防止药液外渗,并密切观察患儿情况。静脉滴注不仅可以给药,还可补充水分、营养及能量等,注意根据患儿年龄、病情调整滴速,并保持静脉通畅。

3. 外用法 以软膏为多,也可用水剂、混悬剂、粉剂、膏剂等。根据不同用药部位,可对患儿手进行适当约束,以免因抓、摸药物误入眼、口而发生意外。

4. 其他方法 雾化吸入常用于呼吸系统疾病;鼻饲法常用于神志不清、昏迷患儿;灌肠法采用不多,可用缓释栓剂;舌下含化、含漱等多用于年长儿。

目标检测

1. 儿科门诊预诊的主要目的是( )。

A. 及时发现和隔离传染病患儿,避免和减少交叉感染

B. 及时发现危重患儿送急诊室抢救

C. 就诊前测体温,对体温高者可酌情处理

D. 帮助家长选择就诊科别

E. 对需住院者可由值班人员及时护送入院

2. 小儿药物剂量计算最常用、最基本的方法是( )。

A. 体重计算   B. 按体表面积计算   C. 按年龄计算

D. 按成人剂量折算　　　　　　　　E. 按身长计算

3. 患儿,4岁,因肺炎入院治疗。入院时患儿拒绝治疗,并哭闹不止。护士的下列做法,不恰当的是(　　)。(2013年)

A. 多对患儿进行正面评价　　　　　　　　B. 允许患儿把喜爱的玩具留在医院

C. 多与患儿进行互动交流　　　　　　　　D. 允许患儿用哭喊等方式发泄

E. 对患儿拒绝治疗的行为进行批评

4. 患儿,女,3岁。因急性淋巴细胞白血病入院。在与患儿沟通时,护士始终采用半蹲姿势与其交流。此种做法主要是应用了沟通技巧的(　　)。(2014年)

A. 倾听　　　　　　　　B. 触摸　　　　　　　　C. 沉默

D. 目光沟通　　　　　　　　E. 语言沟通

5. 婴儿镇静止惊时不宜选择(　　)。

A. 安定　　　　　　　　B. 吗啡　　　　　　　　C. 苯巴比妥

D. 水合氯醛　　　　　　　　E. 氯丙嗪

6. 患儿,女,3岁。因化脓性脑膜炎入住重症监护病房。患儿母亲不吃不喝,在门外来回走动,见到医生或护士就赶紧拉住问个不停。此时,患儿母亲的心理状态是(　　)。(2014年)

A. 抑郁　　　　B. 绝望　　　　C. 狂躁　　　　D. 恐惧　　　　E. 焦虑

7. 足月产新生儿,患吸入性肺炎入重症监护病房1周。患儿家属急切询问患儿情况,病房护士恰当的处理是(　　)。(2011年)

A. 让其问其他护士　　　　　　B. 让其问值班医生　　　　　　C. 告知其完全正常

D. 客观介绍患儿情况　　　　　　E. 保密患儿病情

8. 患儿,6个月,患佝偻病。医嘱:鱼肝油6滴,每日1次。取药时,护士杯中放少量温开水的目的是(　　)。(2011年)

A. 有利于吞服　　　　　　B. 减少药量损失　　　　　　C. 药物溶解

D. 避免药物挥发　　　　　　E. 稀释药物

9. 患儿,女,3岁。半年来"感冒"反复发作,家长多次自行给予"阿司匹林""头孢拉定""阿莫西林""罗红霉素"等药物治疗。5天前患金黄色葡萄球菌肠炎入院。出院时护士对家长进行健康指导应特别强调(　　)。(2011年)

A. 合理喂养　　　　　　B. 注意饮食卫生　　　　　　C. 多进行户外活动

D. 注意儿童个人卫生　　　　　　E. 滥用抗生素的严重后果

10. 7岁女童,因风湿热入院,目前使用青霉素和阿司匹林治疗。近日该患儿出现食欲下降、恶心等胃肠道不适,护士可以给予的正确指导是(　　)。(2011年)

A. 饭后服用阿司匹林　　　　　　　　B. 暂时停用阿司匹林

C. 暂时停用青霉素　　　　　　　　D. 两餐间注射青霉素

E. 阿司匹林与维生素C同服

11. 患儿,男,13岁,以"胆道蛔虫"入院治疗,经解痉止痛后病情缓解,给予驱虫药哌嗪治疗,指导患儿正确服用驱虫药的时间为(　　)。(2012年)

A. 清晨空腹或晚上临睡前　　　　B. 进餐时服用　　　　C. 餐前0.5 h

D. 餐后1 h　　　　　　E. 腹痛时

(12～13 题共用题干)

5 岁男孩,因发热、咳嗽、盗汗、逐渐消瘦 1 个月来医院就诊。

12. 患儿首先应到(　　)。

　　A. 候诊室　　　　　　　　　B. 诊查室　　　　　　　　　C. 急诊室
　　D. 预诊室　　　　　　　　　E. 普通门诊

13. 护士初步考虑为"肺结核"应送往(　　)。

　　A. 诊查室　　　　　　　　　B. 候诊室　　　　　　　　　C. 普通门诊
　　D. 治疗室　　　　　　　　　E. 隔离室

(14～16 题共用备选答案)

　　A. 16～18 ℃、40%～50%　　　　　　　B. 18～20 ℃、50%～60%
　　C. 20～22 ℃、55%～65%　　　　　　　D. 22～24 ℃、55%～65%
　　E. 24～26 ℃、55%～65%

14. 足月新生儿病室温度和相对湿度分别为(　　)。

15. 婴幼儿病室温度和相对湿度分别为(　　)。

16. 儿童病室温度和相对湿度分别为(　　)。

(黄　琴)

第五章　营养与营养障碍性疾病患儿的护理

第一节　儿童营养

营养是指人体获得和利用食物维持生命活动的整个过程。食物中经过消化、吸收和代谢后能够维持人体生命活动的物质称为营养素。营养素可分为能量、宏量营养素（蛋白质、脂类、糖类）、微量营养素（矿物质、维生素）及其他膳食成分（食物纤维和水）。它们各有独特的营养功能，在机体代谢中又密切联系。糖类、脂肪、蛋白质主要是供给机体热能。矿物质、维生素、水和食物纤维主要是调节生理机能。

一、儿童能量代谢

儿童所需要的能量主要来自食物中的宏量营养素，它们在体内实际产能如下：蛋白质16.8 kJ/g（4 kcal/g）；脂肪 37.8 kJ/g（9 kcal/g）；糖类 16.8 kJ/g（4 kcal/g）。儿童对能量的需要包括以下五个方面。

（一）基础代谢率

以公斤体重或体表面积计算，婴幼儿基础代谢率（BMR）较成人高，基础代谢的能量需要占总能量的 50%～60%。婴儿每日约需 230 kJ/kg（55 kcal/kg），以后随年龄增长而逐渐减少；7 岁儿童每日需 184 kJ/kg（44 kcal/kg）；12 岁时每日需 126 kJ/kg（30 kcal/kg），接近成人。

（二）食物的热力作用

人体摄取食物而引起的机体能量代谢的额外增多，称为食物的热力作用，主要用于食物消化、吸收、转运、代谢和储存。食物的热力作用与摄入食物的成分有关，蛋白质的热力作用最高，相当于摄入蛋白质产能的 30%。婴儿此项能量需要占总能量的 7%～8%，年长儿童约占 5%。

（三）活动消耗

儿童活动所需能量与活动量的大小及活动持续时间有关，爱哭好动的婴幼儿与同年龄安静小孩相比，活动所需的能量多 3～4 倍。婴儿每日需 63～84 kJ/kg（15～20 kcal/kg）。随年龄增长，活动量逐渐加大，需要量也增加，12～13 岁时，每日约需 126 kJ/kg（30 kcal/kg）。当能量摄入不足时,儿童首先表现为活动减少。

（四）生长所需

生长发育所需的能量是儿童时期的特殊需要,与儿童的生长速度成正比,即随年龄增长逐渐减少。婴儿生长最快,此项能量的需要量占总能量的 25%～30%。6 个月以内的婴儿,每日需 167～209 kJ/kg(40～50 kcal/kg);6 个月～1 岁每日需 63～84 kJ/kg(15～20 kcal/kg);1岁以后儿童生长速度趋于平稳,能量需要随之减少,每日约需 20 kJ/kg(5 kcal/kg)。到青春期随着体格发育再次加速,亦增加了能量的需要量。

（五）排泄消耗

每日摄入的供能食物中不能完全被消化吸收而排出体外的部分称为排泄消耗。正常情况下,通过排泄消耗的能量不超过总能量的 10%,当腹泻或消化功能紊乱时可成倍增加。

以上五部分能量的总和即是儿童能量需要的总量。根据儿童年龄、体重及生长速度,估计每日所需的能量如下:1 岁以内婴儿每日平均约需总能量 397.48 kJ/kg(100 kcal/kg),以后每增加 3 岁,能量需要减去约 42 kJ/kg(10 kcal/kg),15 岁时为 250 kJ/kg(50 kcal/kg)。

二、宏量营养素

1. 糖类 人体最主要的供能物质,主要来源于谷类食物。2 岁以上儿童膳食中,糖类供能应占总能量的 55%～65%。糖类产能若大于 80% 或小于 40% 均不利于健康。

2. 脂类 脂肪、胆固醇、磷脂的总称,为机体储存和供给能量的重要营养素,同时还具有提供必需脂肪酸、协助脂溶性维生素的吸收、防止散热及机械保护功能。脂肪来源于食物中的乳类、肉类、植物油,或由体内糖类和蛋白质转化而来。必需脂肪酸(如亚油酸、亚麻酸)必须由食物供给,人体不能自身合成。亚油酸主要存在于植物油、坚果类;亚麻酸主要存在于绿色蔬菜、鱼类及坚果类。亚油酸是最重要的必需脂肪酸,在调节细胞代谢上具有重要作用。

3. 蛋白质 构成人体细胞、组织的重要成分,也是保证各种生理活动正常进行的物质基础,因此,蛋白质是维持生命和生长发育必不可少的营养素。蛋白质所供能量占每日总能量的8%～15%。食物中的蛋白质主要用于机体的生长发育和组织的修复。儿童生长发育迅速,对蛋白质的需要量相对较多。婴儿蛋白质的推荐摄入量为 1.5～3 g/(kg·d)。

蛋白质主要来源于奶、蛋、肉、鱼和豆类等。乳、蛋类具有最适合构成人类蛋白质的必需氨基酸的配比,故其生物学价值最高,为优质蛋白质。婴幼儿生长发育旺盛,所供给的食物中应有 50% 以上的优质蛋白质,而且应注意食物的合理搭配。长期缺乏蛋白质可发生营养不良、生长发育障碍、贫血、免疫力低下及水肿等。蛋白质过量又可造成便秘、消化不良。

三、微量营养素

1. 维生素 构成体内某些辅酶成分,参与和调节体内各种代谢过程,是维持人体正常生理活动和生长发育所必需的营养素。人体对维生素的需要量很小,但因体内不能合成或合成的数量不足,而必须由食物供给。维生素的种类很多,按其溶解性可分为脂溶性(维生素 A、D、E、K)与水溶性(维生素 B 族和 C)两大类。其中脂溶性维生素可储存于体内,无须每天供应,但因排泄较慢,缺乏时症状出现较迟,过量易中毒。水溶性维生素因易溶于水,其多余部分可迅速从尿中排泄,不易在体内储存,必须每天供给;若体内缺乏可迅速出现相应症状,但过量常不易发生中毒现象。各种维生素的作用和来源见表 5-1。

表 5-1 各种维生素的作用和来源

种类	作用	来源
维生素 A	构成视紫质,维持上皮细胞完整性,促进生长发育,促进免疫功能	胡萝卜、牛乳、鱼肝油、绿叶蔬菜、蛋黄及肝
维生素 D	调节钙磷代谢,促进肠道对钙磷吸收,维持血钙浓度及牙齿、骨骼的发育	鱼肝油、蛋黄、人体皮肤经紫外线照射合成、肝
维生素 K	由肝脏利用、合成凝血酶原	肝、蛋、豆类、青菜、肠内细菌合成
维生素 B_1	构成脱羧辅酶的主要成分,为糖代谢所必需,维持神经、心肌功能,调节胃肠蠕动,促进生长发育	米糠、麦麸、豆类、花生、瘦肉、肠内细菌和酵母合成
维生素 B_2	为辅黄酶的主要成分,参与机体氧化过程	肝、蛋、乳类、蔬菜、酵母
维生素 B_6	为转氨酶和氨基酸脱羧酶的组成部分,参与神经、氨基酸及脂肪代谢	各种食物中,亦可在肠道由细菌合成
维生素 B_{12}	参与核酸合成,促进细胞和细胞核的成熟,对造血和神经组织代谢有重要作用	肝、肾、肉等动物食品
叶酸	活动形式的四氢叶酸参与核苷酸的合成,有造血作用	各种食物、绿色蔬菜、肝、肾、酵母较丰富,乳类次之,羊乳含量甚少
维生素 C	参与羟化和还原过程,对胶原蛋白、细胞间黏合质、神经递质的合成及类固醇的羟化、氨基酸代谢、抗体及红细胞的生成均有重要作用	各类水果,新鲜蔬菜

2. 矿物质 不供给能量,但参与机体的构成,具有维持体液渗透压、调节酸碱平衡的作用,包括常量元素和微量元素。

(1)常量元素:每日膳食需要量在 100 mg 以上者为常量元素。体内除氢、氧、氮、碳四种基本元素外,钙、磷、镁、钠、钾、氯、硫亦为常量元素,在体内发挥重要作用。如:钙、磷、镁构成骨骼,参与人体组织形成;钠、钾参与维持水和电解质平衡。

(2)微量元素 体内含量很少,需通过食物摄入,有一定生理功能的元素。包括铁、铜、锌、碘、硒、钼、铬、钴、锰、镍、硅、锡、钒、氟 14 种元素,为人体必需微量元素,是酶、维生素必需的活性因子,参与**激素**的作用及核酸代谢。其中,儿童最易发生铁、碘、锌的缺乏,如碘与人体的新陈代谢、体格生长和智力发育关系密切,一旦缺乏可引起甲状腺肿大。部分元素的作用和来源见表 5-2。

表 5-2 部分元素的作用和来源

种类	作用	来源
钙	为凝血因子,能降低神经肌肉的兴奋性,是构成骨骼、牙齿的主要成分	乳类、豆类、绿色蔬菜
磷	是骨骼、牙齿、细胞核蛋白、各种酶的主要成分,协助糖、脂肪、蛋白质的代谢,参与缓冲系统,维持酸碱平衡	肉类、乳类、豆类、五谷

续表

种　　类	作　　用	来　　源
铁	血红蛋白、肌红蛋白、细胞色素和其他酶系统的主要成分,协助氧的运输	肝、蛋黄、血、豆类、肉类、绿叶蔬菜、杏、桃
镁	构成骨骼、牙齿的成分,激活糖代谢酶,与神经肌肉兴奋性有关,为细胞内阳离子,参与细胞代谢过程	谷类、豆类、坚果、肉类、乳类
锌	为多种酶的组成成分	鱼、蛋、肉、全谷、豆类、酵母
钾	构成细胞质的要素,维持酸碱平衡,调节神经肌肉活动	豆类、谷类、鱼类、禽类、肉类、乳类
钠、氯	调节人体液体酸碱性,调节水分交换,维持渗透压平衡	食盐、乳类、新鲜食物
铜	对制造红细胞,合成血红蛋白和铁的吸收起很大作用,与许多酶的关系密切,存在于人体红细胞、脑、肝等组织,缺乏时引起贫血	肝、肉、鱼、贝类、全谷、坚果、豆类
碘	为甲状腺激素的主要成分	海带、紫菜、海鱼等海产品

四、其他膳食成分

1. 膳食纤维　主要来自植物细胞壁,不被肠道消化酶水解,具有吸收水分、软化大便、增加大便体积、促进排便等功能。具有生理功能的膳食纤维包括纤维素、半纤维素、木质素及果胶。婴幼儿可从谷类、新鲜蔬菜、水果中获得一定量的膳食纤维。

2. 水　为人体的重要成分,参与体内所有的新陈代谢及体温调节活动。水的需要量与机体代谢率高低、能量的摄入、进食种类、肾功能成熟程度及年龄有关。小儿新陈代谢旺盛,能量需要量大,水的需要量大。婴儿每日需水 150 mL/kg,以后每增加 3 岁减少 25 mL/kg,9 岁每日约为 75 mL/kg,至成人则每日需 45～50 mL/kg。

第二节　婴儿喂养

合理喂养是儿童健康成长的基础。儿童喂养包括三个阶段,即以乳类为主的喂养阶段,添加必要辅助食品的过渡阶段及成人饮食阶段。婴儿主要靠乳类喂养,根据喂养的乳类和方式不同分为母乳喂养、部分母乳喂养及人工喂养三种。

一、母乳喂养

(一) 母乳的特点
母乳是满足婴儿生理和心理发育的天然最好食物,对婴儿的健康生长发育有不可替代的作用。

（1）营养丰富，易消化吸收：母乳营养生物效价高，易被婴儿吸收。母乳中宏量营养素产能比例适宜。①蛋白质：母乳中含有较多的乳清蛋白，遇胃酸时凝块较小，有利于消化吸收，且含有较多的必需氨基酸。②脂肪：母乳中含有较多的人体必需的不饱和脂肪酸，如亚油酸，利于脑的发育。且颗粒小，含有脂肪酶，易于消化、吸收。③糖：母乳中乙型乳糖丰富，可促进双歧杆菌和乳酸杆菌的生长，抑制大肠杆菌繁殖。④矿物质：钙磷比例适宜（2：1），有利于钙的吸收；含微量元素锌、铜、碘较多，铁的含量与牛乳相同，但母乳铁的吸收率是牛乳的 5 倍；电解质浓度低，适宜婴儿不成熟的肾发育水平。⑤母乳中维生素 D、维生素 K 含量较低。

（2）免疫成分较多，有利于增强婴儿免疫力。母乳中含有丰富的 SIgA、乳铁蛋白、溶菌酶、双歧因子、巨噬细胞、低聚糖等，能有效抵抗病原微生物的侵袭，增强婴儿免疫力。

（3）婴儿与母亲的直接接触，有利于促进婴儿心理与社会适应性的发育。

（4）母乳的温度适宜，不易污染，省时、方便、经济。

（5）促进子宫收缩，加速子宫复原；抑制排卵，减少再受孕的机会。

（二）母乳的成分变化

1. 各期母乳成分　初乳为孕后期与分娩 4～5 日以内的乳汁；5～14 日为过渡乳；14 日以后的乳汁为成熟乳。人乳中的脂肪、水溶性维生素、维生素 A、铁等营养素与乳母饮食有关，而维生素 D、维生素 E、维生素 K 不易由血进入乳汁，故与乳母饮食成分关系不大。

初乳量少，淡黄色，碱性，比重为 1.040～1.060（成熟乳为 1.030），每日分泌量 15～45 mL；初乳含脂肪较少而蛋白质较多（主要为免疫球蛋白）；初乳中维生素 A、牛磺酸和矿物质的含量颇丰富，并含有初乳小球（充满脂肪颗粒的巨噬细胞及其他免疫活性细胞）。随哺乳时间的延长，蛋白质与矿物质含量逐渐减少。各期乳汁中乳糖的含量较恒定。

2. 哺乳过程的乳汁成分变化　每次哺乳过程乳汁的成分亦随时间而变化。如将哺乳过程分为三部分，即第一部分分泌的乳汁脂肪低而蛋白质高，第二部分乳汁脂肪含量逐渐增加而蛋白质含量逐渐降低，第三部分乳汁中脂肪含量最高。

3. 乳量　正常乳母平均每天泌乳量随时间而逐渐增加，成熟乳分泌量可达 700～1000 mL。一般产后 6 个月乳母泌乳量与乳汁的营养成分逐渐下降。

（三）指导哺乳技巧

建议生后 6 个月内完全接受母乳喂养。

1. 产前准备　大多数健康的孕妇都具有哺乳的能力，但要在产前做好身、心两方面的准备。合理安排乳母的生活和工作，保证营养合理，活动适量，睡眠充足，精神愉快。室内空气新鲜，避免各种有害的理化因素影响。

2. 乳头保健　孕母在妊娠后期每日用清水（忌用肥皂或酒精）擦洗乳头；乳头内陷者用两手拇指从不同角度按乳头两侧并向周围牵拉，每日数次；哺乳后可挤出少许乳汁均匀地涂在乳头上，乳汁中丰富的蛋白质和抑菌物质对乳头表皮有保护作用。

3. 尽早开奶、按需哺乳　2 个月以内的婴儿每日多次、按需哺乳，使吸吮有力，乳头得到多次刺激，乳汁分泌增加。吸吮是主要的条件刺激，应尽早开奶（产后 15 min 至 2 h 内）。每次哺乳时间为 15～20 min。

4. 促进乳汁分泌　哺乳前，乳母可先湿热敷乳房 2～3 min，从外侧边缘向乳晕方向按摩，促进乳房血液循环及泌乳。喂哺时尽量使一侧乳房排空后，再喂另一侧；两侧乳房喂哺顺序应先后交替进行；每次哺乳应让乳汁排空；若一侧乳房乳量已满足婴儿需要，则将另一侧的乳汁用吸奶器吸出，以防泌乳抑制或乳腺炎的发生。

乳量充足表现为哺乳后婴儿能安静入睡，每天有 6 次以上小便，有 1 次多量或多次少量软便，小儿体重按正常速度增长。

5. 指导喂哺　喂哺前，先做好清洁准备，包括给婴儿更换尿布、母亲洗手、清洁乳头等。喂哺时，乳母可采取不同姿势，使体位舒适，全身放松，以利乳汁排出。一般取坐位，哺乳一侧的脚稍抬高。一手怀抱婴儿，使婴儿头、肩部枕于母亲哺乳侧肘弯部，另一手拇指和其余四指分别放在乳房上下方，手掌托住乳房，使婴儿口含乳头及大部分乳晕，鼻自由呼吸。当奶流过急出现呛乳或溢乳时，可采取食、中指轻夹乳晕两旁的"剪刀式"喂哺姿势。喂哺后，将婴儿抱直，头部靠在母亲肩上，轻拍背部，使胃内空气排出，然后保持右侧卧位，以防呕吐。

6. 保持心情愉快　心情压抑时肾上腺素分泌，使乳腺血流量减少，阻碍营养物质和有关激素进入乳房，从而使乳汁减少。因此乳母心情愉快，可促进泌乳。

7. 保证合理的营养　乳母的膳食及营养状况是影响泌乳的重要因素。乳母的营养对乳量的影响较乳质更大。因此乳母膳食应富含蛋白质、维生素、矿物质及充足的能量。

（四）哺乳禁忌

乳母感染人类免疫缺陷病毒（HIV），患严重疾病如慢性肾炎、糖尿病、恶性肿瘤、精神病、癫痫、心功能不全等应停止哺乳；乳母患急慢性传染病不宜哺乳；若患乳腺炎则暂不哺患侧，但仍要定时将乳汁排空，并积极治疗。

（五）断乳

随着婴儿的长大，营养需要增加，同时各项生理机能也逐步适用于非流质食物，因此生后 4～6 个月开始添加辅食，减少哺乳次数，为完全断奶做准备。断奶时间一般在生后 10～12 个月。世界卫生组织建议母乳喂养至 2 岁。

二、部分母乳喂养

同时采用母乳与配方奶或兽乳喂养婴儿为部分母乳喂养，有两种方法。

1. 补授法　母亲乳汁确实不足而无法改善时，每次先喂母乳，将两侧乳房吸空后，再根据需要补充代乳品。

2. 代授法　用配方乳或其他乳品一次或数次替代母乳喂养的方法称代授法。此法适宜 4～6 个月以上的婴儿，为断乳做准备。但每日母乳哺乳次数不应少于 3 次，以防止母乳分泌减少。

三、人工喂养

4～6 个月以内的婴儿由于各种原因不能进行母乳喂养时，完全采用配方奶或其他兽乳，如牛乳、羊乳、马乳等喂哺婴儿，称为人工喂养。

（一）兽乳的特点

人工喂养时常用牛乳，但成分不如人乳适合婴儿。

1. 乳糖含量低　牛乳中的乳糖含量低于人乳，主要为甲型乳糖，有利于大肠埃希菌的生长。

2. 宏量营养素比例不当　牛乳蛋白质含量较人乳为高，且以酪蛋白为主，酪蛋白易在胃中形成较大的凝块；牛乳的氨基酸比例不当；牛乳脂肪颗粒大，而且缺乏脂肪酶，较难消化；牛乳不饱和脂肪酸(亚麻酸)(2%)低于人乳(8%)。牛乳含磷高,磷易与酪蛋白结合,影响钙的吸收。

3. 肾负荷重 牛乳含矿物质比人乳多 3～3.5 倍,增加婴儿肾脏的溶质负荷,对婴儿肾脏有潜在的损害。

4. 缺乏免疫因子 牛乳缺乏各种免疫因子,这是与人乳的最大区别,故牛乳喂养的婴儿患感染性疾病的机会较多。

其他乳类:羊乳的营养价值与牛乳大致相同,蛋白质凝块较牛乳细而软,脂肪颗粒大小与人乳相仿。但羊乳中叶酸含量很少,长期哺喂羊乳易致巨幼红细胞性贫血。马乳的蛋白质和脂肪含量少,能量亦低,故不宜长期哺喂。

(二) 牛乳的改造

1. 配方奶粉 配方奶粉是以牛乳为基础进行改造的奶制品。参照人乳成分,降低酪蛋白和无机盐的含量,加入乳清蛋白、不饱和脂肪酸、乳酸等,适合婴儿的消化能力和肾功能;并补充适量维生素和微量元素,如牛磺酸、维生素 A、D 和铁、锌等,使其营养成分尽量接近人乳。根据配方不同,可供应不同月龄的婴儿使用。

2. 全牛乳的家庭改造 当无条件选用配方奶而采用兽乳喂养婴儿时,必须改造,不宜直接采用兽乳喂养婴儿。

(1) 加热 煮沸可达到灭菌的要求,且能使奶中的蛋白质变性,使其在胃中不易凝成大块。

(2) 加糖 婴儿食用全牛乳应加糖,改变牛乳中宏量营养素的比例,以利于吸收,软化大便。一般每 10 mL 牛奶中可加蔗糖 5～8 g。

(3) 加水 降低牛乳矿物质、蛋白质浓度,减轻婴儿消化道、肾脏负荷。

(三) 奶量摄入的估计(6 月龄以内)

1. 配方奶粉摄入量估计 一般市售婴儿配方奶粉 100 g 供能约 2092 kJ(500 kcal),婴儿能量需要量约为 4184 kJ/(kg·d)[100 kcal/(kg·d)]。故需婴儿配方奶粉 20 g/(kg·d)可满足需要。按规定调配的配方奶蛋白质与矿物质浓度接近人乳,只要奶量适当,总液量亦可满足需要。

2. 全牛乳摄入量估计 100 mL 全牛乳供能约 280.33 kJ(67 kcal)的 8%糖牛乳 100 mL 供能约 418.4 kJ(100 kcal),婴儿的能量需要量为 100 kcal/(kg·d)[418.4 kJ/(kg·d)],婴儿需 8%糖牛乳 100 mL/(kg·d)。全牛乳喂养时,因蛋白质与矿物质浓度较高,应两次喂哺之间加水,使奶与水量(总液量)达到 150 mL/(kg·d)。

(四) 人工喂养的护理

1. 选择适宜的奶瓶和奶头 奶瓶与奶头衔接应紧密,奶头的软硬度应适宜,乳孔的大小应适当,以奶瓶盛水倒置时液体呈滴状连续滴出为宜。

2. 注意调制乳液的浓度和量 不可过稀过浓或过少过多,以免引起营养不良或消化功能紊乱。生后不满 2 周者可用 2︰1 乳(即 2 份牛乳加 1 份水),以后逐渐过渡到 3︰1 乳或 4︰1 乳,满月后可用全乳。

3. 奶温应与体温相似 喂哺前先将乳汁滴在手腕腹面测试温度,若无过热,则表明温度适宜。

4. 避免吸入空气 喂哺时将奶瓶倾斜,使乳汁充满奶头,以避免小儿在吸奶的同时吸入空气。喂乳结束,竖抱婴儿并轻拍后背,排除咽下的空气,以防溢乳。

5. 及时清洁、消毒奶具　乳液应分次配制,所有用具每次用后均要洗净、消毒。

四、辅助食品的添加

辅助食品是指除乳类以外的富含能量和各种营养素的食物。一般4个月以上的婴儿,每天乳量达 800~1000 mL 或每次哺乳量超过 200 mL 时,应添加辅食,以保障婴儿的健康。

1. 添加目的　补充乳类营养素的不足,为断奶做好准备,逐步培养婴儿良好的饮食习惯。

2. 添加原则　根据小儿营养需要及消化能力循序渐进地添加:从少到多,从软到硬,从细到粗,适应一种食品后再增加一种,逐步过渡到固体食物。同时注意进食技能的培养。

3. 添加顺序　详见表5-3。

表 5-3　过渡期食物(辅助食品)的引入

月　龄	食物性状	引入的食物	餐　数		进食技能
			主餐	辅餐	
4~6 个月	泥状食物	菜泥、水果泥、含铁配方米粉、配方乳等	6 次奶（断夜间奶）	逐渐加至 1 次	用勺喂
7~9 个月	末状食物	稀饭(软饭)、肉末、蛋、鱼泥、豆腐、配方米粉、水果等	4 次奶	1 餐饭 1 次水果	学用杯
10~12 个月	碎食物	软饭、碎肉、碎菜、蛋、鱼肉、豆制品、水果等	3 次奶	2 餐饭 1 次水果	抓食 断奶瓶 自用勺

知识拓展

儿童、少年的膳食安排

儿童、少年的膳食安排应符合下列原则:满足生理需要,合理烹调制作,适合消化功能,保持良好食欲。

1. 幼儿膳食　以优质蛋白质为主,能量要充分,食物制作要细、软、碎,以每日三餐加 2~3 次点心或乳品为宜,渐渐增加食物品种及花色。

2. 学龄前小儿膳食　与成人饮食接近,但须做到粗细粮交替,荤素食搭配,避免坚硬、油腻、辛辣食品。

3. 学龄儿童膳食　种类同成人,内含足够蛋白质,主要应为动物蛋白质,早餐要保证高营养,提倡课间加餐。

4. 青春期膳食　青春期少年体格发育进入高峰时期,尤其肌肉、骨骼的增长突出,各种营养素如蛋白质、维生素及总能量的需要量增加。女孩因月经来潮,在饮食中应供给足够的铁剂。

第三节 蛋白质-能量营养不良

临床病例

患儿小明,男,8个月。半年来,因妈妈奶水少,宝宝以米糊、稀饭喂养为主,未添加其他食物。近日,妈妈发现小明面色苍白,消瘦,睡眠不安,精神差。请分析:

1. 该患儿为什么会出现以上症状?
2. 试向小明妈妈进行相关健康指导。

蛋白质-能量营养不良是指因能量和(或)蛋白质所致的一种营养缺乏症。多见于3岁以下的婴幼儿。临床特征为体重不增、体重下降、渐进性消瘦或水肿、皮下脂肪减少或消失,常伴全身各组织器官不同程度的功能低下及新陈代谢失常。

临床上分为三种类型:以能量供应不足为主的消瘦型;以蛋白质供应不足为主的浮肿型;介于两者之间的消瘦-浮肿型。

【病因】

1. 膳食供给不足(原发性营养不足) 可因战争、贫穷、饥荒等原因造成儿童食物匮乏,发生营养不良。我国儿童营养不良主要是因喂养不当所致。如:母乳不足,未及时添加其他乳品;奶粉配制过稀;突然停止喂奶未及时引入其他食物;长期以淀粉食品为主食;年长儿的不良饮食习惯等。

2. 疾病因素(继发性营养不良) 消化道畸形,迁延性腹泻,急、慢性传染病,过敏性肠炎,严重心、肝、肾疾病等造成营养素吸收不良或消耗增加。

【病理生理】

1. 新陈代谢异常

(1)糖类代谢异常 由于供能营养素摄入不足或吸收不良,使糖原储存不足或消耗过多,常出现血糖偏低。

(2)脂肪代谢异常 由于体内能量不足,脂肪被大量消耗以补充维持生命所必需能量,故血清胆固醇浓度下降。脂肪代谢主要在肝内进行,当体内脂肪消耗过多、超过肝脏的代谢能力时,可导致肝脏脂肪浸润及变性。

(3)蛋白质代谢异常 由于蛋白质摄入不足和因能量不足所致的组织蛋白的消耗,使血清总蛋白、白蛋白减少。当血清总蛋白浓度<40 g/L、白蛋白浓度<20 g/L 时,可发生低蛋白性水肿。

(4)水、盐代谢异常 由于脂肪的大量消耗以及低蛋白血症造成细胞外液容量增加。营养不良时 ATP 合成减少,影响细胞膜上钠泵的运转而使钠在细胞内潴留,故患儿细胞外液一般为低渗状态。当呕吐、腹泻时,易出现低渗性脱水、酸中毒;补液后易发生低钾血症、低钙血症。约有 3/4 患儿伴有缺锌。

(5) 体温调节异常　热能摄入不足、皮下脂肪较薄造成散热快、血糖降低及氧耗量、脉率和周围循环血量减少等,可致体温偏低。

2. 各系统功能低下　消化液分泌减少,消化酶活性降低,胃肠蠕动功能减弱,易发生腹泻、呕吐;心肌收缩力减弱,则心排出量减少;肾小管重吸收功能降低;中枢神经系统出现精神抑郁或时有烦躁、表情淡漠、反应迟钝、记忆力减退以及条件反射不易建立;非特异性免疫功能及特异性免疫功能均明显降低,易并发各种感染。

【临床表现】

体重不增(最早症状)导致体重减轻,进一步导致渐进性消瘦,久之身长低于正常,身材矮小。

皮下脂肪减少,皮肤弹性及肌张力下降,肌肉松弛萎缩,形如"老人状",部分患儿可出现低蛋白水肿。皮下脂肪减少的顺序为腹部→躯干→臀部→四肢→面部。

精神烦躁、萎靡,表情淡漠,反应低下。

有如下并发症。①并发感染:以呼吸道和消化道感染最常见,如上呼吸道感染、肺炎、腹泻、败血症、鹅口疮等。②自发性低血糖。③营养性贫血,以缺铁性贫血最常见。④多种维生素缺乏症,以维生素 A 缺乏最常见。⑤水、电解质及酸碱平衡紊乱:低渗性脱水、低钾、低钠、低钙和低镁血症、代谢性酸中毒。

体格测量是评估营养不良最可靠的指标,根据患儿体重和身高(长)减少情况,5 岁以下儿童营养不良的分度和分型如下。

1. 体重低下　体重低于同年龄、同性别参照人群值的均值减 2 SD 为体重低下。低于均值减 2~3 SD 为中度;低于均值减 3 SD 为重度。

2. 生长迟缓　身高(长)低于同年龄同性别参照人群值的均值减 2 SD 为生长迟缓。身高(长)低于均值减 2~3 SD 为中度,低于均值减 3 SD 为重度。此项指标主要反映过去或长期慢性营养不良。

3. 消瘦　体重低于同性别、同身高(长)参照人群值的均值减 2 SD 为消瘦。体重低于均值减 2~3 SD 为中度消瘦,低于均值减 3 SD 为重度消瘦。此指项标反映儿童近期、急性营养不良。

【辅助检查】

血清白蛋白浓度降低为特征性改变;胰岛素样生长因子 1(IGF-1)水平下降,被认为是诊断营养不良的灵敏、可靠指标;血糖及血浆胆固醇浓度降低、红细胞数及血红蛋白减少;根据并发症选择检查项目。

【治疗要点】

应采取综合性治疗措施,包括及时处理各种紧急情况、去除病因、调整饮食、促进消化功能。

【常见护理诊断/问题】

(1) 营养失调:低于机体需要量　与能量、蛋白质摄入不足和消耗过多有关。

(2) 有感染的危险　与机体免疫功能低下有关。

(3) 潜在并发症　营养性贫血、低血糖、维生素缺乏。

(4) 生长发育迟缓　与营养物质缺乏,不能满足生长发育的需要有关。

(5) 知识缺乏　患儿家长缺乏营养知识及儿童喂养知识。

【护理措施】

1. 饮食管理　原则:根据营养不良的程度、消化吸收能力的强弱,由少到多、由稀到稠、循序渐进,逐渐增加饮食,直至恢复正常。

(1) 能量供给　①对轻度度营养不良,开始每日供给能量 330～419 kJ/kg(80～100 kcal/kg),以后逐渐增加至每日供能 585 kJ/kg(140 kcal/kg)。待体重接近正常后,恢复供给小儿正常需要量。②中度以上营养不良,每日供给能量从 165～250 kJ/kg(40～60 kcal/kg)、逐步少量增加至每日供能 500～710 kJ/kg(120～170 kcal/kg)。待体重恢复,体重与身高(长)比例接近正常后,恢复供给正常生理需要量。

(2) 其他营养素供给　蛋白质摄入量每日 1.5～2.0 g/kg,逐步增加到 3.0～4.5 g/kg,同时应注意补充维生素及矿物质。鼓励母乳喂养。

2. 促进消化、改善食欲　遵医嘱给予各种消化酶、B 族维生素、蛋白同化制剂,如苯丙酸诺龙、胰岛素注射剂、锌制剂、中药参苓白术散,以及针灸、推拿、捏脊等。

3. 预防感染　每天紫外线消毒,做好保护性隔离;保持皮肤清洁,注意口腔护理。

4. 观察病情

(1) 若患儿在夜间或清晨突然出现面色苍白、出冷汗、肢冷、脉弱、血压下降、呼吸暂停、神志不清等,应考虑并发自发性低血糖,需立即静脉注射 25%～50% 葡萄糖进行抢救。

(2) 注意观察有无营养性贫血表现,及时补充铁剂、维生素 B_{12} 和叶酸;对维生素 A 缺乏引起的干眼病者,可用生理盐水湿润角膜并涂抗生素眼膏,同时口服或注射维生素 A 制剂。

5. 促进生长发育　提供舒适的环境,减少不良刺激,保证充足睡眠。及时治疗原发病,进行适当的户外活动和体育锻炼,以促进新陈代谢,有利于生长发育。

6. 健康教育

(1) 向患儿家长讲解营养不良的原因,介绍科学喂养知识。

(2) 指导具体喂养的方法,纠正小儿不良的饮食习惯。

(3) 合理安排生活,保证患儿睡眠充足,坚持户外活动。

(4) 搞好个人及环境卫生,按时进行预防接种,以预防感染。

(5) 做好生长发育监测,及早发现营养不良,并控制其发展。

第四节　单纯性肥胖

单纯性肥胖症是由于长期能量摄入超过人体的消耗,使体内脂肪过度积聚、体重超过一定范围的一种营养障碍性疾病。儿童体重超过同性别、同身高参照人群均值 10%～19% 者为超重;超过 20% 者即可称为肥胖。

儿童肥胖症在我国呈逐渐增多的趋势,其发生率为 3%～5%,多属于因进食过多、摄入的能量超过消耗量,不伴有明显内分泌和代谢性疾病的单纯性肥胖。肥胖不仅影响小儿的健康,而且可延续至成人,易引起高血压、糖尿病、冠心病、胆石症、痛风等疾病,应引起社会和家庭的重视。本节介绍小儿单纯性肥胖。

【病因】

1. 能量摄入过多 肥胖的主要原因。长期摄入的能量超过机体代谢的需要,多余的能量转化为脂肪储存在体内。

2. 活动量过少 活动过少和缺乏适当体育锻炼是导致肥胖的重要原因,即使摄入不多,也会引起肥胖。

3. 遗传因素 肥胖具有高度遗传性,目前认为肥胖的家族性与多基因遗传有关。父母肥胖,其子女肥胖患病率高达 70%～80%;双亲之一肥胖,后代肥胖发生率为 40%～50%;而正常双亲的子女肥胖发生率仅为 10%～14%。

4. 其他 进食过快或饱食中枢或饥饿中枢调节失衡致多食;精神创伤、心理异常及家庭溺爱等致过食。

【临床表现】

根据小儿体重增长情况,将肥胖症分为轻、中、重三度。以同性别、同身高参照人群体重均值为标准,体重超过 20%～29% 者为轻度肥胖;超过 30%～49% 者为中度肥胖;超过 50% 者为重度肥胖。

单纯性肥胖可发生于任何年龄,常见于婴儿期、5～6 岁和青春期这三个年龄阶段。患儿食欲旺盛,不喜爱运动,易疲乏,用力时出现气短或腿痛。严重肥胖者可因脂肪过度堆积而限制胸廓及膈肌运动,导致肺通气不良,肺泡换气量减少,引起低氧血症而出现气急、发绀、继发性红细胞增多,严重时心脏扩大、心力衰竭甚至死亡,称肥胖-换氧不良综合征。

体格检查可见患儿体态肥胖,皮下脂肪增多,但分布均匀。重度肥胖可致皮肤出现白色或紫色条纹。少数患儿走路时双下肢负荷过度而出现扁平足和膝外翻。女性患儿胸部脂肪增多,易误认为乳房发育;男性患儿由于大腿内侧、会阴部脂肪过多,阴茎可隐匿在脂肪组织中而易被误诊为阴茎发育不良。患儿体格生长发育往往较正常儿童迅速。除体重超过同年龄儿童平均标准外,身高、骨龄亦在平均标准上限或超过上限。智力发育正常。性发育常较早,故最终身高常略低于正常儿童。患儿因体态肥胖,怕别人讥笑而不愿与其他儿童交往,常出现自卑、胆怯、孤独等心理上的障碍。

【辅助检查】

血清甘油三酯、胆固醇可增高,严重肥胖患儿 β 脂蛋白也增高;常有高胰岛素血症;生长激素水平减低,生长激素刺激试验的峰值也较正常儿童为低。

【治疗要点】

控制饮食摄入,加强运动,消除心理障碍是肥胖症治疗原则。饮食疗法和运动疗法是两项最主要的措施,小儿肥胖一般不用药物治疗。

【护理诊断】

(1)营养失调:高于机体需要量 与摄入高能量食物过多和运动过少有关。

(2)自我形象紊乱 与肥胖引起自身形体改变有关。

(3)社交障碍 与肥胖造成心理障碍有关。

(4)知识缺乏 患儿及家长缺乏合理营养的知识。

【护理措施】

1. 饮食疗法 限制饮食是减轻体重的重要措施之一,但必须满足小儿的基本营养及生长发育需要,使体重逐步下降。开始只要求控制体重快速增长,以后逐步使体重下降。多推荐低脂肪、低糖和高蛋白质、高微量营养素、适量纤维素食谱;严重肥胖者,可按理想体重所需热能减少 30% 或更多。在限制饮食的同时,应设法满足小儿的食欲,同时注意补充维生素及矿物质。体重降至超过参照人群均值的 10% 左右时,可不再限制饮食。

2．运动疗法　每日坚持至少 30 min 的运动,运动量可根据患儿耐受力而定,要循序渐进,以运动后轻松愉快、不感到疲劳为原则,例如,运动后出现疲惫不堪、心慌气促及食欲大增,提示活动量过度。

3．心理护理

(1)家长应避免指责患儿的进食习惯。

(2)引导肥胖者正确认识自身体态改变,消除自卑心理。

(3)创造机会并鼓励患儿参与正常的社交活动,及时表扬其进步。

(4)帮助患儿对自身形象的恢复建立信心。

4．健康教育

(1)向患儿及家长讲解肥胖所带来的危害,讲述科学喂养的知识。

(2)强调建立正常饮食制度及良好饮食习惯的重要性。培养儿童良好的饮食习惯。

(3)创造条件和机会,增加儿童的活动量。

(4)对儿童实施生长发育监测,定期门诊观察。

第五节　维生素 D 缺乏性佝偻病

 临床病例

　　患儿,女,1 岁,多汗、易惊 3 个月。自入院前 3 个月起,患儿出现多汗,睡觉时出汗更明显,常湿透枕巾,逐渐变得易惊,稍有声响即惊醒,并哭闹不止,夜间尤为明显,患儿白天玩耍正常,吃奶好,大、小便均正常。患儿为母孕 35 周早产,11 月份出生,人工喂养,至今未添加辅食。请分析:

　　1. 该患儿有哪些异常表现?

　　2. 结合病例,试分析导致患儿症状出现的原因。

　　3. 患儿可能的临床诊断是什么?还应该做哪些检查来明确诊断?

　　4. 首要的护理问题是什么?护理措施有哪些?

　　5. 试在社区进行相关疾病预防宣教。

　　维生素 D 缺乏性佝偻病(rickets of vitamin D deficiency)是由于儿童体内维生素 D 不足,导致钙、磷代谢失常的一种慢性营养缺乏性疾病。临床上以骨样组织钙化不良和骨骼生长发育障碍为特征,严重时发生骨骼畸形。该病多见于 2 岁以下婴幼儿,北方发病率高于南方,是我国儿童保健重点防治的四病之一。随着卫生保健水平和人民生活水平的提高,其发病率已

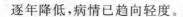

逐年降低,病情已趋向轻度。

【维生素 D 的来源、转化及生理功能】

1. 维生素 D 的来源

(1)母体-胎儿的转运　胎儿可通过胎盘从母体获得维生素 D,胎儿体内 25-$(OH)D_3$ 可满足生后一段时间的生长需要。早期新生儿体内维生素 D 的量与母体的维生素 D 的营养状况及胎龄有关。

(2)食物中的维生素 D　天然食物及母乳中含维生素 D 的量很少。但婴幼儿可以从配方奶粉、米粉等强化维生素 D 的食物中获得。

(3)皮肤的光照合成　人类维生素 D 的主要来源。皮肤中的 7-脱氢胆固醇经日光中紫外线照射转变为胆钙化醇,即内源性维生素 D_3。

2. 维生素 D 的转化

维生素 D_2 和维生素 D_3 均无生物活性,必须在肝、肾两次羟化后转化为 1,25-二羟胆钙化醇[1,25-$(OH)_2D$],才具有很强的生物活性。

3. 维生素 D 的生理功能

(1)促进小肠对钙、磷的吸收。

(2)促进肾小管对钙、磷的重吸收。

(3)促进成骨细胞增殖(新骨钙化)和破骨细胞分解(旧骨脱钙),促进钙沉积在骨骼生长部分及重吸收。

【病因】

(1)围生期维生素 D 不足　母亲妊娠后期维生素 D 不足,以及早产、双胎均可致婴儿维生素 D 储存不足。

(2)日光照射不足　维生素 D 缺乏的主要原因。紫外线不能透过玻璃,婴幼儿缺乏户外活动,城市高大建筑、烟雾、尘埃、雾霾等阻挡和吸收紫外线,冬季日照短,紫外线弱等因素,均可使内源性维生素 D 不足。

(3)维生素 D 摄入不足　天然食物及母乳中含维生素 D 少,婴儿若户外活动少也易患佝偻病。

(4)生长速度快,需要量增加　骨骼的生长速度与维生素 D 及钙的需要量成正比,婴儿生长发育速度快,所需维生素 D 也多。早产儿或双胎婴儿体内储存的维生素 D 不足,且出生后生长速度较足月儿快,更易发生本病。

(5)疾病与药物的影响　胃肠道或胆道疾病影响维生素 D 吸收;肝、肾严重损害可致维生素 D 羟化障碍;长期服用抗惊厥药物可使维生素 D 和 25-$(OH)D_3$ 加速分解,使维生素 D 不足;糖皮质激素有对抗维生素 D 对钙的转运作用。

【发病机制】

见图 5-1。

【临床表现】

1. 活动早期(初期)　多数在 3 个月左右起病,主要表现为神经、精神症状,如易激惹、烦躁、睡眠不安、夜哭、多汗(与室温、季节无关)、枕秃(头部多汗刺激头皮、婴儿摇头擦枕所致)。

2. 活动期(激期)　除上述症状外,主要表现为骨骼改变、运动功能及语言发育迟缓。

(1)骨骼改变　①头部:颅骨软化,多见于 3～6 个月婴儿,压之有乒乓球样感觉;方颅,多见于 7～8 个月婴儿;前囟增宽及闭合延迟;出牙延迟。②胸部:胸廓畸形多见于 1 岁左右小

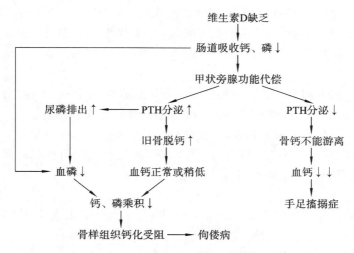

图 5-1　维生素 D 缺乏性佝偻病及手足搐搦症的发病机制

儿,均影响呼吸功能;肋骨串珠,以第 7～10 肋最明显;肋膈沟或郝氏沟(膈肌附着处的肋骨受膈肌牵拉而内陷形成的横沟);胸骨柄前突形成鸡胸,剑突部内陷形成漏斗胸。③四肢:手镯、脚镯,见于 6 个月以上小儿;"O"形腿、"X"形腿。④脊柱后突或侧弯、扁平骨盆。

（2）运动功能发育迟缓　患儿肌肉发育不良,肌张力低下,韧带松弛,表现为头颈软弱无力,坐、立、行等运动发育迟,腹肌张力低下致腹部膨隆呈"蛙腹"。

（3）语言发育迟缓　重症患儿脑发育受累,条件反射形成缓慢,表情淡漠,语言发育迟缓。

（4）免疫功能低下,常伴发感染。

3. 恢复期　经适当治疗后,患儿临床表现减轻或接近消失,血生化及 X 线检查逐渐恢复正常。

4. 后遗症期　多见于 3 岁以后小儿,临床表现消失,血生化及 X 线检查正常,仅残留不同程度的骨骼畸形。

【辅助检查】

见表 5-4。

表 5-4　维生素 D 缺乏性佝偻病血生化及 X 线检查

项目	血钙	血磷	钙磷乘积	碱性磷酸酶	X 线检查
初期	正常或稍↓	↓	↓（30～40）	正常或↑	正常或临时钙化带稍模糊
激期	↓	↓↓	↓↓	↑↑	临时钙化带消失,干骺端增宽,呈毛刷样、杯口状改变,骨密度降低
恢复期	逐渐恢复正常				

【治疗要点】

本病治疗目的在于控制活动期,防止骨骼畸形。

1. 补充维生素 D　以口服为主,一般剂量为每日 50～125 μg(2000～5000 IU)持续 4～6 周后改为预防量 400 IU/d,口服,大于 1 岁婴儿改为 600 IU/d。重症佝偻病有并发症或无法口服者,可一次肌内注射维生素 D_3 7500～15000 μg,3 个月后改为口服预防量。治疗 1 个月后应复查。

2. 补充钙剂 除维生素 D 治疗外,应适量补充钙剂,主张膳食中补钙。

3. 其他辅助治疗 合理喂养,保证足够奶量,及时添加辅食,坚持户外活动。严重骨骼畸形者可考虑外科手术矫形治疗。

【护理评估】

1. 健康史 详细询问孕妇妊娠后期有无严重营养不良、肝肾疾病、慢性腹泻等病史;患儿有无早产或双胎;了解患儿喂养史、户外活动情况以及既往病史和用药史。

2. 身体状况 评估患儿临床表现,注意结合辅助检查确定临床分期。

3. 心理-社会状况 评估患儿的生活环境状况;患儿家长对佝偻病的病因、预防、预后的认知程度及对患儿骨骼改变的心理反应等。

【护理诊断】

(1) 营养失调:低于机体需要量 与日光照射不足和维生素 D 摄入不足有关。

(2) 有感染的危险 与免疫功能低下有关。

(3) 潜在并发症 骨骼畸形、药物不良反应。

(4) 知识缺乏 患儿家长缺乏佝偻病的预防及护理知识。

【护理目标】

(1) 患儿及时得到维生素 D 的补充,多汗、易惊等表现减轻或消失。

(2) 患儿钙磷乘积、碱性磷酸酶正常,X 线表现为骨密度增加并逐渐恢复正常。

(3) 患儿不发生感染、维生素 D 中毒及骨骼畸形,或发生时能及时发现并得到有效处理。

(4) 家长能说出佝偻病的预防和护理知识并能正确应用。

【护理措施】

1. 增加体内的维生素 D

(1) 补充维生素 D ①遵医嘱给予维生素 D 制剂。②注意避免维生素 D 过量引起中毒,观察中毒的表现。

(2) 定期户外活动 初生儿 1 个月后可逐渐开始户外活动,冬季也要注意保证每日 1～2 h 的户外活动时间。夏季应避免太阳直射。室内活动时开窗让紫外线能透过。

(3) 提倡母乳喂养 按时添加辅食,给予富含维生素 D、钙、磷和蛋白质的食物。

2. 预防骨骼畸形和骨折 衣着柔软、宽松;避免早坐、久坐,以防脊柱后突畸形;避免早站、久站,以防下肢畸形;护理操作时应避免重压和强力牵拉,以防骨折发生。

3. 矫形护理

(1) 可采取主动和被动运动的方法矫正,如胸廓畸形,可做俯卧抬头展胸运动;下肢畸形可施行肌肉按摩。

(2) 手术矫治者,指导家长正确使用矫形器具。

4. 预防感染 保持室内空气清新,阳光充足;衣、被及皮肤保持干燥,以免受凉。

5. 健康教育

(1) 介绍佝偻病的预防知识 ①围生期:孕妇应多户外活动,给予富含钙、磷、维生素 D 和蛋白质的食物。妊娠后期适量补充维生素 D(800 IU/d),以利于胎儿维生素 D 的储存。②婴儿期:预防的关键是日光浴与适量维生素 D 的补充。足月儿出生后 2 周开始补充维生素 400 IU/d,直至 2 岁。早产、双胎、低出生体重儿出生后 1 周开始补充维生素 D 800 IU/d,3 个月后改为 400 IU/d。提倡母乳喂养,及时添加富含维生素 D 和钙的辅食。

(2) 向患儿家长介绍佝偻病护理知识 有关疾病的病因、预防及护理知识,指导家长正确进行户外活动和服用维生素 D 的方法。教会家长进行骨骼畸形的矫正训练。

【护理评价】

经过治疗和护理患儿是否达到：①多汗、易惊等神经、精神症状减轻或消失；②钙磷乘积正常，碱性磷酸酶恢复正常；③X 线显示骨密度增加并恢复正常；④患儿未发生维生素 D 中毒及骨骼受伤。患儿家长是否能说出佝偻病的预防和护理知识并能正确应用。

第六节　维生素 D 缺乏性手足搐搦症

维生素 D 缺乏性手足搐搦症（tetany of vitamin D deficiency）又称佝偻病性手足搐搦症或佝偻病性低钙惊厥，是维生素 D 缺乏性佝偻病的伴发症状之一，主要是由于维生素 D 缺乏，血中钙离子浓度降低，导致神经肌肉兴奋性增高，出现惊厥、喉痉挛或手足搐搦等症状。本病多见于 6 个月以内的小婴儿。随着预防工作的广泛开展，本病已较少发生。

【病因和发病机制】

（1）根本原因　维生素 D 缺乏。

（2）直接原因　血钙降低，血清总钙浓度介于 1.75～1.88 mmol/L 或离子钙小于 1 mmol/L。

（3）诱因　春季开始或大剂量用维生素 D 后；感染、饥饿时；长期腹泻。

（4）发病机制　见图 5-1。

【临床表现】

主要表现为惊厥、手足搐搦、喉痉挛，常伴有不同程度的佝偻病表现。

1. 典型发作　血清钙多低于 1.75 mmol/L，以惊厥最为常见。

（1）惊厥　最常见，多见于婴儿。具有突发性，不伴发热。轻者突然发生短暂的面肌或手指抽动，神志清醒；重者四肢抽动，两眼上翻，神志不清。持续数秒至数分钟，发作时间长者可有发绀。发作停止后意识恢复，精神萎靡而入睡，醒后活泼如常，可数日 1 次至一日数次。

（2）手足搐搦　多见于较大的婴幼儿。表现为突然发生手足肌肉痉挛呈弓状，手腕屈曲，手指僵直，拇指内收掌心，呈"助产士手"；足部踝关节僵直，足趾弯曲向下，称"芭蕾舞足"。发作停止后活动自如。

（3）喉痉挛　最严重的表现，主要见于 2 岁以下的婴幼儿。主要表现为喉部肌肉及声门突发痉挛，呼吸困难，吸气时喉鸣。有时可突然发生窒息而死亡。

2. 隐性体征　血清钙多在 1.75～1.88 mmol/L，没有典型发作症状，可通过刺激神经肌肉引出面神经征（Chvostek 征）、陶瑟征（Trousseau 征）、腓反射。

（1）面神经征　以手指尖或叩诊锤轻叩患儿颧弓与口角间的面颊部，出现眼角和口角抽动为阳性，新生儿可呈假阳性。

（2）陶瑟征　以血压计袖带包裹上臂，充气使血压维持在收缩压与舒张压之间，5 min 内该手出现痉挛为阳性。

（3）腓反射　以叩诊锤叩击膝下外侧腓骨小头处的腓神经，引起足外展为阳性。

【辅助检查】

血生化检查:血清总钙小于 1.75~1.88 mmol/L,或离子钙小于 1.0 mmol/L。

【治疗要点】

迅速控制惊厥与喉痉挛,保持呼吸道通畅,同时给予钙剂治疗;急症情况控制后进行维生素 D 治疗。

【护理诊断】

(1) 有窒息的危险 与惊厥、喉痉挛发作有关。

(2) 营养失调:低于机体需要量 与维生素 D 缺乏有关。

【护理措施】

1. 控制惊厥、喉痉挛 遵医嘱立即使用镇静剂、钙剂。静脉注射钙剂时须缓慢推注 (10 min 以上)或滴注,以免因血钙骤升,发生呕吐甚至心跳骤停;避免药液外渗而造成局部坏死。

2. 防止窒息 密切观察喉痉挛的发作情况,保持呼吸道通畅。做好吸氧和气管插管或气管切开的术前准备。

3. 保护患儿安全 宜选用软质材料制作的玩具;床挡周围用棉制护围保护,以防惊厥时发生损伤。

4. 其他 定期户外活动,补充维生素 D。

5. 健康教育

(1) 宣传并指导坚持户外活动、合理喂养,强调每日补充维生素 D 预防量的重要性与具体方法。

(2) 向家长讲解维生素 D 缺乏性手足搐搦症的病因和预后。

(3) 教会家长紧急处理惊厥、喉痉挛的方法。

知识拓展

维生素 D 中毒

长期服用大剂量维生素 D、短期内反复多次注射大剂量维生素 D,维生素 D 敏感者可导致中毒。主要是由于过量维生素 D 引起持续高钙血症,继而钙盐沉积于组织器官,影响其功能。

【临床表现】

多在用药后 1~3 个月出现,早期表现为厌食、烦躁不安、哭闹,继之呕吐、腹泻或顽固性便秘,体重下降。患儿嗜睡、表情淡漠,也可出现惊厥、高血压等症状。由于大量钙由肾脏排出,使肾小管变性坏死,加上肾钙化,后期及严重病例表现为多饮、多尿、夜尿增多,甚至脱水、酸中毒、慢性肾功能衰竭。长期慢性中毒可引起组织器官的钙化,影响体格和智力发育。

【实验室和其他检查】

(1) 血清钙增高,大于 3 mmol/L(12 mg/dl);碱性磷酸酶降低。

(2) X 线检查可见长骨干骺端临时钙化带致密,增宽达 1 mm;骨干皮质增厚。

【治疗要点】

立即停用维生素 D 和钙剂,限制钙盐摄入;加速钙排泄,减少肠黏膜对钙的吸收。注意保持水、电解质平衡。

【护理措施】

　　1.加强宣传教育,使家长清楚维生素 D 并非越多越好,以防中毒。

　　2.严格掌握应用维生素 D 的指征及预防、治疗时的具体方法、用量、时间,必要时,先检查血清钙、磷、碱性磷酸酶,再决定是否须用维生素 D。

目 标 检 测

1. 关于母乳,以下错误的是(　　　)。

A.蛋白质以乳蛋白为主　　　　　　　　　　B.钙磷比例适宜

C.蛋白质含量比牛奶多　　　　　　　　　　D.不饱和脂肪酸比牛奶多

E.有预防感染的作用

2. 营养不良的最常见病因是(　　　)。

A.喂养不当　　　　　　　B.先天不足　　　　　　　C.疾病影响

D.免疫缺陷　　　　　　　E.缺少锻炼

3. 营养不良最初症状是(　　　)。

A.表情呆滞　　　　　　　B.肌张力低下　　　　　　C.运动功能发育迟缓

D.体重不增　　　　　　　E.身长低于正常

4. 重症营养不良儿,突然面色苍白、神志不清、脉弱等,应首先考虑(　　　)。

A.心力衰竭　　　　　　　B.低钠血症　　　　　　　C.低血糖

D.继发感染　　　　　　　E.低钙血症

5. 预防佝偻病最简单有效的方法是(　　　)。

A.口服鱼肝油　　　　　　B.肌肉注射维生素 D　　　C.口服维生素 D

D.多晒太阳　　　　　　　E.口服钙片

6. 母乳喂养儿患佝偻病比人工喂养儿少的原因是母乳中(　　　)。

A.维生素 D 含量多　　　　B.含钙多　　　　　　　　C.钙磷比例适宜

D.含磷多　　　　　　　　E.以上都不是

7. 小儿机体需要的总能量中,为其所特有的需要是(　　　)。

A.基础代谢　　　　　　　B.食物的特殊动力作用　　C.活动

D.生长发育　　　　　　　E.排泄

8. 以下最主要的产能物质为(　　　)。

A.蛋白质　　　B.糖类　　　C.脂肪　　　D.矿物质　　　E.食物纤维

9. 重症佝偻病伴消化功能紊乱的患儿,给予维生素 D 突击疗法,于末次注射几个月后改预防量口服?(　　　)

A.1 个月　　　B.2 个月　　　C.3 个月　　　D.4 个月　　　E.5 个月

10. 开始添加淀粉类辅食的月龄是(　　　)。

A.1～2 个月　　　　　　　B.2～3 个月　　　　　　　C.4～6 个月

D.6～8 个月　　　　　　　E.10～12 个月

11. 补充鱼肝油,预防佝偻病一般开始于(　　)。

A. 出生后 1 周　　　　　B. 出生后 2 周左右　　　　　C. 出生后 1 个月

D. 出生后 6～7 周　　　　E. 出生后 8～9 周

(王　群)

第六章 新生儿及患病新生儿的护理

新生儿是指从脐带结扎到生后满 28 天内的婴儿。围生期是指出生前后的一个特定时期，我国将它定义为从妊娠 28 周至生后 7 天，此间的胎儿和新生儿称围生儿。新生儿是胎儿的延续，从宫内环境到外界需要一个适应过程，此期发病率和病死率最高，且临床表现常不典型，因此，医务人员应充分认识其特殊性，给予及时正确的治疗和护理。国际上常以围生儿和新生儿死亡率作为衡量一个国家卫生保健水平的标准。

第一节 新生儿分类

新生儿可根据胎龄、出生体重、出生体重和胎龄关系（图 6-1）及生后周龄进行分类，见表 6-1。

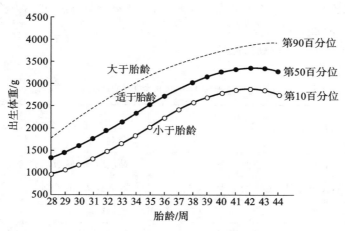

图 6-1 新生儿出生体重与胎龄关系

表 6-1 新生儿分类

分类方法	种类
胎龄	足月儿：37（含）至 42 周。早产儿：28（含）至 37 周。过期产儿：42 周以上
出生体重	正常出生体重儿：2500～4000 g。低出生体重儿：不足 2500 g。极低出生体重儿：不足 1500 g。超低出生体重儿（微小儿）：不足 1000 g。巨大儿：4000 g 以上

续表

分类方法	种　类
出生体重和胎龄关系	适于胎龄儿:出生体重在同胎龄平均体重第 10～90 百分位。小于胎龄儿:出生体重在同胎龄平均体重第 10 百分位以下。大于胎龄儿:出生体重在同胎龄平均体重第 90 百分位以上
生后周龄	早期新生儿:生后 1 周以内。晚期新生儿:生后第 2～4 周

高危儿是指已发生或可能发生危重情况而需要密切观察和监护的新生儿,常见于以下情况:①母亲异常妊娠史的新生儿:如母亲有糖尿病、妊高征、感染、先兆子痫、子痫、吸烟、吸毒、酗酒史;过去有死胎、死产史;母亲为 Rh 阴性血型;母亲年龄不足 16 岁或 40 岁以上等。②母亲异常分娩史的新生儿:前置胎盘、胎盘早剥、羊膜早破、各种难产、手术助产、分娩过程中使用镇静剂和止痛药物等。③出生时有异常的新生儿:出生时 Apgar 评分<7 分、产伤、脐带绕颈、双胎或多胎儿、早产儿、小于胎龄儿、巨大儿、各种先天畸形和疾病等。

第二节　正常足月儿和早产儿的特点及护理

正常足月新生儿是指胎龄满 37 周并小于 42 周,出生体重达到 2500 g 并不超过 4000 g,无畸形和疾病的活产婴儿。早产儿又称未成熟儿,近年来我国早产儿的发生率呈逐年上升趋势,且胎龄越小,体重越轻,死亡率越高。

【正常足月儿和早产儿的外观特点】

详见表 6-2。

表 6-2　正常足月儿与早产儿的外观特点

项　目	正常足月儿	早　产　儿
哭　声	响亮	轻弱
肌张力	四肢屈肌张力高呈屈曲姿态	颈肌软弱,四肢肌张力低下呈伸直状
皮　肤	红润,皮下脂肪丰满,胎毛少	薄而红嫩,胎毛多
头　发	分条清楚	细、软而乱
耳　壳	软骨发育好,耳舟成形,直挺	耳壳软,缺乏软骨,耳舟不清楚
指、趾甲	达到或超过指、趾端	未达到指、趾端
足　纹	足纹遍及整个足底	足底纹理少
乳　腺	乳晕清楚,乳头突起,结节大于 4 mm	乳晕不清,无结节或结节小于 4 mm
外生殖器	男婴睾丸已降至阴囊,阴囊皱襞多;女婴大阴唇遮盖小阴唇	男婴睾丸未降或未全降,阴囊皱襞少;女婴大阴唇不能遮盖小阴唇

【正常足月儿和早产儿的生理特点】

1. 呼吸系统　足月儿呼吸中枢及肋间肌发育不够成熟,胸腔小,肋间肌弱,呼吸运动主要靠膈肌,以腹式呼吸为主。呼吸浅表,节律常不规则,频率较快,40～50 次/分。

早产儿呼吸中枢发育更不成熟,调节功能差,呼吸浅表、不规则,甚至出现呼吸暂停(指呼吸停止达 15～20 s,伴心率减慢,低于 100 次/分,并出现发绀及肌张力下降)。因肺泡表面活性物质缺乏,易发生肺透明膜病。

2. 循环系统　胎儿出生以后血液循环发生巨大变化。足月儿心率快且波动大,为 100～150 次/分,平均 120～140 次/分,血压平均为 70/50 mmHg(9.3/6.7 kPa)。

早产儿心率较足月儿快,血压较足月儿低,部分可伴有动脉导管未闭。

3. 消化系统　足月儿吸吮及吞咽功能已经完善,但因胃呈水平位,贲门括约肌发育较差,幽门括约肌发育较好,易发生溢乳和呕吐。消化道面积相对较大、肠管壁薄,通透性高,有利于营养物质的吸收,但也可增加毒性物质吸收,引起中毒症状和过敏现象。消化道已能分泌大部分消化酶(仅淀粉酶于生后 4 个月达成人水平)。生后 10～12 h 开始排墨绿色胎粪,3～4 天排完,粪便转为黄绿色。若超过 24 h 未排胎粪者应检查有无消化道畸形。新生儿肝酶系统发育不成熟,常有生理性黄疸。

早产儿吸吮能力差,吞咽反射弱,贲门括约肌松弛,胃容量小,更易引起溢乳、呛奶而窒息;各种消化酶不足,胆酸分泌少,消化吸收功能差,更易出现喂养困难和营养缺乏;在缺氧缺血、喂养不当时易发生坏死性小肠炎;肝酶活性低,肝功能更不成熟,生理性黄疸较足月儿重,持续时间长;肝糖原储存少,蛋白质合成不足,易发生低血糖和低蛋白血症。

4. 泌尿系统　新生儿一般出生后 24 h 内排尿,如 48 h 仍无尿,需查找原因。新生儿肾小球滤过率低,浓缩功能差,排出同样量的溶质需要比成人多 2～3 倍的水,易出现脱水或水肿症状。肾脏的稀释功能尚可,而排磷功能较差,易导致低钙血症。

早产儿肾浓缩功能更差,肾小管对醛固酮反应低下,肾排钠增多,易发生低钠血症;葡萄糖阈值低,易发生糖尿;碳酸氢根阈值低和肾小管排酸能力差,易发生代谢性酸中毒。

5. 血液系统　新生儿出生时血液中红细胞、血红蛋白和白细胞总数均较高,以后逐渐下降。血红蛋白中胎儿血红蛋白(HbF)约占 70%,后逐渐被成人血红蛋白(HbA)替代。

早产儿白细胞和血小板稍低于足月儿,维生素 K、铁剂及维生素 D 储存量少,更易发生出血、贫血和佝偻病。

6. 神经系统　新生儿脑相对较大,占体重 10%～12%,脊髓相对较长,大脑皮层兴奋性低,睡眠时间长;足月儿出生时已具有觅食反射、吸吮反射、拥抱反射、握持反射等原始神经反射,在生后 3～4 个月自然消失;巴宾斯基征、凯尔尼格征阳性及腹壁反射、提睾反射不稳定均属正常现象。

早产儿神经系统成熟与胎龄密切相关,胎龄越小,反射越差;早产儿易发生缺氧,导致缺氧缺血性脑病;早产儿脑室管膜下存在发达的胚胎生发层组织,易导致颅内出血。

7. 免疫系统　新生儿非特异性和特异性免疫功能均不成熟。皮肤黏膜薄嫩易损伤,脐部为开放伤口,细菌易进入血液循环;可通过胎盘从母体获得免疫球蛋白 IgG,因此对一些传染病如麻疹有免疫力而不易感染,但 IgA(尤其是 SIgA)、IgM 缺乏,易患呼吸道和消化道感染。

早产儿免疫功能更差,胎龄越小,通过胎盘从母体获得的免疫球蛋白 IgG 含量越少,故极易发生感染,且病情重,预后差。

8. 体温调节　新生儿体温调节功能差,皮下脂肪薄,体表面积相对较大,易散热。寒冷时无寒战反应,产热主要依靠棕色脂肪。体温易随外界环境温度而变化,室温过高时,通过皮肤蒸发和出汗散热血液易浓缩,出现脱水热;室温过低、保暖不当易发生体温低下和寒冷损伤综合征。保持环境的"适中温度"是维持正常体温的重要条件。"适中温度"指使机体耗氧量最少,代谢率最低,蒸发散热量最少,并能维持正常体温的最佳环境温度,与胎龄、日龄和出生体重有关。

早产儿体温中枢调节功能更差,棕色脂肪少,产热少,而体表面积相对大,皮下脂肪少,散热多,故更易发生低体温和寒冷损伤综合征;汗腺发育差,体温随外界环境温度变化大。

9. 能量和体液代谢 生后第1周每日需能量 209～293 kJ/kg(50～70 kcal/kg),以后逐渐增加至 418～502 kJ/kg(100～120 kcal/kg)。液体需要量与体重、日龄有关,见表6-3。

表 6-3 不同体重新生儿液体需要量(mL/kg)

出生体重/kg	第 1 天	第 2 天	第 3～7 天
<1.0	70～100	100～120	120～180
1.0～1.5	70～100	100～120	120～180
1.5～2.5	60～80	80～100	110～140
>2.5	60～80	80～100	100～140

早产儿所需能量基本同足月儿,但因吸吮及消化能力差,常需肠道外营养;所需液量高于足月儿;血钙在头两天较低,人工喂养者因血磷过高而更低。

【新生儿的特殊生理状态】

1. 生理性黄疸 参见新生儿黄疸。

2. 生理性体重下降 新生儿初生后数天内因进食少、丢失水分较多及胎粪排出,可使体重下降 6%～9%,但一般不超过 10%,10 天左右恢复到出生时体重。

3. "马牙"和"螳螂嘴" 新生儿上颚中线和齿龈切缘上部位有黄白色小颗粒,俗称"马牙",系上皮细胞堆积或黏液腺分泌物积留所致,又称"上皮珠",属正常现象,不需处理,于生后数周至数月自行消失。新生儿面颊部有隆起的脂肪垫,俗称"螳螂嘴",有利于吸吮乳汁。不可挑割"马牙"和"螳螂嘴",以免发生感染。

4. 乳腺肿大和假月经 由于来自母体的雌激素中断,男女新生儿于生后 3～5 天可出现乳腺肿大,如蚕豆至鸽蛋大小,一般于 2～3 周消退,切勿挤压,以免感染;部分女婴生后 5～7 天阴道可流出少量血性分泌物,称"假月经",可持续 1 周,一般不必处理。

【护理诊断及合作性问题】

(1)有体温改变的危险 与体温调节中枢发育不完善有关。

(2)有窒息的危险 与分娩时羊水吸入及呛奶、呕吐有关。

(3)自主呼吸受损 与呼吸中枢及呼吸器官发育不成熟有关。

(4)营养失调:低于机体需要量 与吸吮、吞咽、消化吸收功能差有关。

(5)有感染的危险 与免疫功能不足及皮肤黏膜屏障功能差有关。

【护理措施】

1. 维持体温稳定

(1)新生儿室条件 应阳光充足,空气新鲜,室内最好备有空调和空气净化设备。室温维持在 22～24 ℃(早产儿 24～26 ℃),相对湿度在 55%～65%。

(2)保暖 新生儿出生后立即擦干身体,用温暖毛毯包裹,并因地制宜地采取保温措施,使新生儿处于"适中温度",如戴帽、母亲胸前怀抱,应用热水袋、暖箱和远红外辐射床等。对体重不足 2000 g 早产儿应尽早置于暖箱保暖,并根据体重、日龄选择中性温度(表6-4)。当体重达到 2000 g,一般情况良好,食奶量正常,体温稳定时可出暖箱。另外,接触新生儿的手、仪器、物品等均应保持温暖。

（3）散热　若体温过高,可松解包被散热,并补充水分,一般不用退热剂。

表6-4　不同体重、日龄早产儿暖箱的温度

出生体重/kg	暖箱温度			
	35 ℃	34 ℃	33 ℃	32 ℃
1.0	初生10天内	10天后	3周内	5周后
1.5	——	10天内	10天后	4周后
2.0	——	2天内	2天后	3周后
>2.5	——	——	2天内	2天后

2. 保持呼吸道通畅　新生儿娩出后,即应迅速清理口、鼻腔黏液及羊水,保持呼吸道通畅,以免引起吸入性肺炎;保持合适体位,仰卧时避免颈部前屈或过度后伸,并使头侧向一侧;专人看护,避免物品阻挡新生儿口、鼻或按压胸部;根据吸吮、吞咽能力选择喂养方式,喂奶后应竖抱小儿轻拍背部,然后取右侧卧位,防止溢乳和呕吐引起窒息。

3. 维持有效呼吸　早产儿出生后应及时清除呼吸道分泌物,随时保持呼吸道通畅,仰卧时可在肩下放置小软枕,避免颈部弯曲及呼吸道梗阻;发绀时及时吸氧,吸入氧浓度以维持动脉血氧分压 50～70 mmHg 或经皮血氧饱和度在 85%～93% 为宜,一旦症状改善立即停用,以防氧疗并发症;呼吸暂停者可给予拍打足底、托背、刺激皮肤、放置水囊床垫等处理,反复发作者遵医嘱静脉滴注氨茶碱,严重时使用人工呼吸机。

4. 合理喂养　正常足月儿提倡尽早哺乳,出生后 0.5 h 即让其吸吮乳头,以促进乳汁分泌,鼓励母乳喂养,提倡按需哺乳;无法母乳喂养者可先试喂 10% 葡萄糖,以防低血糖,以后给配方乳。早产儿也应尽早母乳喂养,以防低血糖,无法母乳喂养者以早产儿配方乳为宜;喂奶量以不发生呕吐及胃潴留为宜,胎龄愈小,出生体重愈低,每次哺乳量愈少,喂奶间隔时间愈短(表6-5);吸吮能力差和吞咽不协调者可用滴管喂养、间歇或持续鼻饲喂养,必要时静脉补充营养液。详细记录每天液体出入量并监测体重,以便分析、调整喂养方案。早产儿生后应及时补充维生素 K 以预防出血症,此外,还应补充铁剂及维生素 A、C、D、E 等物质,以防贫血、佝偻病等疾病发生。

表6-5　早产儿喂奶量与间隔时间

出生体重/g	<1000	1000～1499	1500～1999	2000～2499
开始量/mL	1～2	3～4	5～10	10～15
每天隔次增加量/mL	1	2	5～10	10～15
喂奶间隔时间/h	1	2	2～3	3

5. 预防感染　医护人员应严格遵守消毒隔离制度,接触新生儿前、后均应使用消毒液洗手,避免交叉感染;工作人员带菌和患感染性疾病时应暂时调离;新生儿疾病按不同病种分室收治,避免过分拥挤,避免交叉感染;保持脐部干燥清洁,防止脐炎,有分泌物者先用双氧水清

洗,然后涂擦 0.2%～0.5%碘伏;做好皮肤护理,体温稳定后每天沐浴 1 次,以保持皮肤清洁和促进血液循环。

6. 预防接种 参见计划免疫。

第三节 新生儿窒息

新生儿窒息(asphyxia of newborn)是指婴儿出生后不能建立正常的自主呼吸而导致低氧血症、高碳酸血症、代谢性酸中毒及全身多脏器损伤,是引起新生儿死亡和儿童伤残的重要原因。

【病因及病理生理】

凡影响胎儿、新生儿气体交换的因素均可引起窒息。窒息的本质是缺氧,可发生于妊娠期,但绝大多数发生于产程开始后。缺氧使脑细胞氧化代谢受抑制,导致呼吸改变,继而引起循环系统、中枢神经系统、消化系统、代谢方面的变化。新生儿窒息多为宫内窘迫的延续。

1. 孕母因素 ①孕母有慢性或严重疾病,如心、肺功能不全,严重贫血、糖尿病、高血压等。②妊娠并发症:妊娠期高血压疾病。③孕母吸毒、吸烟或被动吸烟、年龄超过 35 岁或不足 16 岁及多胎妊娠等。

2. 胎盘因素 前置胎盘、胎盘早剥和胎盘老化等。

3. 脐带因素 脐带脱垂、绕颈、打结、过短或牵拉等。

4. 胎儿因素 ①早产儿或巨大儿。②先天性畸形:如食管闭锁、先天性肺发育不良、先天性心脏病等。③宫内感染。④呼吸道阻塞:羊水、黏液或胎粪吸入等。

5. 分娩因素 头盆不称、宫缩乏力、臀位、使用高位产钳、胎头吸引、产程中麻醉药、镇痛药使用不当等。

【临床表现】

1. 胎儿宫内窒息 早期有胎动增加,胎心率≥160 次/分;晚期则胎动减少,甚至消失,胎心率<100 次/分;羊水胎粪污染。

2. Apgar 评分评估 Apgar 评分 1953 年由麻醉科医师 Apgar 博士提出,是国际上公认的评价新生儿窒息的最简捷、实用的方法。内容包括皮肤颜色(appearance)、心率(pulse)、对刺激的反应(grimace)、肌张力(activity)和呼吸(respiration)五项指标;每项 0～2 分,总共 10 分(表 6-6)。分别于出生后 1 min、5 min 和 10 min 进行,如婴儿需复苏,15 min、20 min 仍需评分。Apgar 评分 8～10 分为正常,4～7 分为轻度窒息,0～3 分为重度窒息。1 min 评分反映窒息严重程度,是复苏的依据;5 min 评分反映了复苏的效果及有助于判断预后。

表 6-6 新生儿 Apgar 评分标准

体 征	评 分 标 准		
	0 分	1 分	2 分
皮肤颜色	青紫或苍白	身体红,四肢青紫	全身红

续表

体　征	评 分 标 准		
	0 分	1 分	2 分
心率/(次/分)	无	<100	>100
弹足底或插胃管反应	无反应	有些反应,如皱眉	哭,喷嚏
肌张力	松弛	四肢略屈曲	四肢活动
呼吸	无	慢,不规则	正常,哭声响

3. 并发症　①神经系统:缺氧缺血性脑病和颅内出血。②呼吸系统:羊水或胎粪吸入综合征,呼吸窘迫综合征、肺出血等。③循环系统:心力衰竭、心源性休克等。④消化系统:应激性溃疡,坏死性小肠结肠炎等。⑤泌尿系统:急性肾衰竭、肾静脉栓塞等。⑥代谢方面:低血压、低血钠、低血钙等。

【辅助检查】

①血气分析:PaO_2↓,$PaCO_2$↑,pH↓。②血生化检查:根据病情需要可检测血糖、电解质、血尿素氮和肌酐等生化指标。③头颅 B 超或 CT:可显示脑水肿、颅内出血。

【治疗要点】

1. 复苏　按 A→B→C→D→E 步骤进行。①A(airway):清理呼吸道。②B(breathing):建立呼吸。③C(circulation):维持正常循环。④D(drugs):药物治疗。⑤E(evaluation):评估。前三项最重要,其中 A 是根本,B 是关键,评估贯穿于整个复苏过程中。

2. 复苏后监护与转运　监测患儿体温、心率、呼吸、血压、尿量、肤色、血气、血糖、电解质等。若并发症严重,需转运到新生儿重症监护病房进行治疗。

【常见护理诊断/问题】

1. 新生儿

(1) 气体交换障碍　与呼吸道内存在羊水、黏液有关。

(2) 清理呼吸道无效　与呼吸道肌张力低下有关。

(3) 有受伤的危险　与抢救操作、窒息缺氧有关。

(4) 有感染的危险　与抢救操作、受凉、全身免疫力低下有关。

2. 母亲

(1) 恐惧　与新生儿的生命受到威胁有关。

(2) 功能障碍性悲哀　与可能丧失新生儿及新生儿可能留有后遗症有关。

【护理措施】

1. 心理护理　选择合适的时间向母亲介绍有关新生儿的情况及可能的预后,取得家长的配合。抢救时避免大声喧哗,以免加重母亲的心理负担。

2. 积极做好新生儿复苏准备　WHO强调每位胎儿分娩前都应做好复苏准备,应由产科、儿科医护人员共同协作执行。

3. 配合医生进行 ABCDE 程序复苏

1) 快速评估　出生后立即用数秒钟时间快速评估 4 项指标:①足月吗? ②羊水清吗? ③有呼吸或哭声吗? ④肌张力好吗? 若以上任何一项为"否"则进行初步复苏。

2）初步复苏

（1）保暖　新生儿娩出后立即置于 30～32 ℃的远红外线辐射台保暖（图 6-2），维持腹壁温度为 36.5 ℃。减少散热及氧耗，利于复苏。

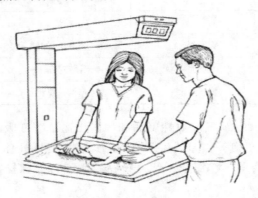

图 6-2　辐射台

（2）体位　最佳的体位是抢救窒息成功的关键。具体做法是：置新生儿仰卧位，头略后仰，颈部适度仰伸，肩下垫 2～3 cm 厚软垫，以呈轻微仰伸位即鼻吸位为宜（图 6-3）。

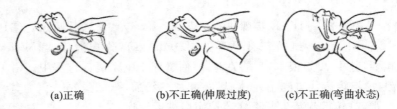

(a)正确　　　　　　(b)不正确(伸展过度)　　　　(c)不正确(弯曲状态)

图 6-3　头轻度仰伸位（鼻吸气位）

（3）清理呼吸道，保持呼吸道通畅　胎儿娩出后立即用挤压法及吸引管清除口鼻部羊水、黏液。

（4）擦干　用温热干毛巾快速擦干全身羊水，拿掉湿毛巾。

（5）触觉刺激　擦干和吸痰（刺激）足以引起自主呼吸，若无效可进一步刺激。有效的方法有两种：一是拍打或轻弹足底；二是摩擦腹背部皮肤，经 2 次刺激，可诱发自主呼吸（图 6-4）。

以上步骤应在 30 s 内完成。

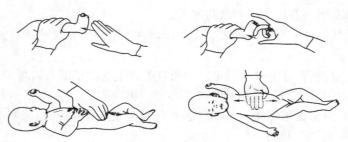

图 6-4　刺激呼吸的可行性方法

3）气囊面罩正压人工呼吸　若新生儿仍呼吸暂停或抽泣样呼吸、心率<100 次/分，应立即正压通气，通气压力维持在 20～25 cm H_2O，通气频率每分钟 40～60 次（胸外按压时为 30 次/分），以心率增加接近正常、胸廓起伏、听诊呼吸音正常为宜。足月儿开始用空气复苏，早产

儿开始给 21%～40% 的氧,根据血氧饱和度调整。经 30 s 充分正压人工呼吸后,如有自主呼吸,再评估心率,如心率＞100 次/分,可逐步减少并停止正压人工呼吸。如自主呼吸不充分,或心率＜100 次/分,需继续用气囊面罩或气管插管正压通气。

4) 胸外心脏按压　如无心率或气管插管正压通气 30 s 后,心率＜60 次/分,应同时进行胸外心脏按压。常用双拇指法或中食指法(图 6-5)。①部位及深度:胸骨体下 1/3(两乳头连线中点下 1 cm 处),深度为胸廓下陷 1.5～2 cm。②频率:每分钟 90 次(按压 3 次,正压通气 1 次)。胸外心脏按压给氧浓度要提高到 100%。

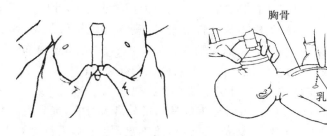

图 6-5　按压部位及方法

5) 药物治疗　经胸外心脏按压和气管插管人工呼吸 40～60 s,心率＜60 次/分,或出生时无心跳者,需在建立有效的静脉通路基础上,行气管插管人工呼吸加胸外心脏按压的同时给药。①心率减慢或刺激心跳用 1∶10000 肾上腺素 0.1～0.3 mL/kg,静脉给药。②若心率正常,脉搏细弱,给氧、保暖复苏效果不佳应考虑补充血容量,予以扩容(0.9% 氯化钠溶液等)。

6) 评价　复苏过程中注意评估患儿的呼吸、心率、血氧饱和度,以确定进一步的抢救措施。

3. 复苏后监护　密切监测患儿神志、体温、呼吸、心率、血压、尿量、肤色、血氧饱和度和窒息引起的各系统症状,并做好相关记录。

4. 预防感染　严格执行无菌操作技术,加强环境管理;医护人员接触患儿前应洗手,以防交叉感染;凡气管插管、疑有感染可能者,应用抗生素预防感染。

5. 心理护理　帮助家长树立信心,给予心理上的安慰,减轻他们的焦虑和恐惧。

6. 健康教育　向家长耐心讲解本病的严重性、预后及可能出现的后遗症;通过培训使家长掌握早期康复干预的方法,指导家长对有后遗症的患儿及早进行功能训练和智力开发,促进脑功能的恢复,并坚持对其定期随访。

第四节　新生儿缺氧缺血性脑病

新生儿缺氧缺血性脑病(hypoxic-ischemic encephalopathy,HIE)是指围生期窒息引起的部分或完全缺氧、脑血流减少或暂停而导致胎儿或新生儿脑损伤。据统计,我国新生儿 HIE 发生率为活产儿的 3‰～6‰,其中 15%～20% 在新生儿期死亡,存活者中 20%～30% 可能遗留不同程度的神经系统后遗症。因此,HIE 是引起新生儿急性死亡和慢性神经系统损伤的主要原因之一。

【病因】

缺氧是 HIE 发病的核心,其中围生期窒息是最主要的病因。此外,出生后肺部疾患、心脏病变及严重失血或贫血等严重影响机体氧合状态的新生儿疾病也可引起 HIE。

【发病机制】

1. 脑血流改变 ①当窒息缺氧为不完全性时、体内血液重新分布,以保证脑组织血液供应;②如缺氧继续存在,这种代偿机制失败,脑血流灌注下降,遂出现第 2 次血流重新分布,即供应大脑半球的血流减少,以保证丘脑、脑干和小脑的血液灌注量,此时大脑皮质矢状旁区和其下面的白质最易受损;③如缺氧缺血为急性完全性,则上述代偿机制不会发生,脑损伤可发生在基底神经节等代谢最旺盛的部位,而大脑皮质不受影响;④缺氧和酸中毒还可导致脑血管自主调节功能障碍,形成"压力被动性脑血流",当血压升高过大时可造成脑室周围毛细血管破裂出血,而低血压时脑血流量减少,又可引起缺血性脑损伤。

2. 脑组织生化代谢改变 ①缺氧时无氧糖酵解增加乳酸堆积,导致低血糖和代谢性酸中毒;②缺氧时 ATP 产生减少,细胞膜钠泵、钙泵功能不足,使钠离子和钙离子进入细胞内,激活某些受其调节的酶,从而进一步破坏脑细胞膜的完整性。

3. 神经病理学改变 ①足月儿以皮质梗死及深部灰质核坏死常见;②早产儿以脑室周围出血和脑室内出血多见,其次是脑室周围白质软化。

【临床表现】

根据意识、肌张力、原始反射改变、有无惊厥、病程及预后等,临床上分为轻、中、重三度(表 6-7)。

表 6-7   HIE 临床分度

项　目	轻　度	中　度	重　度
症状最明显时间	生后 24 h 内	生后 72 h 内	生后 72 h 内
意识	兴奋	嗜睡	昏迷
项目	轻度	中度	重度
肌张力	正常	减低	松软
拥抱反射	活跃	减弱	消失
吸吮反射	正常	减弱	消失
惊厥	无	常有	多见,频繁发作
前囟张力	正常	正常或稍饱满	饱满、紧张
中枢性呼吸衰竭	无	有	严重
瞳孔改变	正常或扩大	缩小、对光反射迟钝	不等大或扩大,对光反射差
病程	<3 天	<14 天	数周
预后	良好	可能有后遗症	病死率高,多有后遗症

急性损伤、病变在两侧大脑半球者,症状常发生在生后 24 h 内,其中 50%～70% 可发生惊厥,特别是足月儿。惊厥最常见的表现形式为轻微发作型或多灶性阵挛型,严重者为强直型。同时有前囟隆起等脑水肿症状、体征。病变在脑干、丘脑者,可出现中枢性呼吸衰竭、瞳孔缩小或扩大、顽固性惊厥等脑干症状,并且常在 24～72 h 病情恶化或死亡。少数患儿在宫内已发

生缺血缺氧性脑损伤,出生时 Apgar 评分可正常,多脏器受损不明显,但生后数周或数月逐渐出现神经系统受损症状。

【辅助检查】

血清肌酸磷酸激酶同工酶升高;头颅 B 超对脑室及其周围出血具有较高的敏感性;头颅 CT 有助于了解脑水肿范围及颅内出血范围和类型;脑电图可客观反映脑损害严重程度、判断预后及有助于惊厥的诊断。

【诊断要点】

根据如下要点可作出诊断:①围生期窒息等病史;②意识改变、肌张力变化、惊厥等表现;③头颅 B 超、CT 等检查。

【治疗要点】

1. 支持疗法　给氧、纠正酸中毒及低血糖、维持血压稳定。

2. 控制惊厥　首选苯巴比妥钠,顽固性抽搐者可加用地西泮或水合氯醛。

3. 治疗脑水肿　避免输液过量是预防和治疗脑水肿的基础,液体总量不超过 60～80 mL/(kg·d),颅内压增高时首选呋塞米静脉推注,严重者可用 20% 甘露醇。

4. 亚低温治疗　采用人工诱导方法将体温下降 2～4 ℃,减少脑组织的基础代谢,保护神经细胞,但仅适用于足月儿,常采用选择性头部降温。

【常见护理诊断/问题】

1. 低效性呼吸形态　与缺氧缺血致呼吸中枢损害有关。

2. 潜在并发症　与颅内压增高、呼吸衰竭有关。

3. 有失用性综合征的危险　与缺氧缺血导致的后遗症有关。

4. 焦虑、恐惧(家长)　与患儿病情危重及预后差有关。

【护理措施】

1. 给氧、改善通气　①及时清除呼吸道分泌物,保持呼吸道通畅;②给氧:根据患儿缺氧情况,可给予鼻导管或头罩吸氧,严重者可考虑气管插管及机械辅助通气,以维持血氧饱和度的稳定。

2. 预防并发症

(1) 密切观察病情　严密监护患儿的呼吸、心率、血压、血氧饱和度等,注意观察患儿的神志、瞳孔、肌张力、抽搐等表现。

(2) 遵医嘱用药　①控制惊厥:镇静剂首选苯巴比妥钠,负荷量为 20 mg/kg,于 15～30 min 静脉滴入,若惊厥不能控制,1 h 后可加用 10 mg/kg,每日维持量为 3～5 mg/kg;②降低颅内压:颅内压增高时,首选利尿剂呋塞米每次 1 mg/kg 静注;严重者可用脱水剂 20% 甘露醇每次 0.25～0.5 g/kg 静注,每 6～12 h 一次。

3. 亚低温治疗的护理

(1) 降温　采用循环水冷却法进行选择性头部降温,使脑温下降至 34 ℃的时间应控制在 30～90 min。

(2) 维持　治疗的同时注意保暖,维持体温在 35.5 ℃左右。

(3) 复温　治疗结束后给予复温,复温宜缓慢(时间在 5 h 以上)。

(4) 监测　持续动态心电监测、肛温监测、SpO₂监测、呼吸监测及每小时测量血压,同时观察患儿的面色、反应、末梢循环情况,总结 24 h 液体出入量。

4. 健康教育　参见新生儿窒息。

第五节　新生儿颅内出血

临床病例

　　患儿，男，生后 1 天，足月顺产，有宫内窒息史，出生后不久出现拒乳、烦躁不安、易激惹。体格检查：体温 36 ℃，前囟饱满，颅缝稍宽。辅助检查：白细胞计数 $10.8 \times 10^9/L$。请分析：

　　1. 患儿最可能的诊断是什么？

　　2. 引起该病的主要病因有哪些？

　　3. 该病的主要护理措施有哪些？

　　新生儿颅内出血是新生儿期常见的一种严重脑损伤性疾病，主要由缺氧或产伤引起，临床上以神经系统兴奋与抑制症状相继出现为特征。早产儿多见，病死率高，存活者后遗症较多。

【病因及发病机制】

1. 缺氧　凡能引起缺氧的因素均可导致颅内出血发生，以早产儿多见。例如，宫内窘迫、产时及产后窒息缺氧可导致脑血管壁通透性增加，血液外渗，出现脑室管膜下、蛛网膜下腔、脑实质出血。

2. 产伤　以足月儿、巨大儿多见。如胎头过大、头盆不称、急产、臀位产、高位产钳、负压吸引助产等，使胎儿头部受挤压、牵引导致大脑镰、小脑幕撕裂，引起硬脑膜下出血；脑表面静脉撕裂常伴有蛛网膜下腔出血。

3. 其他　快速输入高渗液体、机械通气不当、血压波动过大、颅内先天性血管畸形或全身出血性疾病等也可引起。

【临床表现】

　　主要与出血部位和出血量有关，多于生后 1～2 天内出现，一般先出现神经系统兴奋症状，然后转为抑制，严重者直接进入抑制状态。

1. 意识改变　易激惹、过度兴奋或表情淡漠、嗜睡、昏迷等。

2. 颅内压增高表现　脑性尖叫、惊厥、前囟隆起、颅缝增宽等。

3. 眼部症状　凝视、斜视、眼球固定、眼震颤，并发脑疝时可出现两侧瞳孔大小不等、对光反射迟钝或消失。

4. 呼吸改变　增快或减慢、不规则或暂停等。

5. 肌张力及原始反射改变　肌张力早期增高以后减低，原始反射减弱或消失。

6. 其他表现　黄疸和贫血。

本病预后较差，尤其是早产儿后遗症发生率高，主要有脑积水、智力低下、癫痫、脑瘫等。

【辅助检查】

头颅 B 超、CT 检查可提供出血部位和范围,有助于确诊和判断预后;腰穿脑脊液检查为均匀血性和皱缩红细胞,有助于脑室内及蛛网膜下腔出血的诊断,但病情重者不宜采用。

【治疗原则】

1. 对症治疗　用地西泮、苯巴比妥等镇静止惊;维生素 K_1、止血敏等止血,必要时输新鲜血、血浆;呼吸困难、发绀者给氧。

2. 降低颅内压　选用呋塞米静注,每次 0.5～1 mg/kg,每日 2～3 次;并发脑疝时应用 20% 甘露醇静注,每次 0.25～0.5 g/kg,每 6～8 h 一次。

3. 支持疗法　维持水、电解质和酸碱平衡,维持体温和代谢正常等。

【护理诊断及合作性问题】

(1)潜在并发症　颅内压增高。

(2)有窒息的危险　与惊厥、昏迷有关。

(3)营养失调:低于机体需要量　与摄入不足有关。

(4)恐惧(家长)　与预后不良有关。

【护理措施】

1. 降低颅内压

(1)减少刺激,保持安静。所有护理操作与治疗尽量集中进行,动作要轻、稳、准,尽量减少移动和刺激患儿,静脉穿刺选用留置针,减少反复穿刺,以免加重颅内出血。

(2)护理体位为,抬高头肩部 15°～30°,侧卧位或头偏向一侧。

(3)严密观察病情。观察患儿生命体征、神志、瞳孔、囟门、神经反射及肌张力等变化,及时发现颅内高压。

(4)遵医嘱及时应用呋塞米降低颅内压。当出现两侧瞳孔大小不等、对光反射迟钝或消失、呼吸节律不规则等时应考虑并发脑疝,选用 20% 甘露醇脱水降颅压。

2. 保持呼吸道通畅,防止窒息　备好吸痰用物,及时清除呼吸道分泌物,保持气道通畅;合理用氧,改善呼吸功能,呼吸暂停过于频繁者应采用人工呼吸机维持呼吸。

3. 保证营养和能量供给　不能进食者,应给予鼻饲,必要时静脉给予高营养液,以保证患儿营养物质和能量的供给;因患儿多有脑水肿,每日静脉输液量按 60～80 mL/kg 计算。

4. 健康教育　向家长告知患儿病情,讲解本病可能出现的后遗症,给予心理安慰,减轻家长的焦虑和恐惧;若出现后遗症,指导家长做好患儿智力开发和肢体功能训练,鼓励坚持治疗和随访。

第六节　新生儿黄疸

临床病例

患儿,男,生后 5 天,因皮肤黄染 2 天入院,患儿系孕 40 周顺产,生后第 3 天出现皮肤黏膜黄染,颜面、躯干也逐渐出现黄染,小便黄色,大便无明显异常。

体格检查:体温 36 ℃,巩膜及颜面明显黄染,躯干及四肢可见黄染,肌张力正常。

辅助检查:血白细胞 $10.8×10^9/L$,血型 O 型,血清总胆红素 $225\ \mu mol/L$。

请分析:

1. 患儿最可能的诊断是什么?
2. 首要的护理措施是什么?

新生儿黄疸又称新生儿高胆红素血症,由于胆红素在体内积聚而引起皮肤、巩膜等黄染,分为生理性和病理性两种,是新生儿期最常见的症状之一。部分高未结合胆红素血症可导致胆红素脑病,常引起严重后遗症或死亡,尤以早产儿更易发生,应予以重视。

【新生儿胆红素代谢特点】

胆红素(为血红素的代谢产物,80%来源于血红蛋白)→血循环,与白蛋白连接→肝脏,在肝酶作用下将未结合胆红素(间接胆红素)转变为结合胆红素(直接胆红素)→肠道,还原成粪胆原、尿胆原→从大小便排出体外。

1. 胆红素生成较多　新生儿红细胞数量较多,生后血氧分压升高,红细胞大量破坏;红细胞寿命短,形成胆红素的周期缩短;旁路胆红素来源多。

2. 连接、运送胆红素的能力不足　早产儿胎龄越小,白蛋白含量越低,连接的胆红素越少;刚出生新生儿常有不同程度酸中毒,可减少胆红素与白蛋白的连接。

3. 肝功能不成熟　新生儿肝脏内 Y、Z 蛋白含量不足,肝细胞摄取未结合胆红素能力差;肝细胞内葡萄糖醛酸转移酶的量和活性不足,形成结合胆红素的能力差;肝脏将结合胆红素排泄到肠道的能力差。

4. 胆红素肠肝循环增加　新生儿肠道内正常菌群尚未建立,不能将肠道内胆红素还原成粪胆原、尿胆原排出体外,加之肠道内 β-葡萄糖醛酸苷酶活性较高,可将结合胆红素转化成未结合胆红素,后者又被肠壁吸收经门静脉达肝脏。

【病理性黄疸的原因】

1. 感染性

(1)新生儿肝炎　大多为病毒通过胎盘传给胎儿或产程中被感染,以巨细胞病毒、乙型肝炎病毒为常见。以结合胆红素增高为主,伴厌食、呕吐、肝大及肝功能异常。

(2)新生儿败血症、尿路感染、感染性肺炎等　因细菌毒素侵入加速红细胞破坏、损伤肝细胞所致。除黄疸外,伴有全身中毒症状。早期以未结合胆红素增高为主或两者均高,晚期以结合胆红素增高为主。

2. 非感染性

(1)新生儿溶血症　ABO 血型不合最常见(其中以母亲为 O 型,子女为 A 型或 B 型多见),其次是 Rh 血型不合。多于出生后 24 h 内出现黄疸,以未结合胆红素增高为主,可伴有贫血、水肿、心力衰竭、肝脾肿大,严重者导致胆红素脑病。

(2)先天性胆道闭锁　多在出生后 2 周开始出现黄疸并呈进行性加重,以结合胆红素增高为主,粪便呈灰白色(陶土色);肝进行性增大,3 个月后可逐渐发展为肝硬化。

(3)母乳性黄疸　出生后 4~5 天出现,以未结合胆红素增高为主;一般状态良好,停喂母乳 3~5 天,黄疸明显减轻或消退。

(4)其他　G-6-PD 缺陷症、药物性黄疸等。

【临床表现】

1. 分类和临床特点　新生儿黄疸可分为生理性黄疸和病理性黄疸两种,其临床特点见表6-8。由于胆红素代谢特点,50%～60%足月儿和80%以上早产儿在出生后2～3天可出现生理性黄疸;病理性黄疸可分为高未结合胆红素血症和高胆红素血症,以前者多见。见表6-8。

表6-8　生理性黄疸和病理性黄疸的临床特点

项　　目	生理性黄疸	病理性黄疸
黄疸出现时间	生后2～3天	过早,生后24 h内
黄疸高峰时间	生后4～5天	不定
黄疸消退时间	足月儿生后10～14天(2周内),早产儿可延迟到3～4周	持续时间过长或黄疸退而复现,足月儿超过2周,早产儿超过4周
黄疸程度(血清胆红素)	较轻,足月儿小于221 μmol/L(12.9 mg/dL),早产儿小于256 μmol/L(15 mg/dL)	过重,足月儿超过221 μmol/L(12.9 mg/dL),早产儿超过256 μmol/L(15 mg/dL)
黄疸进展速度(每日胆红素)	慢,升高不足85 μmol/L(5 mg/dL)	快,升高达到85 μmol/L(5 mg/dL)
结合胆红素	小于34 μmol/L(2 mg/dL)	超过34 μmol/L(2 mg/dL)
伴随症状	一般情况良好,食欲正常	一般情况差,伴有原发疾病的症状

注:1 mg/dL＝17.1 μmol/L

2. 胆红素脑病　当血清未结合胆红素＞342 μmol/L(20 mg/dL)时,通过血脑屏障引起的神经系统损害,又称核黄疸,主要发生在生后2～7天,早产儿多见。典型临床表现包括警告期、痉挛期、恢复期及后遗症期(表6-9)。

表6-9　胆红素脑病临床表现

分　　期	主　要　表　现	持　续　时　间
警告期	嗜睡、反应低下、吸吮无力、肌张力下降	12～24 h
痉挛期	双眼凝视、尖叫、抽搐、肌张力增高、发热	12～24 h
恢复期	抽搐停止、肌张力及体温恢复正常	2周
后遗症期	听力下降、眼球运动障碍、手足徐动、智力落后	2～3个月后出现,持续终生

【辅助检查】

根据病因选择相关检查。溶血症时红细胞计数及血红蛋白可降低,网织红细胞增多,血清总胆红素增高,以未结合胆红素增高为主,血型测定可见母婴血型不合,改良直接抗人球蛋白试验、患儿红细胞抗体释放试验及患儿血清中游离抗体试验阳性;新生儿肝炎时检查乙肝二对半和肝功能;败血症时检查血象、血培养等。

【治疗原则】

(1)病因治疗　积极治疗原发病。

(2)降低血清胆红素　蓝光疗法、换血疗法、使用肝酶诱导剂、输血浆和白蛋白、提早喂养、保持大便通畅等。

(3)保护肝脏,不用对肝脏有损害及可能引起溶血、黄疸的药物。

(4) 控制感染,注意保暖,及时纠正酸中毒、缺氧、低血糖。

【护理诊断及合作性问题】

(1) 潜在并发症 胆红素脑病。

(2) 知识缺乏 与家长对黄疸认识不足、缺乏护理知识有关。

【护理目标】

(1) 患儿黄疸消退,不发生胆红素脑病或出现早期征象时能及时发现和处理。

(2) 家长能说出本病的预防及护理要点。

【护理措施】

1. 降低胆红素,防止胆红素脑病

(1) 一般护理:注意保暖,合理喂养,保持皮肤、口腔清洁,维持水、电解质平衡。避免低体温、低血糖和酸中毒,以利于胆红素与白蛋白连接。

(2) 遵医嘱给予肝酶诱导剂(如苯巴比妥),输血浆或白蛋白,促进游离的未结合胆红素与白蛋白结合,减少胆红素脑病发生。

(3) 实施蓝光疗法和换血疗法:适用于高未结合胆红素血症,尤其新生儿溶血症,可降低未结合胆红素,防止胆红素脑病发生。蓝光疗法详见第十八章第十一节。

2. 严密观察病情

(1) 观察黄疸进展情况 观察皮肤、巩膜、大小便的色泽变化,并根据皮肤黄疸的部位和范围,估计血清胆红素的近似值,判断黄疸程度和进展情况(表 6-10)。

表 6-10 黄疸分布与血清胆红素浓度关系

黄疸出现部位	血清间接胆红素平均值/(μmol /L)(mg/dL)	最高值/(μmol/L)(mg/dL)
头、颈部	100(6)	135(8)
躯干上半部	152(9)	208(12)
躯干下半部及大腿	202(12)	282(16)
臂及膝关节以下	256(15)	312(18)
手、脚	>256(15)	

(2) 观察溶血进展情况 动态监测溶血性贫血患儿的实验室检查结果,观察其呼吸、心率、尿量变化及水肿、肝脾肿大等情况,判断有无心力衰竭。一旦发生,按医嘱给予洋地黄和利尿剂,并控制输液量和速度。

(3) 观察有无胆红素脑病表现:注意观察皮肤黄疸程度和范围,有无嗜睡、反应低下、吸吮无力、肌张力下降或增高、双眼凝视、尖叫、抽搐等神经系统表现,一旦出现立即报告医生并配合抢救。

3. 健康教育 向家长解释新生儿黄疸的特点,指导家长进行黄疸观察及评估黄疸进展;做好产前咨询和孕期保健,指导孕妇预防和治疗感染性疾病,防止溶血病和败血症发生;若为母乳性黄疸,嘱暂停母乳 3～5 天或改为隔次母乳喂养,黄疸消退后再恢复母乳喂养;若为葡萄糖-6-磷酸脱氢酶(G-6-PD)缺陷者,嘱忌食蚕豆及其制品,不穿有樟脑丸气味的衣服,避免使用磺胺等诱发溶血的药物;有神经系统后遗症者指导康复治疗和护理。

【护理评价】

患儿黄疸是否消退和胆红素脑病等并发症是否能及时发现和治疗;家长能否给予患儿正确的照顾。

第七节　新生儿寒冷损伤综合征

临床病例

　　患儿,男,生后 2 天,于 2013 年 12 月出生,足月顺产,因拒乳、双下肢皮肤硬肿 1 天入院。体格检查:体温 34 ℃,面颊部、双下肢外侧皮肤硬肿,肢端凉。请分析:

　　1. 最可能的诊断是什么?

　　2. 最主要的护理措施是什么?

　　新生儿寒冷损伤综合征,简称新生儿冷伤,又称新生儿硬肿症,是由多种原因引起的皮肤和皮下脂肪变硬与水肿及低体温,重症常伴有多器官功能损害。以早产儿和寒冷季节多见。

【病因及发病机制】

1. 病因　寒冷、早产、感染、窒息等为主要病因。

2. 发病机制

(1) 产热少　新生儿寒冷时主要靠棕色脂肪产热,并需在有氧条件下进行。早产儿棕色脂肪含量少致产热少;在缺氧、酸中毒及感染时,增加了热量的消耗,且棕色脂肪产热受到抑制;新生儿寒冷时无寒战产热反应等,更易发生低体温而导致硬肿症。

(2) 散热多　新生儿体温调节中枢发育不成熟,体表面积相对较大,皮下脂肪层薄,血管丰富,易散热,而导致低体温,尤其是早产儿。

(3) 皮下脂肪特点　新生儿皮下脂肪组织中饱和脂肪酸较多,其熔点高,受寒和低体温时易凝固而硬化。

(4) 血流缓慢　新生儿血液中红细胞多,血液黏稠;低体温和皮肤硬肿使皮肤血管痉挛收缩,使血流更加缓慢凝滞,造成组织缺氧、代谢性酸中毒和微循环障碍,引起弥散性血管内凝血(DIC)及多器官功能衰竭。

【临床表现】

　　根据病情可分为轻、中、重 3 度(表 6-11),主要表现如下。

1. 低体温　全身及肢端冰凉,体温常低于 35 ℃,重者甚至低于 30 ℃。新生儿腋窝部皮下含有较多棕色脂肪,寒冷时氧化产热,使局部体温升高,此时腋温≥肛温(核心温度)。硬肿初期棕色脂肪产热较好,腋温≥肛温,腋温－肛温差≥0;当重症时棕色脂肪耗尽时,腋温－肛温＜0。因此,腋温－肛温可作为判断棕色脂肪产热状态的指标。

2. 皮肤硬肿　皮肤暗红、硬化和水肿、紧贴皮下组织不易捏起,触之如硬橡皮,有水肿者压之呈轻度凹陷。硬肿发生顺序是:小腿→大腿外侧→整个下肢→臀部→面颊→上肢→全身。硬肿范围可按头颈部 20％,双上肢 18％,前胸及腹部 14％,背及腰骶部 14％,臀部 8％,双下肢

26%计算。

3. 全身反应差 少吃、少哭、少动、反应低下等。

4. 多器官功能衰竭 早期表现为心音低钝、心率减慢、微循环障碍,严重时出现休克、DIC、肺出血、急性肾功能衰竭等多器官功能衰竭。受寒冷损伤后,机体免疫功能更低下,易并发肺炎、败血症。

表 6-11 新生儿寒冷损伤综合征临床分度

分　　度	肛　　温	腋温－肛温	硬肿范围	全身情况及器官功能衰竭
轻度	≥35 ℃	>0	<20%	无明显改变
中度	<35 ℃	≥0	20%～50%	反应差、功能明显低下
重度	<30 ℃	<0	>50%	休克、DIC、肺出血、急性肾衰竭

【辅助检查】

常有 pH 值下降,血糖降低;伴 DIC 时血小板减少、凝血酶原时间及凝血时间延长、纤维蛋白原降低;急性肾衰竭者血尿素氮及血肌酐升高。

【治疗原则】

1. 复温 治疗的关键,强调逐渐复温、循序渐进。

2. 对症治疗 有缺氧者及时给氧;有感染者选用抗生素;有出血或出血倾向者用止血剂;及时纠正酸中毒等。

3. 支持疗法 根据情况选择经口喂养或静脉营养,供给足够的热量,有利于体温恢复。但有心肾功能损害时应注意严格控制输液量及速度。

4. 纠正器官功能衰竭 及时处理休克、DIC、肺出血、急性肾衰竭,如休克时扩容纠酸、应用小剂量肝素防止 DIC 等。

【护理诊断及合作性问题】

(1)体温过低 与体温调节功能不足及寒冷、早产、感染、窒息等因素有关。

(2)皮肤完整性受损 与皮肤硬肿、局部血液供应不良有关。

(3)有感染的危险 与免疫功能低下有关。

(4)营养失调:低于机体需要量 与吸吮无力、热量摄入不足有关。

(5)潜在并发症 休克、DIC、肺出血、急性肾衰竭。

(6)知识缺乏(家长) 与家长缺乏正确保暖和育儿知识有关。

【护理措施】

1. 复温 本病治疗护理的关键,原则为逐渐复温、循序渐进。可根据患儿情况,因地制宜地选择复温措施,如用热水袋、电热毯、母亲怀抱、暖箱等,有条件者首选暖箱复温。

(1)若肛温>30 ℃,可通过减少散热使体温回升。将患儿置于已预热至中性温度的暖箱中,一般于 6～12 h 内恢复正常体温。

(2)若肛温<30 ℃,一般应将患儿置于比肛温高1～2 ℃的暖箱中,每小时提高箱温0.5～1 ℃,箱温不超过 34 ℃,于 12～24 h 内恢复正常体温。

2. 保持皮肤完整性,预防感染 加强皮肤护理,勤翻身,尽量避免肌内注射,防止皮肤破损引起感染;做好消毒隔离,严格遵守操作规程,特别应做好室内和暖箱的清洁消毒,以预防感染。

3. 保证热量和液体供给 保证热量供给,是复温和维持正常体温的重要措施之一。吸吮无力者用滴管、鼻饲或静脉营养,保证热量供应。开始按每天 210 kJ/kg(50 kcal/kg),随体温恢复及日龄增长可增至 420～504 kJ/kg(100～120 kcal/kg);静脉输液量为每天 60～80 mL/kg,用 1/5～1/4 张液体。病情好转,液量可增至每天 120～150 mL/kg。有心、肾功能衰竭者应严格限制输液量和速度。

4. 密切观察病情,及时发现和处理并发症

(1)观察并记录体温、脉搏、呼吸、硬肿范围及程度、尿量等变化。

(2)出现休克时给予 2∶1 液 15～20 mL/kg 静脉滴注扩容,5％碳酸氢钠 3～5 mL/kg 纠酸。

(3)遵医嘱应用小剂量肝素防止 DIC;观察有无出血征象,出血是硬肿症患儿死亡的重要原因,尤其是肺出血。若患儿突然面色青灰、呼吸增快、肺部湿啰音增多,提示肺出血,应立即给予气管内插管,进行正压呼吸治疗。

(4)若患儿出现明显少尿或无尿、高钾血症、低谢性酸中毒、氮质血症等,提示急性肾衰竭,应及时给予相应治疗。

5. 健康教育　向家长介绍硬肿症的相关知识,指导家长对患儿加强护理、注意保暖和喂养、预防感染等。

第八节　新生儿败血症

临床病例

患儿,男,生后 10 天,因拒乳、反应低下 2 天,抽搐 1 次入院。患儿系 G_1P_1,足月顺产儿。生后第 7 天脐带脱落,局部有较多脓性分泌物;第 8 天起患儿吃奶明显减少、哭声弱、反应低下,今晨 7 时突然出现抽搐 1 次,表现为双眼凝视,口角歪斜,持续 1 min 左右,于上午 8 时急诊入院。

体格检查:体温 35.5 ℃,脉搏 118 次/分,呼吸 38 次/分。神志淡漠,反应差,哭声微弱,面部、躯干部皮肤及巩膜黄染,周身皮肤无出血点,前囟隆起,颈软,肝右肋下 2.5 cm,脐周红肿。双侧巴氏征阳性,克氏征阴性。辅助检查:白细胞计数 $5.0×10^9$/L,中性粒细胞 0.64,淋巴细胞 0.35。请分析:

1. 该患儿最可能的诊断是什么?

2. 确诊该患儿需做哪项检查? 最可能的感染途径是什么?

3. 患儿存在哪些护理诊断? 应采取哪些护理措施?

新生儿败血症是指致病菌侵入血液循环,并在血液中生长繁殖、产生毒素而造成的全身性感染。其发病率和病死率均较高,尤其是早产儿。

【病因及发病机制】

1. 易感因素 新生儿免疫系统功能不完善；皮肤黏膜薄嫩，屏障功能差，易破损感染，未愈合的脐部是细菌入侵的门户；血中补体少，白细胞在应激状态下杀菌力下降，T 细胞对特异性抗原反应差，细菌一旦侵入易致全身感染；IgM、IgA（特别是 SIgA）缺乏，易患革兰阴性杆菌感染，且对病变局限能力差，细菌进入体内易感染扩散而致败血症。

2. 病原菌 我国以葡萄球菌最多见，其次为大肠杆菌。近年来因极低出生体重儿的存活率提高和血管导管、气管插管技术的广泛使用，使表皮葡萄球菌、铜绿假单胞菌、克雷伯杆菌等条件致病菌败血症增多。

3. 感染途径 ①产前（宫内）感染：与孕母感染有关，尤其是羊膜腔的感染更易发病。②产时（产道）感染：因胎膜早破、产程延长、急产或助产时消毒不严等引起。③产后感染：最主要途径，细菌经脐部、皮肤、黏膜、呼吸道或消化道等侵入，以脐部最多见；也可通过雾化器、吸痰器和各种导管造成医源性感染。产前及产时感染以革兰阴性杆菌为主，多在生后 3 天内发病；产后感染以革兰阳性球菌为主，多在生后 3 天后发病。

【临床表现】

临床表现不典型，缺乏特征性，常累及多个系统，主要以严重的全身中毒症状为主。

1."八不" 不吃、不哭、不动、体温不升（或发热）、体重不增、精神不好（萎靡、嗜睡）、面色不好、黄疸不退。

2. 严重者出现各系统表现 呼吸系统：气促、呻吟、呼吸暂停、发绀等。循环系统：心音低钝、心率加快、循环衰竭、休克、DIC 等。消化系统：呕吐、腹胀、肝脾肿大、中毒性肠麻痹等。神经系统：惊厥、昏迷、中毒性脑病等。

3. 并发症 化脓性脑膜炎、肺炎、化脓性关节炎等，以化脓性脑膜炎最常见。

【辅助检查】

1. 细菌培养 血培养阳性是确诊的依据；脑脊液常规、涂片及培养有助于化脓性脑膜炎的诊断。

2. 血常规 白细胞计数升高或降低，中性粒细胞增高，并有中毒颗粒和核左移，血小板减少。

3. 急相蛋白 C 反应蛋白（CRP）和触珠蛋白等在急性感染早期可升高。

【治疗原则】

1. 控制感染 抗生素应用原则：①早期、足量、足疗程、联合、静脉用药，疗程一般为 10～14 天；②选用敏感、杀菌、易透过血-脑屏障的抗生素。

2. 清除局部病灶 及时处理脐炎、脓疱疮、口腔炎等感染病灶。

3. 对症及支持治疗 保暖、供氧、纠正酸中毒和电解质紊乱；必要时输新鲜血、血浆、血小板、免疫球蛋白。

【护理诊断及合作性问题】

1. 有体温改变的危险 与感染有关。

2. 皮肤完整性受损 与脐炎、脓疱疮等感染病灶有关。

3. 营养失调：低于机体需要量 与拒乳、吸吮无力、摄入不足有关。

4. 潜在并发症 化脓性脑膜炎、感染性休克等。

【护理措施】

1. 维持体温稳定 体温过低时，采用暖箱或其他保温措施复温（参见本章第七节）。体温过高时,应采取松解包被、多喂水、调节环境温度、湿度或给予温水浴等物理方法降温,不宜使用退热剂、酒精擦浴、冷盐水灌肠等刺激性强的降温方法。

2. 控制感染 保持皮肤干燥、清洁,做好口腔、脐部、臀部护理;脐炎时先用3%过氧化氢清洗,再涂碘伏;皮肤小脓疱可用无菌针头刺破,操作前后用乙醇消毒;遵医嘱正确使用抗生素,观察用药反应。

3. 保证营养供给 坚持母乳喂养,少量多次;吸吮无力者用滴管、鼻饲或静脉营养,以保证热量和营养供应,并注意维持患儿水、电解质平衡。

4. 及时发现和处理并发症 密切观察病情,加强巡视,若患儿出现面色发灰、呕吐、尖叫、惊厥、双眼凝视、前囟饱满等表现,提示并发化脓性脑膜炎,应给予积极抗感染和降颅压治疗;若患儿出现面色青灰、四肢厥冷、脉搏细弱、皮肤花纹等应考虑感染性休克,应立即给予扩容、纠酸治疗。

5. 健康教育 指导家长正确喂养和护理患儿,保持皮肤、脐部的干燥清洁。

知识拓展

一、新生儿脐炎

新生儿脐炎(neonatal omphalitis)是指断脐残端被细菌入侵并繁殖所引起的急性炎症。

【病因】

断脐时消毒不严或出生后护理不当造成细菌入侵;最常见的病原菌是金黄色葡萄球菌,其次是大肠杆菌、溶血性链球菌、铜绿假单胞菌等。

【临床表现】

轻者脐根部和脐周轻度发红(图6-6),可有少量浆液脓性分泌物,体温及食欲均正常。

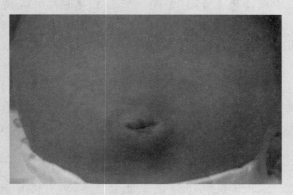

图6-6 新生儿脐炎

重者脐部和脐周明显红肿发硬,脓性分泌物多并有臭味,可向周围皮肤或组织扩散引起腹壁蜂窝织炎、腹膜炎、败血症等,可伴发热、吃奶差、精神不好、烦躁不安等。

【辅助检查】

血常规检查重症者白细胞增高;脐部脓性分泌物培养阳性(必须有脐炎表现)。

【诊断要点】

根据：①断脐时消毒不严或出生后护理不当等病史；②脐部的炎症表现；③脐部脓性分泌物培养阳性，可作出诊断。

【治疗要点】

清除局部感染病灶，选用适宜抗生素，进行对症治疗。

【常见护理诊断/问题】

(1) 皮肤完整性受损　与脐部感染性病灶有关。

(2) 潜在并发症　败血症、腹膜炎等。

(3) 知识缺乏　家长缺乏脐部的护理知识。

【护理措施】

1. 脐部护理

(1) 观察脐带有无潮湿、渗液或脓性分泌物，如有应及时治疗。

(2) 洗澡时不要洗湿脐部，洗澡完毕用消毒干棉签吸干脐窝水，并用75％乙醇消毒，保持局部干燥。

(3) 彻底清除脐部感染伤口，从脐根部由内向外环形清洗消毒。轻者用3％过氧化氢和75％乙醇，每日3次；重者还需遵医嘱应用抗生素，防止败血症、腹膜炎等并发症的发生。

(4) 进行脐部护理时应先洗手，并注意腹部保暖。

2. 健康教育　向家长宣讲新生儿脐炎的相关知识，指导家长掌握新生儿脐炎的预防及护理方法。

二、新生儿破伤风

新生儿破伤风是由破伤风杆菌从脐部侵入引起的一种急性感染性疾病，常于生后七天左右发病，临床以牙关紧闭、苦笑面容和全身骨骼肌阵发性强直性痉挛为特征，有"脐风"、"七日风"、"锁口风"之称。随着新法接生技术的推广，本病发病率已明显降低，但边远的农村和山区以及旧法接生者发病率仍较高。

【病因及发病机制】

破伤风杆菌属革兰阳性厌氧菌，分布在泥土、粪便中。接生时用未消毒的剪刀断脐，结扎或包裹脐端时消毒不严，使破伤风杆菌侵入脐部繁殖并产生外毒素(痉挛毒素)，经淋巴、血液至中枢神经系统与神经组织结合，引起全身肌肉强烈痉挛和交感神经兴奋。

【临床表现】

潜伏期3～14天，大多数为4～8天。潜伏期越短，病情越重，死亡率越高；任何轻微刺激如声、光、轻触等均可引起痉挛发作。

(1) 咀嚼肌痉挛→早期张口、吸吮困难→继之牙关紧闭(为最早症状)。

(2) 面肌痉挛→苦笑面容：口角外牵、皱额举眉。

(3) 全身骨骼肌阵发性强直性痉挛→抽搐、颈项强直、角弓反张。

(4) 呼吸肌、喉肌痉挛→呼吸困难、发绀、窒息。

(5) 膀胱、直肠括约肌痉挛→尿潴留和便秘。

（6）早期多不发热，以后因肌肉痉挛或继发感染可致体温升高；常并发肺炎和败血症。

【辅助检查】

一般根据不洁接生史和痉挛发作典型表现即可作出诊断，不需做特殊检查。

【治疗原则】

患儿常因窒息、全身营养衰竭、继发严重感染而死，治疗必须把好三关：痉挛关、营养关、感染关。①控制痉挛：首选地西泮（安定），每次 0.3～0.5 mg/kg，缓慢静注，4～8 h 一次，主张与苯巴比妥钠或 10% 水合氯醛交替使用。②早期使用破伤风抗毒素（TAT）1 万～2 万 IU 肌内注射或静脉滴注，3000 IU 脐周封闭，中和游离外毒素。③青霉素每日 20 万 U/kg 静脉滴注 7～10 天，控制感染。④保证营养和能量供应，及时给氧和处理脐部。

【护理诊断及合作性问题】

（1）有窒息的危险　与呼吸肌、喉肌痉挛有关。

（2）营养失调：低于机体需要量　与咀嚼肌痉挛致张口、吸吮困难及牙关紧闭有关。

（3）皮肤完整性受损　与破伤风杆菌感染脐部残端有关。

（4）有感染的危险　与长期消耗、免疫功能低下有关。

（5）知识缺乏（家长）　与对新生儿破伤风相关知识认识不足有关。

【护理措施】

1. 控制痉挛，保持呼吸道通畅

（1）保持环境安静，减少刺激：患儿应单独放置，专人看护，尽量避免任何声、光、触、拍等刺激；各种治疗和护理应在镇静剂使用后集中进行，操作时动作要轻、快、准，尽可能静脉给药，减少肌内注射及皮下注射；尽可能应用留置针，避免反复穿刺，减少刺激。

（2）及时清除口腔及呼吸道分泌物，保持呼吸道通畅，防止窒息。

（3）遵医嘱尽早使用破伤风抗毒素（TAT），以中和游离外毒素，用前须做皮试。

（4）遵医嘱使用镇静剂，控制痉挛发作。主张地西泮与苯巴比妥钠或 10% 水合氯醛每隔 4～8 h 一次交替使用。痉挛减轻后，减少用药次数或药物剂量。用药以不刺激患儿时无痉挛，刺激时仅肌张力增高为宜，避免药量过大抑制呼吸中枢。

（5）给氧：发绀者间歇用氧，但尽量避免鼻导管给氧，以免刺激鼻黏膜而加重痉挛。可选用头罩给氧，氧流量至少 5 L/min，氧流量过低可引起二氧化碳潴留。病情好转后及时停氧，避免氧疗并发症。

2. 保证营养供给　本病病程长，能量消耗大，且牙关紧闭而使喂养困难，应及时补充营养。病初痉挛发作频繁，应暂禁食，给予静脉高营养液以保证能量供给；当病情允许时给予鼻饲喂养；病情好转后，以奶瓶喂养来训练患儿吸吮和吞咽功能，最后撤离鼻饲。

3. 脐部护理　用 3% 过氧化氢或 1：4000 高锰酸钾溶液清洗脐部后涂以碘伏，以改变局部无氧环境，抑制破伤风杆菌生长；遵医嘱用 TAT 3000 IU 脐周封闭，以中和未进入血流的外毒素。

4. 预防感染　及时清除口腔分泌物，每天进行口腔护理，保持口腔清洁，以防口腔炎和吸入性肺炎；因患儿肌肉痉挛，易发热、出汗，应适当松解降温，及时擦干汗液，保持皮肤清洁、干燥，并定时翻身，预防褥疮和坠积性肺炎；遵医嘱用青霉素杀灭破伤风杆菌。

5. 健康教育　指导家长做好脐部护理及喂养；大力培训基层助产人员，推广无菌接生。

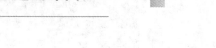

第九节　新生儿呼吸窘迫综合征

新生儿呼吸窘迫综合征（neonatal respiratory distress syndrome，NRDS），又称新生儿肺透明膜病（hyaline membrane disease，HMD），是因肺泡表面活性物质（pulmonary surfactant，PS）缺乏所致，表现为生后不久出现进行性加重的呼吸窘迫和呼吸衰竭，多见于早产儿。

【病因及发病机制】

1. 病因　因肺泡表面活性物质缺乏引起，主要见于早产儿，母亲患糖尿病、围生期窒息、低体温、前置胎盘、胎盘早剥及宫内感染等均可诱发本病。

2. 发病机制　PS 由肺泡 II 型上皮细胞合成，主要成分为磷脂，在孕 18～20 周开始产生，孕 35 周后迅速增加；其作用是降低肺泡表面张力，防止呼气末肺泡萎陷，以保持功能残气量。PS 缺乏时，肺泡表面张力增高，呼气时功能残气量明显降低，肺泡逐渐萎陷，导致肺不张，使气体交换面积减少，通气与血流比值降低，导致缺氧和 CO_2 潴留；而缺氧、酸中毒可使肺血管痉挛，肺阻力增加，导致在动脉导管和卵圆孔开放，发生右向左分流。肺灌流量下降，加重肺组织的缺氧，毛细血管通透性增加，液体渗出，纤维蛋白沉着于肺泡表面，形成嗜伊红透明膜，进一步加重了气体弥散障碍，并抑制 PS 合成，形成恶性循环。

【临床表现】

生后 6 h 内出现进行性加重的呼吸窘迫（是本病的特点），主要表现为呼吸急促（60 次/min 以上）、鼻翼扇动、吸气性三凹征、呼气性呻吟、发绀，严重时表现为呼吸浅表及节律不整、呼吸暂停、四肢松弛等；听诊呼吸音低，可闻及细小湿啰音，心音减弱；生后第 2～3 天病情严重，3 天后明显好转。

【辅助检查】

1. 血气分析　pH 值、PaO_2 降低和 $PaCO_2$ 增高。

2. 胸部 X 线检查　有特异性改变，主要表现如下。①毛玻璃样改变：早期两肺呈普遍性透过度降低，可见弥漫性均匀一致的细颗粒网状阴影。②支气管充气征：在弥漫性不张肺泡（白色）的背景下，可见清晰充气的树枝状支气管（黑色）影。③白肺：严重时双肺野均呈白色。肺肝界及肺心界均消失。

3. 泡沫试验　取新生儿胃液 1 mL 加 95％乙醇 1 mL，混合震荡 15 s 后静置 15 min，若沿管壁有多层泡沫形成为阳性，可排除本病。

【诊断要点】

根据：①患儿系早产儿等高危病史。②生后 6 h 内出现进行性加重的呼吸窘迫。③胸部 X 线检查结果（毛玻璃样改变、支气管充气征、白肺），可作出诊断。

【治疗要点】

立即给氧，辅助呼吸；生后 24 h 内使用 PS 替代治疗；维持酸碱平衡；保证液体和营养供应。

【常见护理诊断/问题】

（1）自主呼吸障碍　与 PS 缺乏导致的肺不张、呼吸困难有关。

（2）气体交换受损　与肺泡缺乏 PS、肺泡萎陷及透明膜形成有关。

（3）营养失调：低于机体需要量　与摄入量不足有关。

（4）有感染的危险　与机体抵抗力降低有关。

（5）焦虑、恐惧（家长）　与患儿病情危重及预后差有关。

【护理措施】

1. 改善呼吸功能

（1）保持呼吸道通畅　及时清除口、鼻、咽部分泌物，分泌物黏稠时可给予雾化吸入后吸痰，每 2 h 翻身一次。

（2）氧疗及辅助呼吸　根据病情和血气分析，选择给氧方式，使 PaO_2 维持在 6.7～9.3 kPa（50～70 mmHg）、SaO_2 维持在 85％～95％之间。①头罩给氧：应选择与患儿相适应的头罩，氧流量不少于 5 L/min，以防止 CO_2 积聚在头罩内。②持续气道正压呼吸（CPAP）：早期可用呼吸机 CPAP 给氧，以增加功能残气量，防止肺泡萎陷和不张。③气管插管给氧：如用 CPAP 后病情无好转者，应行气管插管并采用间歇正压通气（IPPV）及呼气末正压呼吸（PEEP）。

（3）气管内滴入 PS　滴入前彻底吸净气道内分泌物，将 PS 制剂先溶于生理盐水，然后经气管插管分别取仰卧位、左侧卧位、右侧卧位、仰卧位各 1/4 量从气管中滴入，使药液均匀滴入各肺叶，再用复苏器加压给氧以助药液扩散。

（4）保暖　环境温度维持在 22～24 ℃，皮肤温度在 36～36.5 ℃，相对湿度在 55％～65％，以减少水分损耗。

（5）密切观察病情变化　严密监测患儿体温、呼吸、心率、血压及动脉血气水平，及时评估病情，做好各项护理记录，若有变化及时通知医生。

2. 保证营养供给　注意合理喂养，不能吸吮、吞咽者可用鼻饲或静脉补充营养。

3. 预防感染　因 NRDS 患儿多为早产儿，住院时间较长，抵抗力较差，极易发生院内感染，应做好各项消毒隔离工作。

4. 健康教育　让家长了解本病的病因、危险性、预后和治疗情况，安慰家长，取得最佳配合，教会父母居家照顾的相关知识，为患儿出院后得到良好的照顾打下基础。

第十节 新生儿低血糖

新生儿低血糖(neonatal hypoglycemia)是指全血血糖<2.2 mmol/L(40 mg/dL),而不论胎龄、日龄和出生体重大小。

【病因及发病机制】

新生儿低血糖分为暂时性和持续性两大类。

1. 暂时性低血糖 低血糖持续时间较短,不超过新生儿期。

(1)葡萄糖储存不足 主要见于早产儿、小于胎龄儿、窒息缺氧、寒冷、败血症、先天性心脏病等。

(2)葡萄糖利用增加(即高胰岛素血症) 主要见于糖尿病母亲婴儿、Rh溶血病。

2. 持续性低血糖 低血糖持续至婴儿或儿童期,主要见于高胰岛素血症、内分泌缺陷、遗传代谢性疾病等。

【临床表现】

大多数无临床症状,少数可出现反应差或烦躁、嗜睡、喂养困难、哭声异常、肌张力低、激惹、颤抖甚至惊厥、呼吸暂停等非特异性表现;经补充葡萄糖后症状消失、血糖恢复正常者,称症状性低血糖;如反复发作应考虑是否由先天性垂体功能不全、糖原累积症等疾病引起。

【辅助检查】

(1)血糖测定 高危儿应在生后4 h内反复监测血糖;以后每隔4 h复查,直至血糖浓度稳定。

(2)持续性低血糖者,根据病情测定血胰岛素、胰高血糖素、生长激素等。

【诊断要点】

根据:①早产儿、小于胎龄儿等高危病史;②全血血糖<2.2 mmol/L(40 mg/L),可作出诊断。

【治疗要点】

无症状患儿可口服葡萄糖,若无效改为静脉输注葡萄糖;有症状患儿应静脉输注葡萄糖;持续或反复低血糖者除静脉输注葡萄糖外,根据病情可加用氢化可的松静滴、胰高血糖素肌注或泼尼松口服。

【常见护理诊断/问题】

(1)营养失调:低于机体需要量 与摄入不足、消耗增加有关。

(2)潜在并发症 惊厥、呼吸暂停。

【护理措施】

1. 保证能量供给 生后能进食者尽早喂养,根据病情给予母乳喂养或10%葡萄糖;早产儿或窒息儿应尽快建立静脉通路,保证葡萄糖输入。

2. 监测血糖 定期监测血糖,防止低血糖发生;静脉输注葡萄糖时应根据血糖变化及时调整输注量和速度,用输液泵控制并每小时观察记录一次。

3. 密切观察病情　观察患儿病情变化,注意有无震颤、惊厥、昏迷、呼吸暂停等,一旦发生及时报告医生并及时处理。

4. 健康教育　告知家长小儿出生后应尽早喂养,以保证能量供给;指导家长学会观察病情,一旦出现反应低下、惊质或昏迷等情况,应立即通知医生抢救。

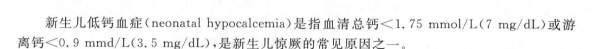

第十一节　新生儿低钙血症

新生儿低钙血症(neonatal hypocalcemia)是指血清总钙<1.75 mmol/L(7 mg/dL)或游离钙<0.9 mmd/L(3.5 mg/dL),是新生儿惊厥的常见原因之一。

【病因及发病机制】

主要与暂时的生理性甲状旁腺功能低下有关。

1. 早期低血钙　生后 3 天内发生,常见于早产儿,小于胎龄儿,糖尿病及母亲妊娠高血压综合征患儿等。

2. 晚期低血钙　生后 3 天后发生,常见于牛乳喂养的足月儿。

3. 其他　母亲甲状旁腺功能亢进、先天性永久性甲状旁腺功能不全等。

【临床表现】

主要是神经、肌肉兴奋性增高,表现为烦躁不安、肌肉抽动及震颤,可有惊跳、惊厥及手足搐搦,喉痉挛较少见;惊厥发作时常伴有呼吸暂停和发绀;发作间期一般情况良好。

【辅助检查】

血清总钙<1.75 mmol/L(7 mg/dL),血清游离钙<0.9 mmol/L(3.5 mg/dL),血清总钙>2.6 mmol/L(8 mg/dL),碱性磷酸酶多正常;心电图 QT 间期延长(早产儿大于 0.2 s,足月儿大于 0.19 s)。

【诊断要点】

根据以下三点可作出诊断:①早产、小于胎龄儿等高危病史;②神经、肌肉兴奋性增高表现;③血清总钙<1.75 mmol/L(7 mg/dL)或游离钙<0.9 mmol/L(3.5 mg/dL)。

【治疗要点】

静脉或口服补充钙剂、抗惊厥治疗以及病因治疗。

【常见护理诊断/问题】

1. 有窒息的危险　与惊厥、喉痉挛发作有关。

2. 知识缺乏　家长缺乏本病的相关知识。

【护理措施】

1. 遵医嘱补钙,防止窒息

(1) 用 10%葡萄糖酸钙 2 mL/(g·次),以 5%或 10%葡萄糖液稀释至少 1 倍后静脉缓慢注射(推注速度不超过 1 mL/min)或滴注,避免血钙浓度过高引起心动过缓,甚至心脏停搏,故静脉推注时应保持心率大于 80 次/分;确保输液通畅,避免药液外渗而造成局部组织坏死,一旦发生药液外渗,应立即停止注射,给予 25%～50%硫酸镁局部湿敷。

（2）口服钙剂时，应在两次喂奶之间给药，禁忌与牛奶同服，以免影响钙的吸收。

（3）严密观察病情变化，备好吸引器、氧气、气管插管、气管切开等抢救物品，避免不必要的操作，防止惊厥和喉痉挛的发生。

2. 健康教育　向家长解释病因及预后，鼓励母乳喂养，多进行户外活动，人工喂养儿及时补充钙剂及维生素 D。

目标检测

1. 有关新生儿颅内出血患儿护理，下列哪项不妥？（　　）

A. 保持安静，避免各种刺激　　　　　　　　B. 注意保暖，必要时吸氧

C. 抬高头肩部 15°～30°以减轻脑水肿　　　　D. 抱起喂乳，喂乳后拍背，以防溢乳

E. 按医嘱用止血剂

2. 寒冷损伤综合征患儿硬肿最早出现的部位是（　　）。

A. 面部　　　　B. 上肢　　　　C. 小腿　　　　D. 腹部　　　　E. 臀部

3. 治疗与护理新生儿寒冷损伤综合征的关键措施是（　　）。

A. 复温　　　　　　　　B. 供给能量　　　　　　　　C. 供给水分

D. 皮肤护理　　　　　　E. 预防感染

4. 新生儿败血症最常见的病原菌是（　　）。

A. 葡萄球菌　　　　　　B. 大肠杆菌　　　　　　　　C. 溶血性链球菌

D. 病毒　　　　　　　　E. 支原体

5. 新生儿败血症最常见的感染途径是（　　）。

A. 皮肤　　　　B. 口腔黏膜　　　　C. 呼吸道　　　　D. 消化道　　　　E. 脐部

6. 新生儿室的室温应保持在（　　）（2013 年）。

A. 18～20 ℃　　　　　　B. 20～22 ℃　　　　　　　C. 22～24 ℃

D. 24～26 ℃　　　　　　E. 28～30 ℃

7. 新生儿体温过高时首选的护理措施是（　　）。

A. 酒精擦浴　　　　　　B. 松开包被，补充水分　　　C. 冷盐水灌肠

D. 冰块敷大血管处　　　E. 按医嘱给予退热药

8. 患儿，女，生后 7 天，以"新生儿黄疸"收入院并行蓝光照射治疗。光疗时，护士应特别注意的是（　　）。（2014 年）

A. 保护眼睛　　　　　　B. 及时喂养　　　　　　　　C. 监测血压

D. 保持安静　　　　　　E. 皮肤清洁

9. 先天性胆道闭锁粪便呈（　　）。

A. 柏油样　　　　　　　B. 深黄色　　　　　　　　　C. 淡黄色

D. 深绿色　　　　　　　E. 灰白色（陶土色）

10. 新生儿 ABO 直型不合溶血病最常见血型（　　）。

A. 母亲为 O 型，子女为 A 型或 B 型　　　　B. 母亲为 O 型，子女为 A 型或 AB 型

C. 母亲为 AB 型，子女为 A 型或 B 型　　　　D. 母亲为 A 型，子女为 A 型或 B 型

E. 母亲为 B 型，子女为 A 型或 B 型

11. 新生儿出生后进行 Apgar 评分的评价指标不包括（　　）。（2013 年）

A. 皮肤颜色　　　　　　　　B. 角膜反射　　　　　　　　C. 呼吸

D. 清理呼吸道　　　　　　　E. 肌张力

12. 胎儿娩出后,护士首先进行的护理措施是(　　)。(2013年)

A. 保暖　　　　　　　　　　B. 擦干羊水　　　　　　　　C. 结扎脐带

D. 清理呼吸道　　　　　　　E. 新生儿 Apgar 评分

13. 关于新生儿黄疸健康教育的叙述,错误的是(　　)。(2013年)

A. 保管患儿衣物时勿放樟脑丸

B. 保持患儿大便通畅

C. 母乳性黄疸的患儿必须中断母乳喂养

D. 红细胞 G-6-PD 缺陷的患儿,忌食蚕豆

E. 有后遗症的患儿,给予康复治疗和功能锻炼

14. 新生儿蛛网膜下腔出血的脑脊液检查典型表现是(　　)。(2010年)

A. 外观呈半透明状　　　　　B. 白细胞数量增多　　　　　C. 糖含量增多

D. 蛋白含量增多　　　　　　E. 有大量皱缩红细胞

15. 不属于新生儿常见的正常生理状态的是(　　)。(2011年)

A. "马牙"　　　　　　　　　B. 生理性黄疸　　　　　　　C. 臀红

D. 假月经　　　　　　　　　E. 乳腺肿大

16. 下列符合早产儿外观特点的是(　　)。(2011年)

A. 皮肤红润,胎毛少　　　　B. 耳壳软骨发育好　　　　　C. 乳晕明显,有结节

D. 指甲长过指端　　　　　　E. 足底光滑,纹理少

17. 某新生儿确诊为低钙血症,医嘱:静脉注射 10% 葡萄碳酸钙。护士要注意观察(　　)。(2013年)

A. 防止心动过缓,保持心率在 80 次/分以上

B. 防止心动过缓,保持心率在 90 次/分以上

C. 防止心动过缓,保持心率在 100 次/分以上

D. 防止心动过速,保持心率在 80 次/分以下

E. 防止心动过速,保持心率在 100 次/分以下

18. 早产儿,生后 2 天,全身皮肤黄染,诊新为新生儿溶血症。患儿出现拒食,嗜睡,肌张力减退,考虑该患儿并发了(　　)。(2013年)

A. 败血症　　　　　　　　　B. 颅内出血　　　　　　　　C. 胆红素脑病

D. 病毒性脑炎　　　　　　　E. 缺氧缺血性脑病

19. 健康足月新生儿生后第 2 天,对其脐部护理,错误的是(　　)。(2013年)

A. 勤换尿布,衣物柔软　　　　　　　B. 脐部保持清洁、干燥

C. 接触新生儿前后要洗手　　　　　　D. 严格执行无菌操作技术

E. 用 3% 过氧化氢液清洗脐部

20. 新生儿,女,日龄 4 天,出生后第 3 天发现乳腺肿大,目前应采取的护理措施是(　　)。(2013年)

A. 立即报告医生,及时诊疗　　　　　B. 将内容物挤出,以免病情恶化

C. 预防性使用抗生素　　　　　　　　D. 无需处理,并告知家长正确认识

E. 对患儿乳房进行常规消毒

21. 足月新生儿,女,出生5天。阴道流出少量血性液体,无其他出血倾向,反应好,吸吮有力。大小便正常。正确的护理措施( )。(2014年)

   A. 无须处理   B. 换血治疗   C. 局部包扎止血

   D. 静脉滴注安络血   E. 连续肌注维生素 K_1

22. 新生儿脐炎最常见的致病菌为金黄色葡萄球菌,治疗时首选的抗生素是( )。(2011年)

   A. 庆大霉素   B. 头孢呋辛   C. 林可霉素

   D. 红霉素   E. 丁胺卡那霉素

23. 患儿,男,10天。出生后诊断为颅内出血,经治疗后病情好转,留有后遗症。出院时护士应重点指导家长( )。(2011年)

   A. 测量血压的办法   B. 测量体重、身长、头围的方法

   C. 使用铁剂预防贫血的方法和注意事项   D. 补充叶酸、维生素 B_{12} 的方法

   E. 进行功能训练和智力开发的意义及方法

24. 患儿,女,日龄4天,足月顺产,现该患儿反应低下,拒乳,哭声低弱,下肢及臀部皮肤暗红、发硬,压之凹陷,拟诊为寒冷损伤综合征。在进一步收集的评估资料中,对判断病情最有价值的是( )。(2012年)

   A. 体重   B. 体温   C. 呼吸   D. 脉搏   E. 血压

25. 一男性新生儿经产钳助产娩出。出生时心率为95次/分,呼吸浅慢,四肢皮肤青紫,肢稍屈,喉反射消失。Apgar评分为( )。(2012年)

   A. 4分   B. 5分   C. 6分   D. 7分   E. 8分

26. 一健康女婴足月顺产后5天,因出现阴道血性分泌物被父母送来医院,该现象最可能是( )。(2012年)

   A. 假月经   B. 阴道直肠瘘   C. 尿道阴道瘘

   D. 会阴损伤   E. 血友病

27. 预防新生儿低血糖的主要措施是( )。(2014年)

   A. 尽早哺乳   B. 静脉补液   C. 监测血糖

   D. 观察病情   E. 注意保暖

28. 患儿,男,孕32周早产,体重1450 g,体温不升,呼吸50次/分,血氧饱和度95%,胎脂较多,护士首先应采取的护理措施是( )。(2012年)

   A. 将患儿置于暖箱中   B. 给予鼻导管低流量吸氧

   C. 立即擦净胎脂   D. 接种卡介苗

   E. 立即向患儿家长进行入院宣教

29. 某新生儿,男,生后5天,洗澡时发现两侧乳腺肿大呈蚕豆大小。说法正确的是( )。

   A. 此为乳腺脓肿   B. 应进行热敷

   C. 应切开引流   D. 全身使用抗生素

   E. 此系来自母体的雌激素中断所致,切勿挤压,以免感染

(30~31题共用题干)(2011年)

新生儿,男,生后3天。皮肤、巩膜出现黄染,精神、食欲尚好,大便黄色糊状,查血清胆红素浓度128 μmol/L,血常规无异常,小儿血型为 O 型,其母为 B 型。

30. 该男婴最可能是(　　)。

A. 溶血性黄疸　　　　　　　B. 阻塞性黄疸　　　　　　C. 先天性黄疸

D. 肝细胞性黄疸　　　　　　E. 生理性黄疸

31. 此时最佳的处理措施是(　　)。

A. 给予肝酶诱导剂　　　　　B. 立即蓝光照射　　　　　C. 观察黄疸变化

D. 给保肝药物　　　　　　　E. 输清蛋白

(32~34 题共用题干)(2017 年)

新生儿,男,生后 3 天,体重 3200 g,皮肤、巩膜发黄,血清总胆红素 280 μmol/L。

32. 根据该新生儿的临床表现,应考虑为(　　)。

A. 正常新生儿　　　　　　　B. 生理性黄疸　　　　　　C. 高胆红素血症

D. 新生儿低血糖　　　　　　E. 新生儿颅内出血

33. 应立即采取的处理措施为(　　)。

A. 换血疗法　　　　　　　　B. 光照疗法　　　　　　　C. 输全血

D. 输血浆　　　　　　　　　E. 输白蛋白

34. 对该新生儿最主要的观察重点是(　　)。

A. 尿量　　　　　　　　　　B. 瞳孔　　　　　　　　　C. 体重

D. 体温变化　　　　　　　　E. 皮肤、巩膜黄染的程度

(35~36 题共用题干)(2013 年)

新生儿,女,出生后第 5 天,因全身冰冷和拒奶 24 h 入院。查体:体温 35 ℃,反应差,皮肤呈暗红色,心音低钝,双小腿皮肤如硬橡皮样,脐带已脱落。

35. 最可能的诊断是(　　)。

A. 新生儿水肿　　　　　　　　　　　　　B. 新生儿红斑

C. 新生儿寒冷损伤综合征　　　　　　　　D. 新生儿败血症

E. 新生儿皮下坏疽

36. 应首先采取的护理措施是(　　)。

A. 指导母乳喂养　　　　　　B. 复温　　　　　　　　　C. 加强脐部护理

D. 给予氧气吸入　　　　　　E. 遵医嘱使用抗生素

(黄　琴)

第七章 消化系统疾病患儿的护理

消化系统疾病是儿科的常见病、多发病，其中以小儿腹泻最为常见。由于各年龄时期小儿解剖生理特点不同，疾病的病因、临床表现及护理等方面各具特点。

第一节 小儿消化系统解剖生理特点

一、口腔

足月新生儿出生时已具有较好的吸吮、吞咽功能，双颊部脂肪垫发育良好，有助于吸吮，早产儿则较差。新生儿及婴幼儿口腔黏膜柔嫩、干燥，血管丰富，唾液腺发育不完善，易受损伤和局部感染。3个月以下小儿唾液中淀粉酶不足，不宜喂淀粉类食物。3~4个月时唾液分泌逐渐增多，5~6个月时明显增多，而婴儿口腔浅，又不会及时吞咽所分泌唾液，常发生生理性流涎。

二、食管

新生儿和婴儿食管呈漏斗状，黏膜纤弱、腺体缺乏、弹力组织及肌层尚不发达，食管下端贲门括约肌发育不成熟、控制能力差，常发生胃食管反流，一般于9个月时症状消失。新生儿食管长8~10 cm，1岁时12 cm，5岁时16 cm，学龄儿童20~25 cm，可供插胃管时参考。

三、胃

婴儿胃呈水平位；贲门括约肌发育不成熟，幽门括约肌发育良好；胃容量相对较小（新生儿30~60 mL，1~3个月90~150 mL，1岁时250~300 mL），加上吸奶时常吞咽过多空气，易发生溢奶和呕吐。胃排空时间因食物种类不同而异：脂肪、蛋白质、高渗溶液排空时间较长；水为1.5~2 h；母乳为2~3 h；牛乳为3~4 h。早产儿胃排空更慢，易发生胃潴留。

四、肠及肠道细菌

小儿肠管相对较长，为身长的5~7倍，黏膜血管丰富，有利于消化吸收。但肠壁薄，通透性高，屏障功能差，肠内细菌或毒素、消化不全产物及过敏原等易经肠黏膜进入体内，引起全身性感染或变态反应性疾病。小儿肠系膜相对较长且柔软、活动度大，黏膜下组织松弛、固定差，易发生肠套叠(见图 7-1)、肠扭转和脱肛。

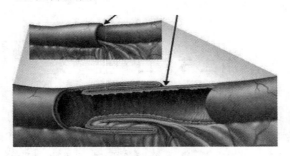

图 7-1　肠套叠

由于婴幼儿大脑皮质功能发育不完善,进食时常引起胃-结肠反射,产生便意,所以大便次数多于成人。

胎儿肠道内是无菌的,生后数小时细菌即从空气、奶头、用具等经口、鼻、肛门侵入肠道。肠道菌群受食物成分影响,单纯母乳喂养儿以双歧杆菌为主;混合喂养和人工喂养儿肠内的大肠杆菌、嗜酸杆菌、双歧杆菌及肠球菌所占比例几乎相等。正常肠道常驻菌群对侵入肠道的致病菌有一定的拮抗作用。婴幼儿肠道正常菌群脆弱,易受许多内外因素影响而使菌群失调,导致消化功能紊乱。

五、肝

年龄越小肝脏相对越大,婴幼儿可在右肋下触及 1~2 cm,柔软、无压痛,6~7 岁后则不能触及。婴儿肝血管丰富,肝细胞再生能力强,但肝细胞发育不完善,功能不成熟,在缺氧、感染、中毒、心衰等情况下易发生肝肿大和变性。肝脏储存糖原较少,特别是新生儿容易发生低血糖。婴儿期胆汁分泌较少,故对脂肪的消化、吸收能力较差。

六、胰腺

胰腺分为内分泌和外分泌两部分,前者分泌胰岛素调节糖代谢;后者分泌胰液,内含各种消化酶,与胆汁及小肠的分泌物相互作用,共同参与对蛋白质、脂肪、糖类的消化。婴幼儿胰液及其消化酶的分泌易受天气和疾病影响而受到抑制,发生消化不良。新生儿及幼婴胰脂肪酶和蛋白酶的活性均较低,故对脂肪和蛋白质的消化、吸收都不够完善,易引起消化不良。

七、婴儿粪便特点

1. 胎粪　胎粪由胎儿肠道脱落的上皮细胞、消化液、胆汁及吞入的羊水组成,呈墨绿色,质黏稠,无臭味。一般在生后 12~24 h 内排出,持续 2~3 天,如生后 24 h 内无胎粪排出,应注意检查有无肛门闭锁等消化道畸形。

2. 母乳喂养儿粪便　金黄色,糊状,无臭,有少量奶瓣,每日 2~4 次,呈酸性反应。

3. 牛、羊乳喂养儿粪便　淡黄色,较干稠,多成形,含乳凝块较多,有臭味,每日 1~2 次,呈中性或碱性反应。

4. 混合喂养儿粪便　母乳加牛乳喂养者粪便与喂牛乳者相似,但较软、黄。添加谷类、蛋、肉、蔬菜等辅食后,粪便性状接近成人,每日 1 次左右。

第二节 口 腔 炎

　　口腔炎是指口腔黏膜的炎症,若病变限于局部如舌、齿龈、口角,可称为舌炎、齿龈炎、口角炎等,婴幼儿多见。大多由细菌、病毒、真菌等感染及局部理化刺激引起,亦可继发于急性感染、腹泻、营养不良、久病体弱和维生素C缺乏等全身性疾病。食具消毒不严、口腔卫生不洁、各种疾病导致机体抵抗力下降等为口腔炎的诱发因素。临床上以口腔黏膜破损并感染,出现疼痛、流涎及发热为特点。治疗原则包括控制感染、积极治疗全身性疾病、口腔清洗和涂药、对症处理及支持疗法。

　　临床上常见小儿口腔炎有疱疹性口腔炎、溃疡性口腔炎和鹅口疮(图7-2)三种。三种口腔炎的临床特点与护理见表7-1。

表 7-1　三种口腔炎的临床特点与护理

项　　目	疱疹性口腔炎	溃疡性口腔炎	鹅口疮(雪口病)
病原体	单纯疱疹病毒	链球菌、金黄色葡萄球菌、肺炎链球菌、大肠杆菌等	白色念珠菌
病因及诱因	常发生于卫生条件差的家庭及托幼机构,有传染性	常继发于急性感染、长期腹泻及口腔卫生不洁	常继发于营养不良、长期应用广谱抗生素或糖皮质激素
临床表现	①口腔黏膜出现疱疹,溃破后形成溃疡,表面有黄白色纤维素样渗出物覆盖;②疼痛、哭闹、拒食、流涎;③发热,体温38～40℃,局部淋巴结肿大	①口腔黏膜充血水肿,继而发生糜烂或溃疡,可融合成片,表面有灰白色或黄色假膜覆盖,易拭去而遗留渗血创面;②同左;③同左	①口腔黏膜出现白色乳凝块状物,可融合成片,不易拭去,强拭之可见局部潮红、渗血;②无疼痛、哭闹、拒食、流涎;③无发热及局部淋巴结肿大
实验室检查	白细胞正常或降低	白细胞升高,中性粒细胞升高	取白膜涂片,加10％氢氧化钠1滴镜检可见真菌菌丝和孢子
护理诊断	①口腔黏膜改变　与护理不当、口腔黏膜受损或感染等有关。②疼痛　与口腔黏膜炎症有关。③体温过高　与感染有关。④营养失调:低于机体需要量　与疼痛引起拒食有关。⑤知识缺乏　与家长缺乏口腔炎的预防和护理知识有关		

续表

项 目		疱疹性口腔炎	溃疡性口腔炎	鹅口疮(雪口病)
护理措施	口腔清洗(餐后 1 h)	3%过氧化氢或 0.1%利凡诺	3%过氧化氢或 0.1%利凡诺	2%碳酸氢钠
	局部涂药(滚动式涂药,涂药后闭口10 min)	①疱疹净;②2%利多卡因(止痛)	①锡类散或 5%金霉素鱼肝油;②2%利多卡因(止痛)	10 万~20 万 U/mL 制霉菌素鱼肝油混悬溶液
饮食护理		①鼓励多饮水,保持口腔黏膜湿润和清洁;②供给高热量、高蛋白、富含维生素的温凉流质或半流质饮食,避免酸、辣、热、粗、硬等刺激性食物;③不能进食者,应静脉补充足够的热量和液体,防止脱水和酸中毒发生		
控制感染		选择有效抗生素积极控制感染		
降低体温		应卧床休息,监测体温,使之控制在 38.5 ℃以下,38.5 ℃以上时采取物理降温或使用退热剂		
健康教育		①纠正吮指、不刷牙等不良习惯,年长儿进食后应漱口,培养良好口腔卫生习惯,保持口腔清洁;②宣传均衡营养对提高机体抵抗力的重要性,避免偏食、挑食,培养良好的饮食习惯;③食具、玩具、毛巾及时消毒;④给家长讲解口腔炎发生的原因,示教口腔炎时饮水、清洁口腔、局部涂药的方法;⑤鹅口疮患儿使用过的奶瓶、水瓶及奶头应放于 5%碳酸氢钠溶液浸泡 30 min 后洗净再煮沸消毒;⑥疱疹性口腔炎具有较强的传染性,应注意隔离,以防传播		

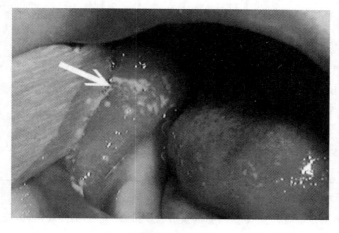

图 7-2　鹅口疮

第三节　小儿腹泻

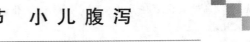

 临床病例

　　患儿,女,8个月,因呕吐2天,发热、腹泻1天入院。入院前2天患儿出现呕吐,每天2～3次。1天前患儿出现发热,体温最高达38.6℃,自服百服宁0.6 mL,一过性热退后很快复升至38.9℃,同时出现腹泻,大便为蛋花汤样便,不含黏液、脓血,10次以上,无腥臭味。患儿精神差,食欲差,尿少,拟"腹泻病"收入院。查体:体温38.5℃,体重8.1 kg,哭时泪少,口唇干,前囟及眼窝凹陷,皮肤弹性稍差,咽充血,心音有力,腹软,肠鸣音10～15次/分。辅助检查:Na^+ 132 mmol/L,大便常规正常。请问:

　　1. 导致该患儿腹泻最可能的病原体是什么?

　　2. 请判断该患儿脱水程度和性质。

　　3. 根据脱水程度和性质,应首先给何种液体?

　　4. 该患儿最主要的护理诊断和所需采取的最重要护理措施分别是什么?

　　5. 患儿经输液4 h后,脱水好转,排尿增多,但出现精神萎靡、心音低钝、腹胀、肠鸣音减弱,这时应首先考虑何种疾病的存在?

　　6. 如患儿需要静脉补钾,200 mL液体最多能加10%氯化钾多少毫升?

　　7. 如患儿在补液过程中突然惊厥,其最可能的原因是什么?

　　8. 如果补钙后仍不能改善,考虑什么原因?

　　小儿腹泻又称腹泻病,是一组由多病原多因素引起的以呕吐、腹泻为主要症状的消化道综合征,严重者伴有水、电解质及酸碱平衡紊乱。本病是我国儿童保健重点防治的"四病"之一,发病年龄多在2岁以下,一年四季均可发病,其中夏秋季发病率最高,是造成儿童营养不良、生长发育障碍的主要原因之一。

【分类】

小儿腹泻临床分类见表7-2。

表7-2　小儿腹泻临床分类

分类方法	种类及内容
病　因	感染性腹泻:包括肠道内感染和肠道外感染。非感染性腹泻:包括食饵性腹泻、过敏性腹泻及症状性腹泻等
病　程	急性腹泻:病程<2周。迁延性腹泻:病程2周～2个月。慢性腹泻:病程>2个月

续表

分类方法	种类及内容
病　情	轻型腹泻:以胃肠道症状为主,一般无水、电解质、酸碱平衡紊乱及全身中毒症状。 重型腹泻:除胃肠道症状外,还伴有水、电解质、酸碱平衡紊乱及全身中毒症状

【病因】

1. 易感因素

(1)消化系统发育不成熟　胃酸和消化酶分泌不足,消化酶活性低,对食物的耐受力差;婴幼儿生长发育速度快,所需营养物质相对较多,消化道负担重,易发生消化功能紊乱。

(2)机体防御功能差　婴儿血清免疫球蛋白、胃肠道 SIgA 及胃内酸度均较低,新生儿生后正常肠道菌群尚未建立或因使用抗生素等引起肠道菌群失调,均易患肠道感染。

(3)人工喂养　因不能从母乳中获得抗肠道感染作用的成分,如 SIgA、乳铁蛋白等体液因子、巨噬细胞及粒细胞等,加上食物、食具易被污染,人工喂养儿肠道感染发生率明显高于母乳喂养儿。

2. 感染因素

(1)肠道内感染　可由病毒、细菌、真菌、寄生虫引起。婴幼儿腹泻80%由病毒感染引起,其中以轮状病毒引起的秋冬季腹泻最为常见,其次为柯萨奇病毒、埃可病毒和腺病毒等;细菌感染以致腹泻大肠杆菌为主要病原,分为致病性、产毒性、侵袭性、出血性和黏附-集聚性大肠杆菌五种,其次为空肠弯曲菌、耶尔森菌和沙门氏菌等;长期应用广谱抗生素或糖皮质激素可诱发白色念珠菌感染而致腹泻。

(2)肠道外感染　小儿患中耳炎、上呼吸道感染、肺炎、泌尿道感染、败血症等感染性疾病时,发热及病原体毒素作用使消化功能紊乱,出现腹泻。

3. 非感染因素

(1)饮食因素　喂养不当可引起腹泻,多见于人工喂养儿。

(2)过敏因素　对牛奶、豆浆或某些食物成分过敏或不耐受可引起腹泻。

(3)气候因素　天气突然变冷,腹部受凉使肠蠕动增加;天气过热消化液分泌减少,口渴饮奶过多等可能诱发消化功能紊乱而引起腹泻。

【发病机制】

感染性腹泻时,病原微生物多随污染的水、食物、日用品、手等进入消化道,当机体防御功能下降,大量病原微生物侵袭肠道并产生毒素时,可引起腹泻。非感染性腹泻时,因进食过量或食物成分不恰当,消化过程发生障碍,食物不能被充分消化吸收而积滞在小肠上部,使肠腔内酸度降低,肠道下部细菌上移并繁殖,产生内源性感染,使消化功能更加紊乱,同时食物分解后腐败性毒性产物刺激肠道,使肠蠕动增强,引起腹泻。

【临床表现】

1. 轻型腹泻　多由饮食因素或肠道外感染引起,以胃肠道症状为主,常无脱水及全身中毒症状。主要表现为食欲减退,偶有恶心、呕吐或溢乳,大便每日多在 10 次以下,呈黄色或黄绿色,稀糊状或蛋花样,可见白色或黄白色奶瓣和泡沫,混有少量黏液。排便前常因腹痛而哭闹不安,便后恢复安静。

2. 重型腹泻　多由肠道内感染所致或由轻型腹泻发展而来。

1)严重胃肠道症状　腹泻频繁,大便每日在 10 次以上,呈黄绿色水样或蛋花样便,量多,含少量黏液,少数患儿可有少量血便。常伴食欲低下,呕吐,甚至吐出咖啡样液体,腹痛,腹胀,肛周皮肤发红或糜烂。

2)全身中毒症状　发热、烦躁、精神萎靡、嗜睡甚至昏迷、惊厥、休克等。

3)水、电解质及酸碱平衡紊乱症状　主要为脱水,低钾、低钙及低镁血症,代谢性酸中毒。

(1)脱水　由于丢失体液过多和水分摄入不足使体液总量尤其是细胞外液量减少,而导致不同程度的脱水,同时可伴有钠、钾和其他电解质的丢失,出现眼窝、囟门凹陷,泪少,皮肤黏膜干燥、弹性下降,甚至血容量不足引起的末梢循环的改变(图7-3)。

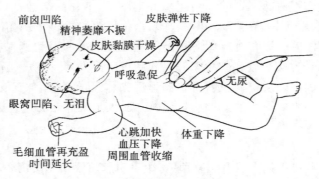

图7-3　脱水表现

①脱水程度　根据临床表现综合分析、判断,将脱水分为轻、中、重三度。三种不同程度脱水的临床表现见表7-3。

表7-3　三种不同程度脱水的临床表现

项　目	轻　度	中　度	重　度
失水量占体重比例	5%(50 mL/kg)	5%～10%(50～100 mL/kg)	>10%(100 mL/kg 以上)
精神状态	稍差	萎靡或烦躁	呈重病容,昏睡或昏迷
前囟和眼窝	稍凹陷	明显凹陷	极度凹陷
哭时眼泪	稍少	少	无
口腔黏膜	稍干燥	明显干燥	极度干燥
口渴	稍有	明显	极明显
尿量	稍减少	明显减少	极少或无尿
皮肤	稍干燥,弹性稍差	苍白干燥,弹性差	发灰干燥,弹性极差
代谢性酸中毒	无	有,较轻	有,较重
周围循环衰竭 (休克症状)	无(四肢温暖)	不明显(四肢稍凉, 皮肤无发绀花纹)	明显(四肢厥冷、皮肤有发绀 花纹、血压下降等)

②脱水性质　临床上根据血钠浓度,即腹泻时水与钠丢失比例,将脱水分为低渗性、等渗性和高渗性三种(表7-4)。等渗性脱水最常见,其次为低渗性脱水,高渗性脱水少见。

表 7-4　三种不同性质脱水的临床表现

项　　目	低渗性脱水	等渗性脱水	高渗性脱水
原因及诱因	失盐重于失水,补充非电解质过多,常见于病程较长、营养不良和重度脱水者	失水与失盐相对平衡,常见于病程较短、营养状况较好者	失水重于失盐,补充电解质过多,常见于高热、大量出汗者
血钠浓度	<130 mmol/L	130~150 mmol/L	>150 mmol/L
口渴	不明显	明显	极明显
皮肤弹性	极差	稍差	尚可
血压	极低	低	正常或稍低
神志	嗜睡或昏迷	精神萎靡	烦躁易激惹

（2）低钾血症　当血清钾低于 3.5 mmol/L 时为低钾血症。主要表现为神经肌肉兴奋性减低,如精神萎靡、反应低下、躯干和四肢无力、腱反射减弱或消失、腹胀、肠鸣音减弱或消失。低钾对心脏影响表现为心率增快、心音低钝、心律失常,心电图显示 T 波增宽、低平或倒置,Q-T 间期延长,ST 段下降,出现 U 波,在同一导联中 U 波宽度大于 T 波。

（3）低钙血症和低镁血症　腹泻患儿进食少,吸收不良,从大便丢失钙、镁,可使体内钙、镁减少,活动性佝偻病和营养不良患儿中更多见。但是脱水、酸中毒时由于血液浓缩、离子钙增多等原因,不出现低血钙的症状,待脱水、酸中毒纠正后则出现低血钙症状（手足搐搦和惊厥）。极少数久泻和营养不良患儿输液后出现震颤、抽搐,用钙治疗无效时应考虑有低镁血症可能。

（4）代谢性酸中毒　中、重度脱水伴有不同程度的酸中毒。根据血液 HCO_3^- 测定值（即二氧化碳结合力（CO_2CP）,正常值为 18~27 mmol/L）可将酸中毒分为轻、中、重三度。不同程度代谢性酸中毒的临床表现见表 7-5。

表 7-5　不同程度代谢性酸中毒的临床表现

项　目	轻　　度	中　　度	重　　度
HCO_3^-	13~18 mmol/L	9~13 mmol/L	<9 mmol/L
临床表现	症状不明显,仅呼吸稍快	精神萎靡或烦躁,心率增快,呼吸深长,口唇樱桃红色等	恶心、呕吐,心率减慢,呼吸深快、节律不齐,呼气有丙酮味似烂苹果味,昏睡或昏迷

新生儿及小婴儿因呼吸代偿功能较差,呼吸改变不典型,常表现为精神萎靡、拒乳、面色苍白等。

3. 迁延性腹泻和慢性腹泻　多与营养不良和急性期没有进行彻底治疗有关,以营养不良和人工喂养儿多见。表现为腹泻迁延不愈,病情反复,大便次数和性质极不稳定,严重时可出现水、电解质紊乱。

4. 生理性腹泻　多见于 6 个月以下虚胖婴儿,常有湿疹。生后不久即腹泻,除大便次数增多外,无其他症状,精神、食欲及生长发育正常。添加辅食后,大便即逐渐转为正常,不需特殊治疗。

5. 临床特点　几种常见类型肠炎的临床特点见表 7-6。

表7-6 几种常见类型肠炎的临床特点

项 目	轮状病毒肠炎	大肠杆菌肠炎	空肠弯曲菌肠炎	耶尔森菌小肠结肠炎	真菌性肠炎
好发季节	秋冬季	5～8月高温季节	夏季	冬春季	四季
好发年龄或对象	6个月～2岁婴幼儿	营养不良儿、人工喂养儿	6个月～2岁婴幼儿	婴儿和较大儿童	营养不良及免疫力低下儿
临床特点	起病急,常伴发热和上感症状。多先呕吐,大便次数及量多,为黄色水样或蛋花样便,无腥臭,常伴水、电解质和酸碱平衡紊乱症状。为自限性疾病,数日后呕吐渐停,腹泻减轻,病程3～8天	发热、呕吐、腹泻蛋花样或水样便,伴水、电解质和酸碱平衡紊乱。侵袭性大肠杆菌肠炎为黏液脓血便,伴恶心、呕吐、腹痛及里急后重感,可出现严重全身中毒症状,甚至休克	为人畜共患病,症状与细菌性痢疾相似,以侵袭性感染为主,表现为恶心、呕吐、腹痛、解黏液脓血便,有腥臭味	症状因年龄而异,小于5岁者以急性水泻起病,有黏液脓血便,伴里急后重感。大于5岁者除腹泻外,可伴有发热、头痛、呕吐、腹痛。严重者可发生肠穿孔和腹膜炎	主要由白色念珠菌所致,长期应用广谱抗生素或激素易诱发。大便稀黄,泡沫较多,带黏液,有时见豆腐渣样细块,常伴鹅口疮
大便镜检	见少量白细胞	侵袭性大肠杆菌肠炎、空肠弯曲菌肠炎、耶尔森菌小肠结肠炎均可见大量白细胞及数量不等的红细胞			见真菌孢子和假菌丝

【辅助检查】

1. 血常规 白细胞总数及中性粒细胞增多提示细菌感染,正常或降低提示病毒感染,嗜酸性粒细胞增多提示寄生虫感染或过敏性病变。

2. 大便检查 大便常规镜检有较多白细胞者常由各种侵袭性细菌感染引起,无或偶见白细胞者常为侵袭性细菌以外的病因引起。细菌培养有助于明确病原;大便涂片发现念珠菌孢子和假菌丝有助于真菌性肠炎诊断;疑为病毒感染者应进行病毒学检查。

3. 血液生化检查 血清钾、钙、镁均可下降,血清钠根据脱水性质而异;HCO_3^-可降低;明显少尿或无尿者血尿素氮和肌酐可升高。

【治疗原则】

小儿腹泻的治疗原则为调整饮食;预防和纠正水、电解质和酸碱平衡紊乱;控制感染;对症处理及预防并发症。

【常见护理诊断/问题】

(1)体液不足 与呕吐、腹泻丢失过多和摄入不足有关。

(2)腹泻 与喂养不当、感染等导致胃肠道功能紊乱有关。

(3)体温过高 与肠道感染有关。

(4)有皮肤完整性受损的危险 与大便次数增多刺激臀部皮肤有关。

(5)潜在并发症 低血钾、低血钙、低血镁、代谢性酸中毒。

(6)知识缺乏 与家长缺乏合理喂养、饮食卫生及相关护理知识有关。

【护理目标】

(1)患儿脱水、电解质紊乱纠正,体重、尿量恢复正常。

(2)患儿腹泻次数及量逐渐减少至停止,大便性状恢复正常。

(3)患儿体温逐渐恢复正常。

(4)患儿臀部皮肤保持完整,无臀红发生。

(5)患儿不发生低血钾、低血钙、酸中毒等并发症或发生后能及时纠正。

(6)家长能说出婴儿腹泻的病因、预防措施和喂养知识,能协助医护人员护理患儿。

【护理措施】

1. 液体疗法 为小儿腹泻最重要的护理措施。根据病情进行合理补液,纠正水、电解质紊乱及酸碱平衡失调。参见本章第四节。

2. 调整饮食 限食过严或禁食过久易造成营养不良,并发酸中毒,使病情迁延不愈而影响生长发育,故腹泻脱水患儿除严重呕吐者暂禁食(不禁水)4~6 h 外,均应继续进食。因患儿存在消化功能紊乱,应根据病情适当调整饮食,达到减轻胃肠道负担、恢复消化功能的目的,原则遵循由少到多、由稀到稠、少量多餐。母乳喂养儿继续母乳喂养,暂停辅食;人工喂养儿喂以等量米汤或水稀释的牛奶或其他代乳品,随病情稳定和好转,由米汤、粥、面条等逐渐过渡到正常饮食。病毒性肠炎多有双糖酶缺乏,不宜食用蔗糖,暂停乳类喂养,改用豆制代乳品或发酵奶,以减轻腹泻,缩短病程,腹泻停止后,逐渐恢复营养丰富饮食。

3. 控制感染

(1)黏液脓血便者(约占30%)多为侵袭性细菌感染,应根据临床特点,结合大便细菌培养和药敏试验选择有效抗生素治疗,可选用氨基糖苷类、头孢菌素、氨苄青霉素、呋喃唑酮、复方新诺明等;水样便者(约占70%)多为病毒及非侵袭性细菌所致,一般不用抗生素,应合理使用液体疗法,选用微生态制剂和肠黏膜保护剂(如思密达),但对新生儿、小婴儿、体弱儿(免疫功能低下)和重症患儿可酌情选用抗生素治疗。

(2)严格执行消毒隔离制度,包括患儿排泄物、用物及标本的处置;护理患儿前后认真洗手,防止交叉感染;指导家属及探视人员执行隔离制度,特别是洗手措施。

4. 发热的护理 密切观察患儿体温变化,体温过高者应给予头枕冰袋、乙醇擦浴、温水擦浴等物理降温措施或遵医嘱给予药物降温。鼓励患儿多喝水,做好口腔及皮肤护理。

5. 严密观察病情

(1)监测生命体征。

(2)观察排便情况:观察并记录大便次数、颜色、气味、性状、量,及时送检,标本注意采集黏液脓血部位。做好动态比较,根据大便检查结果,调整治疗和输液方案。

(3)观察水、电解质、酸碱平衡:观察脱水、低钾血症、低钙血症、代谢性酸中毒等表现。

6. 加强臀部护理,维持皮肤完整性

(1)选用吸水性强的柔软布类尿布,注意及时更换,避免使用不透气塑料布或橡胶布。

(2)每次便后用温水清洗臀部并吸干,保持会阴部及臀部皮肤干燥、清洁。

(3)局部皮肤发红处涂以5%鞣酸软膏或40%氧化锌油或鱼肝油滴剂并按摩片刻,促进局部血液循环,也可使臀部皮肤暴露于空气中或阳光下;皮肤溃疡局部可用灯泡照射,每次20~30 min,应专人守护,避免烫伤。

7. 健康教育

（1）护理指导   向家长解释腹泻的病因、潜在并发症及相关治疗措施；指导家长正确配制和使用 ORS 溶液，强调应少量、多次饮用；指导家长对患儿进行饮食调整及观察脱水表现，监测液体出入量。

（2）预防指导   宣传母乳喂养优点，指导家长合理喂养；注意食物新鲜、清洁，奶瓶及食具煮沸消毒；教育小儿饭前便后洗手，勤剪指甲；避免长期滥用广谱抗生素，以免造成肠道菌群失调；指导加强体格锻炼，进行户外活动；天气变化时防止患儿受凉或过热。

【护理评价】

患儿脱水、电解质紊乱等是否得到纠正；腹泻是否逐渐停止；体温是否逐渐恢复正常；臀部皮肤是否保持完整无破损；是否发生低血钾、低血钙、酸中毒等并发症或发生后能否及时纠正；家长能否掌握小儿喂养知识、腹泻的预防和相关护理知识。

第四节　小儿液体疗法及护理

一、小儿体液平衡的特点

体液是人体的重要组成部分，保持其生理平衡是维持生命所必需的条件。体液平衡包括维持水、电解质、酸碱度、渗透压的正常，主要依赖于神经、内分泌、肺及肾脏的调节。小儿由于器官功能发育不成熟、体液平衡调节功能差、体液占体重比例较大等生理特点，容易发生平衡失调。

（一）体液的总量和分布

体液的分布可分为三区，即血浆区、间质区和细胞区。前两区合称为细胞外液，后一区称为细胞内液。细胞内液和血浆液量相对稳定，间质液量变化较大。年龄越小，体液总量相对越多，间质液量所占比例也越大，细胞内液和血浆液量的比例则与成人相近（表7-7）。因此，小儿发生急性脱水时，由于细胞外液首先丢失，故脱水症状出现早。

表 7-7 不同年龄小儿的体液分布（占体重的比例）   单位：%

体液分布	足月新生儿	1 岁	2～14 岁	成　人
体液总量	78	70	65	55～60
细胞内液	35	40	40	40～45
细胞外液	43	30	25	15～20
血浆液	5	5	5	5
间质液	38	25	20	10～15

（二）体液的电解质组成

除新生儿在生后数日内血钾、氯、磷、乳酸偏高，血钠、钙、碳酸盐偏低外，小儿体液电解质的组成与成人相似。细胞内液以 K^+、Mg^{2+}、HPO_4^{2-}、蛋白质等为主,大部分处于离解状态,维持细胞内液的渗透压。细胞外液以 Na^+、Cl^-、HCO_3^- 等为主,其中 Na^+ 含量占该区阳离子总量90%以上,对维持细胞外液的渗透压起主要作用。

（三）水的交换特点

小儿新陈代谢旺盛,年龄越小,需水量越多,婴儿每日约为 150 mL/kg。婴儿每日水的交换量为细胞外液量的 1/2,而成人仅为 1/7,故婴儿体内水的交换率比成人高 3～4 倍。此外,由于小儿体表面积相对较大、呼吸频率快,使不显性失水量相对较多,同时对缺水的耐受力差,在病理情况下,较成人更易发生脱水。

（四）体液调节特点

体液调节主要靠肾、肺、血浆中的缓冲系统及神经和内分泌的功能调节,其中肾脏的浓缩和稀释功能对体液平衡调节起着重要作用。而小儿体液调节功能相对不成熟,故容易发生水和电解质代谢紊乱。

二、小儿液体疗法常用溶液及其配制

溶液中电解质所产生的渗透压为张力,与血浆渗透压相等时为 1 个张力,即等张或等渗,低于血浆渗透压时为低张或低渗,高于血浆渗透压时为高张或高渗。

（一）非电解质溶液

临床上常用5%葡萄糖溶液和10%葡萄糖溶液。前者为等渗液,后者为高渗液,但输入体内后被氧化为二氧化碳和水,液体的渗透压随之消失,因此在液体疗法时视各种浓度的葡萄糖溶液为零张力液体,主要用于补充水分和部分热量。

（二）电解质溶液

主要用于补充丢失的体液、所需的电解质,纠正体液的渗透压和酸碱平衡失调。

1. 0.9%氯化钠溶液(生理盐水,NS)　为等张液,钠离子和氯离子浓度均为 154 mmol/L,其中钠离子浓度接近于血浆中浓度(142 mmol/L),而氯离子浓度较血浆中浓度(103 mmol/L)高,大量输入生理盐水可致高氯性酸中毒,尤其在肾功能不佳时。

2. 复方氯化钠溶液(林格氏液,Ringer 溶液)　为等张液,内含 0.86%氯化钠、0.03%氯化钾和 0.03%氯化钙,其作用及缺点与生理盐水基本相同,但大量输注不会发生稀释性低血钾和低血钙。

3. 5%葡萄糖氯化钠溶液(5%GNS)　为等张液,内含 5%葡萄糖溶液和 0.9%氯化钠溶液,其作用亦与生理盐水基本相同。

4. 高渗氯化钠溶液　临床常用 3%和 10%氯化钠溶液,前者用以纠正低钠血症,后者用以配制各种混合溶液。

5. 碱性溶液　主要用于纠正酸中毒。

(1)碳酸氢钠溶液　可直接增加缓冲碱,纠正酸中毒作用迅速,是治疗代谢性酸中毒的首选药物。市售 5%碳酸氢钠为高渗液,一般可用 5%或 10%葡萄糖溶液稀释 3.5 倍即为 1.4%碳酸氢钠(为等张液)。在抢救重度酸中毒时,可不经稀释直接静脉推注。

(2)乳酸钠溶液　需在有氧条件下经肝脏代谢产生 HCO_3^- 而起作用,显效较缓慢,因此在肝功能不全、缺氧、休克、新生儿期及乳酸潴留性酸中毒时不宜使用。市售 11.2%乳酸钠为高渗液,用 5％或 10％葡萄糖溶液稀释 6 倍即为 1.87％乳酸钠,为等张液。

6. 氯化钾溶液 用于纠正低钾血症,临床常用 10％氯化钾溶液。不能直接静脉推注,以免发生心脏骤停,静脉滴注时应稀释成 0.2％～0.3％浓度,最高不超过 0.3％。

(三) 混合溶液

为了适用于不同情况下补液的需要,常将各种不同渗透压的溶液按不同比例配成混合溶液。几种常用混合溶液的组成及临床运用见表 7-8,简便配制见表 7-9。

表 7-8　几种常用混合溶液的组成及临床运用

溶液种类	生理盐水/份	5％或 10％ 葡萄糖/份	1.4％碳酸氢钠或 1.87％乳酸钠/份	张力/张	临 床 运 用
1∶1 液	1	1	—	1/2	等渗性脱水
1∶(2～4)液	1	2～4	—	1/5～1/3	高渗性脱水
2∶1 含钠液	2	—	1	1(等张)	低渗性脱水或重度脱水伴休克
2∶3∶1 液	2	3	1	1/2	等渗性脱水
4∶3∶2 液	4	3	2	2/3	低渗性脱水
生理维持液	1	4	含 0.15％氯化钾	1/4	高热、肺炎等维持输液

表 7-9　几种常用混合溶液的简便配制

溶液种类	张力/张	10％氯化钠/mL	5％碳酸氢钠或 11.2％乳酸钠/mL	5％或 10％葡萄糖/mL
1∶1 液	1/2	20	—	加至 500
1∶2 液	1/3	15	—	加至 500
1∶4 液	1/5	10	—	加至 500
2∶1 含钠液	1(等张)	30	47(30)	加至 500
2∶3∶1 液	1/2	15	24(15)	加至 500
4∶3∶2 液	2/3	20	33(20)	加至 500

注:为了配制简便,加入的各液量均为整数,配成的溶液是近似的浓度。

(四) 口服补液盐溶液(简称 ORS 溶液)

世界卫生组织推荐用于治疗急性腹泻合并轻、中度脱水的一种口服液,经临床应用证明有良好效果。其配方为:氯化钠 2.6 g,枸橼酸钠 2.9 g,氯化钾 1.5 g,葡萄糖 13.5 g。加温开水 1000 mL 溶解配成,此溶液张力为 1/2 张。

三、液体疗法

(一) 婴幼儿腹泻的液体疗法

液体疗法的目的是通过补充不同种类的液体,以纠正脱水、电解质及酸碱平衡紊乱,恢复机体的正常生理功能。液体疗法包括口服补液和静脉补液两种。

1. 口服补液(口服 ORS 溶液) 适用于中度以下脱水、无明显呕吐患儿,主要用于补充累积损失量和继续损失量。

（1）补液量　轻度脱水 50～80 mL/kg，中度脱水 80～100 mL/kg，于 8～12 h 内补足累积损失量。继续损失量根据实际损失补给。

（2）补液方法　少量多次频频喂服，每 5～10 min 喂 1 次，每次 10～20 mL。一旦脱水纠正，立即停服，以免引起高钠血症。

2. 静脉补液　适用于严重呕吐及腹泻伴中、重度脱水患儿。在实施过程中正确掌握"三定"、"三先"、"三见"补液原则，即"定量、定性、定速"，"先快后慢、先浓后淡、先盐后糖"，"见尿补钾、见惊补钙（或镁）、见酸补碱"。

（1）定量　根据脱水程度决定补液总量。补液总量包括累积损失量（发病后至入院治疗前所丢失的总液体量，约为总量的 1/2）、继续损失量（患儿补液开始后因呕吐、腹泻等继续丢失的液体量）和生理需要量（维持机体基础代谢所需液体量）。以上三部分合计，第 1 天补液总量：轻度脱水 90～120 mL/kg，中度脱水 120～150 mL/kg，重度脱水 150～180 mL/kg，其中累积损失量，轻度脱水 30～50 mL/kg，中度脱水 50～100 mL/kg，重度脱水 100～150 mL/kg。第 2 天及以后的补液主要补充继续损失量和生理需要量，继续损失量丢多少补多少，一般按每日 10～40 mL/kg 补充，生理需要量按每日 60～80 mL/kg 补充。

（2）定性　根据血清钠浓度来判断脱水性质，决定补液种类。等渗性脱水用 1/2 张含钠液，低渗性脱水用 2/3 张含钠液，高渗性脱水用 1/5～1/3 张含钠液。等渗性脱水在临床最为常见，故脱水性质尚未确定前，一般可先按等渗性脱水处理。继续损失量常用 1/3～1/2 张含钠液，生理需要量常用 1/5～1/3 张含钠液。

（3）定速　遵循先快后慢原则。累积损失量一般于前 8～12 h 内补足，每小时 8～10 mL/kg。继续损失量和生理需要量在后 12～16 h 内输入，一般为每小时 5 mL/kg。重度脱水伴休克患儿应先迅速扩容，用 2：1 等张含钠液 20 mL/kg（总量不超过 300 mL）于 1/2～1 h 内快速静脉输入。在补液过程中要随时根据患儿病情变化而调整速度，相对而言，低渗性脱水时速度应快些，高渗性脱水时速度宜慢些，否则易引起脑细胞水肿而发生惊厥。

（4）纠正低钾血症　监测血钾浓度，观察低钾血症表现，及时补钾，但必须严格掌握补钾的原则：①见尿补钾，或治疗前 6 h 排过尿可予补钾；②绝对不可直接静脉推注，以免发生高血钾而引起心搏骤停；③静脉滴注时钾的浓度≤0.3%（即 100 mL 溶液中加 10% 氯化钾不超过 3 mL），时间不短于 8 h，每日补钾总量为 200～300 mg/kg；④细胞内钾浓度恢复正常要有一个过程，故治疗低血钾需持续 4～6 天，严重者时间更长；⑤在治疗过程中如病情好转，可由静脉改为口服，当饮食恢复到正常的一半时，可停止补钾。

（5）纠正低血钙和低血镁，防止惊厥　在脱水和酸中毒被纠正后离子钙降低，可出现惊厥，尤其营养不良、佝偻病及腹泻较重患儿，应及时补充钙剂。常用 10% 葡萄糖酸钙 5～10 mL 加 5% 或 10% 葡萄糖稀释 1～2 倍后缓慢静脉注射，时间不少于 10 min，注意药液切勿漏出血管外，以免引起剧痛和局部组织坏死。当患儿发生震颤、惊厥，经钙剂治疗无效时，应考虑低血镁，常用 25% 硫酸镁 0.2 mL 深部肌内注射，每天 1～2 次，连用 3～5 天。

（6）纠正酸中毒　临床首选碳酸氢钠。碱性药物剂量计算方法有以下几种。①无化验条件时，可先用 5% 碳酸氢钠 5 mL/kg 约可提高 CO_2CP 5 mmol/L。②根据 CO_2CP 测定值来计算：5% 碳酸氢钠体积（mL）＝（18－CO_2CP）mmol/L×体重（kg）×1.0。③根据剩余碱（BE）测定值来计算：5% 碳酸氢钠体积（mL）＝（－BE）×体重（kg）×0.5。临床上一般先补给总量的 1/2，稀释为等张液，以后根据治疗情况决定是否继续用药。轻度酸中毒在补液后可自行纠正，不必补充碱性液体。

（二）几种特殊情况的静脉液体疗法

1. 新生儿液体疗法　新生儿心、肺功能差，肾脏调节水、电解质及酸碱平衡功能不完善，因此，应控制补液总量及速度，减少电解质含量，补液种类以 1/5 张含钠液为宜。除急需扩容外，全日液体总量应在 24 h 内匀速滴注。由于生理性溶血，生后数天内红细胞破坏较多，血钾偏高，可不必补钾。肝功能尚不成熟，酸中毒时应选用碳酸氢钠。

2. 婴幼儿肺炎液体疗法　重症肺炎患儿，因肺循环阻力加大，心脏负担较重，在一般情况下，应尽量口服补液供给足够的热量。必须静脉补液时，输液总量和钠量要相应减少约 1/3，补液总量应控制在每日生理需要量的最低值，为 60～80 mL/kg，输液速度宜缓慢，一般控制在每小时 5 mL/kg。伴有酸中毒者，应以改善肺的气体交换为主。

3. 营养不良伴腹泻液体疗法　婴幼儿营养不良时，因长期摄入不足或摄入后不能被充分吸收利用或其他疾病等长期消耗过多，故伴腹泻时多为低渗性脱水，应补 2/3 张含钠液；因患儿皮下脂肪少、皮肤弹性差，易将脱水程度估计过高，补液总量应减少 1/3 或降级补液；补液速度应慢，一般为每小时 3～5 mL/kg，以免加重心、肺负担；患儿大多有低钾、低钙，腹泻后症状更明显，故应及早补充。

（三）液体疗法的护理

1. 按医嘱进行补液　全面计划 24 h 液体总量，遵循"三定、三先、三见"补液原则。

2. 严格掌握输液速度　根据每小时输入液体的量，计算出每分钟输液滴数（1 mL 约 15 滴），注意防止输液速度过快或过慢。有条件者最好应用输液泵，以便准确地控制速度。

3. 保持输液通畅　注意观察输液管是否通畅，局部有无渗液和红肿，有无输液反应。

4. 监测生命体征，严密观察病情变化　若突然出现烦躁不安、心率及呼吸加快、肺部出现湿啰音等，应警惕是否输液过量或过速而致心力衰竭和肺水肿；补液后注意有无呼吸深长、口唇樱桃红色等酸中毒表现，有无躯干和四肢无力、腹胀、肠鸣音减弱等低血钾表现，有无低钙惊厥等。

5. 注意输液效果　观察患儿脱水情况，比较治疗前后变化。皮肤弹性及眼窝凹陷恢复说明脱水已经纠正；尿多而脱水未纠正，说明液体中含糖液过多，宜增加电解质的比例；眼睑浮肿说明钠盐过多，口服补液者此时应改服白开水或母乳。

6. 准确记录 24 h 液体出入量　入量包括口服液体量和静脉补液量，出量包括呕吐量、尿量、大便和不显性失水量。婴儿大小便不易收集，可用"称尿布法"计算液体排出量。

目标检测

1. 某 9 个月男婴，腹泻 2 天，大便每日 15～16 次，蛋花汤样，判断患儿脱水程度的评估指标不包括（　　）。

A. 精神状态　　B. 尿量　　　　C. 肠鸣音　　　D. 皮肤弹性　　　E. 前囟

2. 4∶3∶2 的混合液的张力为（　　）。

A. 1/2 张　　B. 1/3 张　　C. 2/3 张　　D. 3/4 张　　E. 4/5 张

3. 每 100 mL 口服补液盐中，氯化钾的含量是（　　）。

A. 0.15 g　　B. 0.2 g　　C. 0.25 g　　D. 0.3 g　　E. 0.35 g

4. 患儿 7 个月，腹泻。排黄绿色稀水样便 2 天，每日 4～5 次，精神状态好。为预防脱水给口服补液盐(ORS),其张力是(　　　)。

　　A.1/5 张　　　　B.1/4 张　　　　C.1/3 张　　　　D.1/2 张　　　　E.2/3 张

5. 有助于维护和修复小儿肠道黏膜屏障功能的药物是(　　　)。

　　A.青霉素　　　　B.黄连素　　　　C.制霉菌素　　　　D.蒙脱石散　　　　E.双歧杆菌

6. 为了判断患儿脱水性质,最合适的辅助检查是(　　　)。

　　A.血常规　　　　　　　　　B.粪便常规　　　　　　　　　C.粪便细菌培养

　　D.血钠测定　　　　　　　　E.尿常规

7. 患儿,男,8 个月,因呕吐、腹泻 3 天入院。治疗过程中患儿四肢软弱无力,腹胀。护士遵医嘱为患儿补钾,下列说话错误的是(　　　)。

　　A.见尿补钾　　　　　　　　B.浓度不超过 0.3%　　　　　　C.尽量口服

　　D.滴速不宜过快　　　　　　E.必要时可静脉推注

(8～11 共用题干)

患儿,女,11 个月,腹泻 3 天,大便为蛋花汤样带黏液,无腥臭味;无尿 8 h,眼窝凹陷极明显;血钠 125 mmol/L,诊断为小儿秋季腹泻。

8. 该患儿感染的病原体主要是(　　　)。

　　A.变形杆菌　　　　　　　　B.柯萨奇病毒　　　　　　　　C.轮状病毒

　　D.金黄色葡萄球菌　　　　　E.致病性大肠杆菌

9. 患儿脱水的程度和性质是(　　　)。

　　A.中度低渗性脱水　　　　　　　　　　　B.中度等渗性脱水

　　C.重度等渗性脱水　　　　　　　　　　　D.重度低渗性脱水

　　E.重度高渗性脱水

10. 护士晨起观察到患儿出现四肢厥冷、皮肤花纹、血压下降的情况,提示可能出现了(　　　)。

　　A.贫血　　　　B.休克　　　　C.低钾血症　　　　D.低钙血症　　　　E.继发感染

11. 首要的处理措施是(　　　)。

　　A.利尿　　　　　　　　　　B.记录液体出入量　　　　　　C.静脉补液

　　D.限制饮食　　　　　　　　E.应用抗生素

(12～14 共用题干)

患儿,女,6 个月。因呕吐、腹泻 2 天伴口渴。尿少 12 h 入院。门诊以婴儿腹泻伴脱水入院。入院查体:精神萎靡、表情淡漠、前囟极度凹陷,皮肤弹性极差,呼吸深快,口唇樱桃红色。

12. 该患儿呼吸深快是由于下列哪种因素引起的?(　　　)

　　A.低血糖　　　　　　　　　B.代谢性酸中毒　　　　　　　C.低钾血症

　　D.低钙血症　　　　　　　　E.高钾血症

13. 经补液后患儿脱水症状基本消失,但突然出现惊厥,考虑什么原因引起的?(　　　)

　　A.低血糖　　　　　　　　　B.代谢性酸中毒　　　　　　　C.低钾血症

　　D.低钙血症　　　　　　　　E.高钾血症

14. 患儿,女,5 个月,因婴儿腹泻伴中度等渗性脱水入院。入院后给予补液治疗,症状缓解,但患儿精神较差,四肢软弱无力,腹胀明显。该患儿可能出现了(　　　)。

　　A.低血糖　　　　　　　　　B.代谢性酸中毒　　　　　　　C.低钾血症

　　D.低钙血症　　　　　　　　E.高钾血症

（15～18 共用题干）

患儿,6 个月,腹泻 3 天,10～20 次/日,稀水样便,已 12 h 未排尿。体温 37.6 ℃,四肢凉,皮肤弹性极差,前囟及眼窝凹陷明显,血清钠 138 mmol/L。

15. 该患儿脱水的程度和性质是（　　）。

A. 中度等渗透脱水　　　　　　B. 中度高渗脱水　　　　　　C. 重度低渗脱水

D. 重度等渗脱水　　　　　　　E. 重度高渗脱水

16. 补液中对该患儿的病情观察最为重要的是（　　）。

A. 体温变化　　　　　　　　　B. 大便情况　　　　　　　　C. 呼吸情况

D. 有无低血钙表现　　　　　　E. 第一次排尿时间、尿量

17. 补液后脱水征消失,但突然全身抽搐,两眼上翻,考虑为（　　）。

A. 低血糖　　　　　　　　　　B. 低钾血症　　　　　　　　C. 低钙血症

D. 低钠血症　　　　　　　　　E. 氮质血症

18. 某腹泻患儿准备出院,护士给家长进行饮食指导后,患儿母亲的回答错误的是（　　）。

A. 食物新鲜,食具清洁　　　　　　　　B. 孩子饭前便后应洗手

C. 继续给孩子母乳喂养,暂停辅食　　　D. 多给孩子吃点脂肪丰富的食物

E. 气候变化时避免孩子腹部受凉

（黄苏蓉　彭淑英）

第八章 呼吸系统疾病患儿的护理

第一节 小儿呼吸系统解剖生理特点

一、解剖特点

呼吸系统以环状软骨下缘为界分为上呼吸道(鼻、鼻窦、咽、咽鼓管、会厌、喉)和下呼吸道(气管、支气管、毛细支气管、呼吸性细支气管、肺泡管、肺泡)。

(一) 上呼吸道

1. 鼻 鼻腔相对短小,鼻道狭窄。鼻黏膜柔嫩、血管丰富,因此感染时易充血肿胀,易造成堵塞,导致呼吸困难或张口呼吸。

2. 鼻窦 各鼻窦在不同年龄发育不平衡,在新生儿时期上颌窦和筛窦极小,2岁以后迅速增大,12岁才充分发育;额窦和蝶窦分别在2岁和4岁时才出现,因此,婴幼儿较少发生鼻窦炎。由于鼻窦黏膜与鼻腔黏膜相连续,鼻窦口相对大,故急性鼻炎常累及鼻窦,学龄前期儿童鼻窦炎并不少见。

3. 鼻泪管和咽鼓管 婴幼儿鼻泪管较短,开口接近内眦部,且瓣膜发育不全,故小儿鼻腔感染常侵及结膜引起炎症。婴儿咽鼓管较成人宽、短、直,且呈水平位,故鼻咽炎时易致中耳炎。

4. 咽 咽部较狭窄且垂直。扁桃体包括咽扁桃体和腭扁桃体。腭扁桃体1岁末随着全身淋巴组织的发育而逐渐增大,4~10岁时发育达高峰,14~15岁又逐渐退化,故扁桃体炎常见于年长儿,婴儿较少见。咽扁桃体又称腺样体,在6~12个月时开始发育,位于鼻咽顶与后壁交界处,严重的腺样体肥大是小儿阻塞性睡眠呼吸暂停综合征的重要原因。

5. 喉 呈漏斗状,喉腔较窄,黏膜柔嫩,声门狭小,软骨柔软,组织结构疏松,富有血管及淋巴组织,故轻微感染即可引起声音嘶哑和吸气性呼吸困难。

(二) 下呼吸道

1. 气管、支气管 婴幼儿气管与支气管管腔较成人狭小,软骨柔软,缺乏弹力组织,支撑作用弱,细支气管无软骨,黏膜柔嫩,血管丰富,黏液腺分泌不足、干燥,纤毛运动差,不能有效地清除吸入的微生物和有害物质,一旦感染则易发生充血、水肿,导致呼吸道不畅。左主支气管细长,右主支气管粗短,为气管的直接延伸,故异物较易进入右主支气管。毛细支气管平滑肌在生后 5 个月以前薄而少,3 岁以后才明显发育,故小婴儿呼吸道梗阻主要是黏膜肿胀和分泌物堵塞引起的。

2. 肺 肺泡体积小且数量少,弹力纤维发育较差,血管丰富,间质发育旺盛,使肺脏含血量较多,含气量较少。在感染时易致黏液阻塞,引起间质性炎症、肺气肿及肺不张等。

3. 胸廓与纵隔 婴幼儿胸廓较短,前后径相对较长,呈桶状;肋骨呈水平位,膈肌位置较高,胸腔小、肺脏相对较大;呼吸肌发育差;因此在呼吸时肺的扩张受到限制,不能充分换气,故当肺部病变时,容易出现呼吸困难。小儿胸膜较薄,纵隔体积较成人相对较大,周围组织柔软疏松,在胸腔积液或气胸时易致纵隔移位。

二、生理特点

(一)呼吸频率与节律

呼吸动作由呼吸中枢调节,由于婴儿呼吸中枢发育未完全成熟,因此新生儿及小婴儿呼吸极不稳定;在病理情况下,易出现呼吸功能障碍。小儿代谢旺盛,需氧量高,而肺脏的容量相对较小,潮气量绝对值也小于成人,只有采取浅快式呼吸作为消耗能量最少的方式,故小儿呼吸频率快,年龄愈小频率愈快。各年龄段呼吸频率正常值见表 8-1。

表 8-1 不同年龄段小儿呼吸频率(次/分)

年　　龄	呼　　吸
新生儿	40～44
～1 岁	30～40
～3 岁	25～30
～7 岁	20～25
～14 岁	18～20
～18 岁	16～18

(二)呼吸类型

婴幼儿呼吸肌发育不全,胸廓活动范围小,呼吸时以膈肌升降为主,呈腹式呼吸。随着年龄增长,膈肌和腹腔脏器下移,肋骨由水平位变为斜位,呼吸肌逐渐发达,逐渐转化为胸腹式呼吸;7 岁以后逐渐接近成人。

(三)呼吸功能的特点

1. 肺活量 小儿肺活量为 50～70 mL/kg。安静状况下,年长儿仅用肺活量的 12.5％进行呼吸,婴幼儿需用 30％左右。说明婴幼儿呼吸储备量较小。小儿呼吸代偿量最大不超过正常的 2.5 倍,而成人可达 10 倍,因此易发生呼吸衰竭。

2. 潮气量 小儿潮气量为 6～10 mL/kg。年龄越小,潮气量越小,肺容量越小。

3. 每分通气量和气体弥散量 前者按体表面积计算与成人相近。后者按单位容积计算与成人相近。

4. 气道阻力 由于气道管径细小,小儿气道阻力大于成人,因此发生喘息的机会较多。随着年龄增长,气道管径逐渐增大,从而阻力递减。

三、免疫特点

小儿呼吸道的非特异性和特异性免疫功能均较差。如婴幼儿咳嗽反射及纤毛运动功能差，难以有效地清除吸入的尘埃与异物颗粒。肺泡吞噬细胞功能不足，婴幼儿辅助性 T 细胞功能暂时低下，分泌型 IgA(SIgA)、IgG 含量均低微。此外，乳铁蛋白、溶菌酶、干扰素及补体等的数量和活性不足，故易患呼吸道感染。

第二节　急性上呼吸道感染

急性上呼吸道感染是指由各种病原引起的上呼吸道的急性感染，简称上感，俗称"感冒"，是小儿最常见的疾病。该病主要侵犯鼻、鼻咽和咽部，根据主要感染部位不同，又可诊断为急性鼻炎、急性咽炎、急性扁桃体炎等。全年均可发生，冬春季节为高峰。

【病因】

各种病毒和细菌均可引起。90％以上是病毒，常见的有鼻病毒、呼吸道合胞病毒、流感病毒、副流感病毒、腺病毒、柯萨奇病毒、冠状病毒等。也可继发细菌感染，常见的有溶血性链球菌，其次为肺炎链球菌、流感嗜血杆菌等。肺炎支原体不仅可引起肺炎，也可引起上呼吸道感染。

婴幼儿时期由于上呼吸道的解剖生理和免疫特点而易患本病。患有先天性心脏病、维生素 D 缺乏性佝偻病、营养不良、贫血、维生素 A 缺乏，锌、铁缺乏或免疫缺陷等病，或有被动吸烟、环境不良及护理不当等往往容易反复发生上呼吸道感染或使病程迁延。

【临床表现】

1. 一般类型

（1）症状

局部症状：主要是鼻咽部症状。出现流涕、鼻塞、打喷嚏、咽部不适、轻咳等，多于 3～4 天自然痊愈。

全身症状：不同程度的发热、烦躁不安、头痛、纳差、乏力、全身不适等。部分患儿可伴有呕吐、腹泻、腹痛等消化道症状。腹痛多为脐周阵发性疼痛，无压痛，多为肠痉挛所致，若腹痛持续存在，多为并发急性肠系膜淋巴结炎。

婴幼儿起病急，以全身症状为主，常有消化道症状，局部症状较轻。多有发热，体温可达39～40 ℃，起病 1～2 天内可因高热引起惊厥。

（2）体征　体检可见咽部充血，扁桃体肿大，颌下淋巴结肿大、触痛。肺部听诊一般正常。肠道病毒感染者出现不同形态皮疹。

2. 两种特殊类型上呼吸道感染　见表 8-2。

表 8-2　两种特殊类型上呼吸道感染

	病原体	好发季节	疾病特点	病程
疱疹性咽峡炎	柯萨奇 A 组病毒	夏秋季	急起高热、咽痛、流涎、厌食、呕吐等。可见咽充血,咽腭弓、悬雍垂、软腭等处可见多个直径 2～4 mm 灰白色疱疹,周围有红晕,1～2 日后疱疹破溃形成小溃疡	1 周左右
咽结合膜热	腺病毒 3 型、7 型	春夏季	散发或发生小流行。以发热、咽炎、结膜炎为特征。表现为高热、咽痛、眼部刺痛,体检可见咽部充血,一侧或双侧滤泡性眼结合膜炎,颈部或耳后淋巴结肿大	1～2 周

3. 并发症　婴幼儿多见。可并发中耳炎、鼻窦炎、咽后壁脓肿、颈淋巴结炎、喉炎、支气管炎、肺炎等。年长儿若患 A 组 β 溶血性链球菌咽峡炎可引起急性肾小球肾炎、风湿热等疾病。

【辅助检查】

病毒感染者外周血白细胞计数正常或偏低,中性粒细胞减少,淋巴细胞计数相对增高。细菌感染者外周血白细胞可增高,中性粒细胞增高。病毒分离、血清学检查可明确病原。

【治疗要点】

1. 一般治疗　病毒性上呼吸道感染者,应告诉患儿家长该病的自限性和治疗目的,防止交叉感染及并发症。注意休息、居室通风、多饮水。

2. 抗感染治疗

(1) 抗病毒药物　主张早期应用。抗病毒药物常用利巴韦林(病毒唑)。部分中药制剂有一定的抗病毒疗效。

(2) 抗菌药物　细菌性上呼吸道感染或病毒性上呼吸道感染继发细菌感染者可选用抗生素治疗。

3. 对症治疗

(1) 高热可予以物理、药物降温。

(2) 发生高热惊厥者可予以镇静、止惊等处理。

【常见护理诊断/问题】

(1) 体温过高　与上呼吸道炎症有关。

(2) 舒适的改变　与咽痛、鼻塞等有关。

(3) 潜在并发症　惊厥、中耳炎、支气管炎、肺炎等。

【护理目标】

(1) 患者体温下降至正常范围内。

(2) 患者咽痛、鼻塞、流涕等症状减轻或消失。

(3) 及时发现并处理并发症。

【护理措施】

1. 一般护理

(1) 保持室温 18～22 ℃,湿度 50%～60%,注意通风,保持室内空气清新。保证患儿有足够的休息时间。鼓励患儿多喝水,给予清淡、易消化高维生素饮食,宜少食多餐并经常变换食物种类。入量不足者,进行静脉补液。

（2）**鼻塞的护理**　鼻塞严重时应先清除鼻腔分泌物,然后用 0.5%麻黄素液滴鼻,每次 1～2滴;对因鼻塞而妨碍吸吮的婴儿,宜在哺乳前 15 min 滴鼻,保证吸吮。

（3）**口腔护理**　保持口腔清洁,为减轻疼痛,不宜吃过烫及刺激性饮食,可用温淡盐水或复方硼酸溶液漱口。注意观察咽部充血、水肿、化脓情况,及时发现病情变化。咽部不适时可给予润喉含片或雾化吸入。

2. 治疗配合　密切监测体温变化,体温达 38.5 ℃以上时应给予物理降温措施,如头部冷湿敷、枕冰袋,在颈部及腹股沟处放置冰袋,30%～50%的酒精擦浴（新生儿禁用）或用冷盐水灌肠。物理降温效果不佳或无条件物理降温时可予退热剂,如口服对乙酰氨基酚等。注意保证患儿摄入充足的水分,及时更换汗湿衣服,避免因受凉而使症状加重或反复。

3. 观察病情　密切观察病情变化,一般每 4 h 测量体温并准确记录,若体温过高或有热性惊厥史需 1～2 h 测体温一次。发生热性惊厥时,配合医师及时予以镇静、止惊等处理。在护理患儿时应经常检查口腔黏膜的改变、皮肤有无皮疹,注意咳嗽的性质及神经系统症状等,以便能早期发现麻疹、猩红热、百日咳及流行性脑脊髓膜炎等急性传染病及有无支气管炎、肺炎等。

知识拓展

　　急性感染性喉炎为喉部黏膜急性弥漫性炎症。冬春季节发病较多。常见于婴幼儿。以犬吠样咳嗽、声嘶、喉鸣,吸气性呼吸困难为临床特征。起病急、症状重,可有发热、犬吠样咳嗽,声嘶、吸气性喉鸣和三凹征。严重时可出现发绀、烦躁不安、面色苍白、心率加快。咽部充血,间接喉镜检查可见喉部、声带有不同程度的充血、水肿。一般白天症状轻,夜间入睡后加重,喉梗阻者若不及时抢救,可窒息死亡。

第三节　急性支气管炎

临床病例

　　患儿,女,11 个月,发热咳嗽 5 天,查体:体温 38.0 ℃,呼吸 44 次/分,心率 112 次/分,精神尚可,烦躁哭闹,咽部充血,双肺呼吸音粗,可闻及不固定的粗湿啰音。胸部 X 线片显示:双肺纹理增粗。诊断:急性支气管炎。请问:

　　1. 对该患儿的护理诊断有哪些?

　　2. 该如何对患儿进行护理?

急性支气管炎是指由于各种致病原引起的支气管黏膜的急性炎症,由于气管常同时受累,故又称为急性气管支气管炎。常继发于上呼吸道感染后,或为一些急性传染病的早期表现,是儿童时期常见的呼吸道疾病,婴幼儿多见。

【病因】

凡能引起上呼吸道感染的病毒和细菌皆可成为支气管炎的病原体,常为混合感染。一般在病毒感染的基础上继发细菌感染。营养不良、佝偻病、免疫力低下、变态反应、环境污染、空气污浊、经常接触有害气体等均可成为本病的诱因。

【临床表现】

1. 症状 急性支气管炎起病急缓不一,大多先有上呼吸道感染症状,以咳嗽为主,初为刺激性干咳,以后有痰。婴幼儿全身症状较明显,常有发热、纳差、乏力、呕吐、腹胀、腹泻等。年长儿一般症状较轻,可有头痛、胸痛、咳嗽等。

2. 体征 呼吸稍快,双肺呼吸音粗糙,可闻及不固定的散在的干啰音及粗中湿啰音。啰音常在体位改变或咳嗽后随分泌物排出而暂时减少或消失。一般无气促和发绀。

【辅助检查】

1. 血常规 病毒感染者周围血白细胞计数正常或偏低,细菌感染者周围血白细胞计数增高。

2. 胸部 X 线检查 正常或有肺部纹理增粗、肺门阴影增深。

【诊断要点】

患儿有咳嗽,可伴发热等临床表现;双肺呼吸音粗糙,可闻及不固定的散在的干啰音及粗中湿啰音,结合胸部 X 线检查,可做出诊断。

【治疗要点】

主要是控制感染和对症治疗,如止咳、化痰、平喘等。一般不用镇咳剂或镇静剂,以免抑制咳嗽反射,影响痰液咳出。化痰可用氨溴索及一些中药制剂等。喘息者可行超声雾化吸入沙丁胺醇等 β_2 受体激动剂。喘息严重时可短期使用糖皮质激素。

【护理诊断/问题】

1. 清理呼吸道无效 与分泌物过多、痰液黏稠不易咳出有关。

2. 体温过高 与细菌或病毒感染有关。

【护理措施】

1. 一般护理

(1) 充分休息,多饮水,保持室内空气新鲜,室温 18~22 ℃,湿度 55%~65%,以减少对支气管黏膜刺激,利于排痰。避免剧烈活动,注意休息,防止咳嗽加重。

(2) 保持充分的水分及营养的供给,鼓励患儿多饮水以防痰黏稠不易咳出。

(3) 经常更换患儿体位,定时拍背,指导并鼓励患儿咳嗽,以利于痰液排出;保持口腔清洁,婴幼儿可在进食后喂适量开水,年长儿在晨起、餐后及睡前漱口。

(4) 给予超声雾化吸入化痰药物,以湿化气道,消除炎症,促进排痰。必要时用吸引器及时清除痰液,保持呼吸道通畅。

(5) 对喘息性支气管炎的患儿,应注意观察有无缺氧症状,必要时给予吸氧。

2. 治疗配合 维持正常体温措施参考急性上呼吸道感染章节。

知识拓展

支气管哮喘

支气管哮喘简称哮喘,是儿童时期最常见的慢性呼吸道疾病。哮喘由多种细胞和细胞组分共同参与的气道慢性炎症性疾病,这种慢性炎症导致气道反应性增加,通常出现广泛而多变的可逆性气流受限,并引起反复发作的喘息、气促、胸闷和(或)咳嗽等症状,多在夜间和(或)清晨发作、加剧,多数患者可自行缓解或经治疗缓解。儿童哮喘如果诊治不及时,随病程延长可产生气道不可逆性狭窄和气道重塑。因此,早期防治至关重要。

第四节　肺　炎

临床病例

患儿,男,10个月。"发热、咳嗽 4 天,烦躁、咳嗽加重半天"入院。查体:体温 38.8 ℃,呼吸 48 次/分,脉搏 120 次/分,精神欠佳,口周无发绀,有轻微的鼻翼扇动和三凹征。双肺闻及固定细湿啰音。血常规:白细胞计数和分类正常。X 线胸片:肺纹理增粗,双肺下野出现点片状絮状影。医疗诊断为:肺炎。

1. 主要的护理问题?

2. 出现何种情况时,应及时报告医师并配合处理?

肺炎是指不同病原体或其他因素(如吸入羊水、油类或过敏反应)所致的肺部炎症反应。是婴幼儿时期重要的常见病,临床上以发热、咳嗽、气促、呼吸困难和肺部有固定的中、细湿啰音为主要表现。肺炎是婴儿时期重要的常见病,该病是我国住院小儿死亡的第一位原因,严重威胁小儿健康,被列为小儿四病防治之一,故加强对本病的防治十分重要。

【分类】

小儿肺炎分类见表 8-3。

表 8-3　小儿肺炎分类

分类方法	种类及内容
病理	支气管肺炎(小叶性肺炎)、大叶性肺炎、间质性肺炎
病因	感染性肺炎:病毒性肺炎、细菌性肺炎、支原体肺炎、衣原体肺炎、真菌性肺炎等非感染性肺炎:吸入性肺炎、坠积性肺炎、过敏性肺炎等

续表

分类方法	种类及内容
病程	急性肺炎:病程小于 1 个月;迁延性肺炎:病程 1~3 个月;慢性肺炎:病程大于 3 个月。
病情	轻症肺炎:主要为呼吸系统表现,其他系统仅轻微受累,无全身中毒症状。 重症肺炎:除呼吸系统表现外,其他系统亦受累,且全身中毒症状明显

【病因】

引起肺炎的主要病原体为病毒和细菌。也可由病毒、细菌"混合感染"。发达国家小儿肺炎病原体主要为病毒,最常见的为呼吸道合胞病毒(RSV),其次为腺病毒(ADV)、流感病毒及副流感病毒等。发展中国家以细菌为主,细菌感染以肺炎链球菌多见,其他有葡萄球菌、链球菌、革兰阴性杆菌等。近年来,肺炎支原体、衣原体和流感嗜血杆菌感染有增加的趋势。

常见诱因:室内居住拥挤、通风不良、空气污浊,致病微生物增多。此外,营养不良、维生素 D 缺乏性佝偻病、先天性心脏病、低出生体重儿、免疫缺陷者等患儿均易发生本病,且病情严重,容易迁延不愈,病死率也较高。

病原体多由呼吸道入侵,少数可经血行入肺。

【临床表现】

支气管肺炎是小儿时期最常见的肺炎。多见于 2 岁以下婴幼儿。大多起病较急,发病前数日多有上呼吸道感染。主要临床表现为发热、咳嗽、气促、肺部固定中细湿啰音。

1. 轻症肺炎 以呼吸系统症状为主。

(1) 主要症状 ①发热:热型不定,多为不规则热,值得注意的是新生儿或重度营养不良儿体温可不升或低于正常。②咳嗽:较频,早期为刺激性干咳、极期咳嗽反而减轻,恢复期咳嗽有痰。③气促:多发生在发热、咳嗽之后,呼吸频率加快。④全身症状:精神不振、食欲减退、烦躁不安、轻度腹泻及呕吐。

(2) 体征 ①呼吸增快:可达 40~80 次/分,并可有鼻翼扇动、点头呼吸、三凹征。②发绀:口周、鼻唇沟和指(趾)端发绀,轻症可无明显发绀。③肺部啰音:早期不明显,可有呼吸音粗糙、减低,以后可闻及较固定的中、细湿啰音,以背部两侧下方及脊柱两旁较多,深吸气末更为明显;肺部叩诊多正常,病灶融合时可出现肺实变体征。

2. 重症肺炎 除呼吸系统表现及全身中毒症状加重外,常有循环、神经、消化等系统严重功能障碍。

(1) 循环系统 常见心肌炎和心力衰竭。心肌炎表现为面色苍白、心动过速、心音低钝、心律不齐,心电图 ST 段下移和 T 波低平、倒置。肺炎合并心力衰竭的表现如下:①安静状态下呼吸突然加快达 60 次/分以上;②安静状态下心率突然增快达到 180 次/分以上;③突然极度烦躁不安、明显发绀、面色苍白或发灰、指(趾)甲微血管再充盈时间延长,以上三项不能用发热、肺炎本身和其他合并症解释者;④心音低钝、奔马律,颈静脉怒张;⑤肝脏迅速增大;⑥少尿或无尿,眼睑或双下肢水肿等。亦有学者认为上述症状为肺炎本身的表现。

(2) 神经系统 在确诊肺炎后出现下列症状与体征者,可考虑为中毒性脑病。①烦躁、嗜睡,眼球上窜、凝视;②球结膜水肿,前囟膨隆;③惊厥、昏睡、昏迷;④瞳孔对光反射迟钝或消失;⑤呼吸不规则,呼吸心跳解离(有心跳,无呼吸);⑥可有脑膜刺激征,脑脊液检查除压力增高外,其余均正常。

(3) 消化系统 常有纳差、腹胀、呕吐、腹泻等。严重者发生中毒性肠麻痹时,表现为严重腹胀、呼吸困难加重,听诊肠鸣音消失。重症患儿还可呕吐咖啡样物,大便潜血阳性或柏油样便。

3. 并发症　　最常见的并发症为不同程度的肺气肿或肺不张。金黄色葡萄球菌肺炎可引起脓胸、脓气胸、肺大疱等并发症,表现为体温持续不退,或退而复升,中毒症状严重,呼吸困难突然加重。

4. 几种不同病原体所致肺炎的特点　　见表8-4。

表8-4　几种不同病原体所致肺炎的特点

	金黄色葡萄球肺炎	呼吸道合胞病毒肺炎	腺病毒肺炎	肺炎支原体肺炎
年龄	新生儿至婴幼儿多见	小于3岁,1岁以内尤多	6个月~2岁	年长儿多见
发热	弛张热	发热不高或无热	稽留高热	不规则热
临床表现	起病急,进展快,中毒症状重,可并发休克、败血症、化脓病灶、多形性皮疹病变	较明显的呼吸困难、喘憋重,口唇发绀,鼻翼扇动及三凹征	起病急,中毒症状重,轻重不等的呼吸困难和发绀,易发生心肌炎、心衰及中毒性脑病等;病死率最高	起病缓慢,病情较轻,痉挛性咳嗽,伴咽痛、肌肉酸痛
肺部啰音	出现早,有散在中、细湿啰音	多有中细湿啰音,以喘鸣音为主	啰音出现晚	不明显
X线检查	肺部有小片状阴影,迅速出现肺脓肿、脓胸、脓气胸和肺大疱	肺气肿或小片状阴影	较啰音出现早,常有大片状阴影或积液	改变明显,与体征不成比例
白细胞	明显增高,核左移	正常或降低	正常或降低	正常或偏高
抗生素治疗	有效	无效	无效	红霉素有效
病程	数周至数月	1周左右	数周或数月	2~4周

【辅助检查】

1. 血常规　　细菌性肺炎时白细胞总数及中性粒细胞增高,并有核左移,胞质中可见中毒颗粒。病毒性肺炎时白细胞总数正常或降低,时有淋巴细胞增高或出现异型淋巴细胞。

2. 病原学检查　　取鼻咽拭子或气管分泌物标本可做病毒分离和鉴别。取痰液、气管吸出物、肺泡灌洗液、胸水、脓液及血液等做细菌培养和鉴定,可明确病原菌。肺炎支原体、沙眼衣原体、真菌等可通过特殊分离培养获得相应病原诊断。病毒特异性抗原和抗体检测有助于早期诊断。

3. 胸部X线检查　　支气管肺炎早期肺纹理增粗,以后出现大小不等的斑片状阴影,可融合成片,以双肺下野、中内带居多,可有肺不张或肺气肿。伴发脓胸时,早期有肋膈角变钝;积液较多时纵隔、心脏向健侧移位。并发脓气胸时,患侧胸腔可见液平面。肺大疱时则见完整薄壁、无平面的大疱。

【治疗要点】

肺炎的治疗原则是采取综合措施,积极控制感染,改善肺的通气功能,对症治疗,防止和治疗并发症。

1. 抗生素 正确使用抗生素,明确为细菌感染或病毒感染继发细菌感染者应使用抗生素以消除肺部炎症,促进气体交换。

(1)使用原则 ①根据病原体选用敏感药物;②选用的药物应在肺组织中有较高的浓度;③早期用药;④联合用药;⑤足量、足疗程;⑥重症宜静脉联合给药。

(2)根据不同的病原选择抗生素 肺炎链球菌感染者选用青霉素、阿莫西林,其中青霉素为首选药物;青霉素过敏者选用大环内酯类抗生素如红霉素。金黄色葡萄球菌肺炎者,推荐用苯唑西林或氯唑西林,耐药者选用万古霉素或联用利福平。大肠杆菌和肺炎杆菌感染者首选头孢他啶或头孢哌酮。支原体、衣原体肺炎则首选大环内酯类抗生素如红霉素、罗红霉素、阿奇霉素等。

(3)用药时间 用药至体温正常后 5～7 天,临床症状、体征基本消失后 3 天。支原体肺炎至少用药 2～3 周,以免复发。葡萄球菌肺炎在体温正常后继续用药 2～3 周,总疗程达到 6 周。

2. 其他药物 病毒感染可用利巴韦林、干扰素等,部分中药制剂有一定抗病毒疗效。

【常见护理诊断/问题】

(1)气体交换受损 与肺部炎症所致的通气与换气障碍有关。

(2)清理呼吸道无效 与呼吸道分泌物过多,黏稠、不易排出有关。

(3)体温过高 与肺部感染有关。

(4)潜在并发症 心力衰竭、中毒性脑病、中毒性肠麻痹、脓胸。

【护理目标】

(1)患儿气促消失,呼吸平稳。

(2)患儿能及时清除痰液,呼吸道通畅。

(3)患儿体温恢复正常。

(4)住院期间不发生并发症或发生时能及时被发现和治疗。

【护理措施】

1. 一般护理

(1)保持病室环境舒适 病室每天上、下午各通风一次,每次 15～30 min;以保持温度和湿度适宜、空气新鲜,利于呼吸道的湿化和分泌物的排出。每日紫外线消毒一次;不同病原体肺炎患儿应尽量做到分室居住,以免交叉感染。室温维持在 18～22 ℃,湿度以 50%～60% 为宜。

(2)保证患儿充分休息 各种处置集中进行,尽量避免哭闹,尽量使患儿安静休息。根据病情不同可取半卧位或高枕卧位,以利于肺的扩张及分泌物的排出。

(3)饮食 予以易消化、营养丰富的流质、半流质饮食:如人乳、牛乳、米汤、菜汁、果汁等。少食多餐,避免过饱影响呼吸;哺喂时应耐心,防止呛咳引起窒息;重症不能进食者,给予静脉营养。保证液体的摄入量,以湿润呼吸道黏膜,防止分泌物干结,以利于痰液排出,同时可以防止发热导致的不显性失水。保持口腔及皮肤清洁。

2. 对症护理

(1)氧疗 出现呼吸困难、喘憋、口唇发绀、烦躁不安、面色苍白等严重低氧血症表现时,应立即遵医嘱给氧。多用鼻前庭导管给氧,经湿化的氧流量为 0.5～1 L/min,缺氧明显者宜用面罩给氧,氧流量为 2～4 L/min,氧浓度不超过 40%。若出现呼吸衰竭,则使用机械通气(人工呼吸机)。

(2) 及时清除患儿口鼻分泌物,协助转换体位,同时轻拍背部,促使痰液排出,方法是五指并拢,稍向内合掌,由下向上、由外向内,轻拍患儿背部,边拍边鼓励患儿咳嗽,以促使肺泡及呼吸道的分泌物易于排出;必要时可进行体位引流。

(3) 对痰液黏稠不易咳出者,可按医嘱给予超声雾化吸入,以稀释痰液利于咳出。因雾化需深呼吸才能达到最佳效果,故应对患儿进行指导。重症患儿反应迟钝或无力将痰液排出时,应及时给予吸痰处理,吸痰不宜在哺乳后 1 h 内进行,以免引起呕吐,但吸痰不应过频。

(4) 遵医嘱给予祛痰剂促进排痰,对严重喘憋者给予解痉剂。

(5) 降低体温　监测体温变化并警惕高热惊厥的发生。对高热者给予降温措施。

3. 密切观察病情

(1) 如患儿出现烦躁不安、面色苍白、气喘加剧、呼吸加快(达到 60 次/分)、心率加速(达到 180 次/分)、肝脏在短时间内急剧增大等心力衰竭的表现,应及时报告医生,给氧并减慢输液速度,做好给氧、强心、利尿等抢救准备。

(2) 应密切观察神志、瞳孔和肌张力改变,若有烦躁和嗜睡、惊厥、昏迷、呼吸不规则、肌张力增高等脑水肿表现时立即报告医生。

(3) 患儿腹胀明显伴低钾血症时,及时补钾;若有中毒性肠麻痹,应禁食,予以胃肠减压。

(4) 如患儿中毒症状突然加重,体温持续不退或退而复升,出现剧烈咳嗽、烦躁不安、呼吸困难、胸痛、面色青紫、患侧呼吸运动受限等,提示并发了脓胸或脓气胸,应及时报告医生,并配合进行胸腔穿刺或胸腔闭式引流,做好术后护理。

目标检测

1. 在免疫特点方面,小儿易患呼吸道感染的原因是(　　　)。

A. 非特异性免疫功能差　　　　　　　　　　B. 特异性免疫功能差

C. 分泌型 IgA 和 IgG 含量低　　　　　　　　D. 肺泡吞噬细胞功能不足

E. 以上均是

2. 引起咽-结合膜热的病原体为(　　　)。

A. 柯萨奇病毒　　　　　　　B. 链球菌　　　　　　　　C. 流感病毒

D. 葡萄球菌　　　　　　　　E. 腺病毒 3 型

3. 引起急性上呼吸道感染的主要病原体是(　　　)。

A. 支原体　　　　B. 细菌　　　　C. 病毒　　　　D. 衣原体　　　　E. 真菌

4. 婴幼儿上感常见的并发症,错误的是(　　　)。

A. 中耳炎　　　　B. 乳突炎　　　　C. 肺炎　　　　D. 风湿热　　　　E. 喉炎

5. 支气管肺炎和支气管炎的主要鉴别点是(　　　)。

A. 发热咳嗽　　　　　　　　B. 气促　　　　　　　　　C. 固定细湿啰音

D. 周围白细胞升高　　　　　E. 粗湿啰音

6. 肺炎患儿如需鼻导管给氧时,氧流量和氧浓度分别为(　　　)。

A. 0.5～1 L/min,<20%　　　　　　　　　　B. 1～2 L/min,<40%

C. 1～2 L/min,＜20％   D. 0.5～1 L/min,＜40％

E. 2～4 L/min,＜40％

7. 肺炎分类中哪个是按病理分类的?(　　　)

A. 病毒性肺炎   B. 细菌性肺炎   C. 支气管肺炎

D. 病毒性肺炎   E. 衣原体肺炎

8. 患儿 11 个月,诊断为肺炎,体温 40.2 ℃,双眼上翻、惊厥、昏迷,前囟紧张,脑脊液检查未见异常,考虑患儿合并了(　　　)。

A. 中毒性脑病   B. 心力衰竭   C. 热性惊厥

D. 低钙惊厥   E. 中毒性肠麻痹

9. 患儿 1 岁,发热、咳嗽 5 天,以肺炎收入院。入院第二天突然出现呼吸困难、烦躁不安、发绀,左肺叩诊呈鼓音,听诊呼吸音消失,心率 162 次/分,胸片显示纵隔向右移位,最可能的诊断是(　　　)。

A. 脓胸   B. 心力衰竭   C. 气胸

D. 支气管异物   E. 肺不张

10. 抗生素治疗小儿肺炎,最适当的停药时间是体温正常后(　　　)。

A. 3～4 天,临床症状基本消失后 1 天

B. 4～5 天,临床症状基本消失后 2 天

C. 5～7 天,临床症状基本消失后 3 天

D. 7～9 天,临床症状基本消失后 4 天

E. 9～14 天,临床症状基本消失后 5 天

(伍　静　黄苏蓉)

第九章 循环系统疾病患儿的护理

一、心脏的胚胎发育

胚胎第 2 周原始心脏形成,第 4 周开始有循环作用,胚胎第 8 周房室间隔已完全长成,即成为四腔心脏。因此,胚胎第 2~8 周是心脏发育的关键时期。在此期间,胎儿如受到某些物理、化学或生物因素的影响,均可能导致心血管发育畸形。

二、胎儿血液循环及出生后的改变

(一) 正常胎儿血液循环

胎儿时期的营养和气体代谢是通过脐血管和胎盘与母体之间以弥散方式进行交换的。由胎盘来的动脉血经脐静脉进入胎儿体内,至肝脏下缘分为两支:一支入肝与门静脉汇合,后经肝静脉出肝进入下腔静脉;另一支经静脉导管直接进入下腔静脉,与来自下半身的静脉血汇合,共同流入右心房。下腔静脉的混合血(以动脉血为主)进入右心房后,在下腔静脉瓣的导流作用下,约 1/3 经卵圆孔进入左心房,再入左心室流入升主动脉,主要供应心、脑、上半身,并经上腔静脉回流至右心房。来自上半身上腔静脉的静脉血,进入右心房后,绝大部分流入右心室,与来自下腔静脉的 2/3 血液一起进入肺动脉。由于胎儿的肺处于压缩状态,无呼吸功能,肺循环阻力较高,故肺动脉的血只有少量入肺经肺静脉回到左心房,约 80% 的血液经动脉导管与来自升主动脉的血液汇合后流入降主动脉(以静脉血为主),供应腹腔脏器和下半身,后绝大多数经脐动脉回流至胎盘,换取营养和氧气(图 9-1)。

综上所述,胎儿血液循环具有以特点:①胎儿的营养物质、代谢产物和气体交换,均是通过胎盘、脐血管与母体之间通过弥散的方式进行的;②静脉导管、卵圆孔、动脉导管是胎儿血液循环的特殊通道;③只有体循环,无有效的肺循环,左右心都向全身供血;④胎儿体内大多为混合血,肝脏血氧含量最高,心、脑、上半身次之,腹腔脏器及下半身最低。

(二) 出生后血液循环改变

1. 脐血管闭锁 出生后脐带结扎,脐血管内血流停止,经 6~8 周脐血管完全闭锁,成为

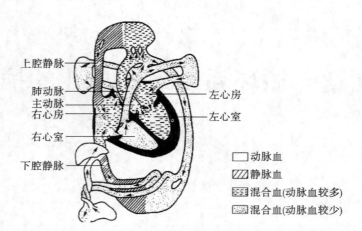

上腔静脉

肺动脉
主动脉
右心房

右心室

下腔静脉

左心房

左心室

□ 动脉血
▨ 静脉血
▦ 混合血(动脉血较多)
▦ 混合血(动脉血较少)

图 9-1　胎儿血液循环示意图

韧带。脐带结扎同时静脉导管中血流停止,静脉导管成为静脉韧带。

2. 卵圆孔关闭　出生后脐带结扎,由下腔静脉进入右心房血量减少,使右心房压力下降;肺循环建立,由肺循环回至左心房血量明显增多,使左心房压力上升,当左心房压力超过右心房时,卵圆孔发生功能性关闭,于生后 5～7 个月发生解剖上关闭。

3. 动脉导管关闭　出生后由于肺循环建立,使肺动脉内压力降低,主动脉内压力增大,动脉导管处逆转为左向右分流。此外,出生后自主呼吸使血氧含量增高加上出生后体内前列腺素的减少,使动脉导管逐渐收缩、闭塞,最后血流停止,成为动脉韧带。约 80% 的婴儿于生后 3～4 个月、90% 婴儿于生后 1 年内形成解剖上闭合。

三、小儿心脏、心率、血压的特点

(一) 心脏大小和位置

年龄越小,心脏体积相对越大。心脏位置随年龄而变化,刚出生时心脏呈横位,心尖搏动位于胸骨左缘第 4 肋间、锁骨中线外侧;以后心脏逐渐转为斜位,故心尖搏动位置逐渐向内、下方移位,5～6 岁时心尖搏动位于胸骨左缘第 5 肋间锁骨中线上;7 岁后位于胸骨左缘第 5 肋间锁骨中线内 0.5～1 cm 处。

(二) 心率

由于儿童的新陈代谢旺盛,交感神经兴奋性较高,故年龄越小,心率越快。新生儿平均 120～140 次/分,婴儿 110～130 次/分,2～3 岁 100～120 次/分,4～7 岁 80～100 次/分,8～14 岁 70～90 次/分。

生理情况下,如进食、活动、哭闹等可使心率加快,体温每升高 1 ℃,心率增加 10～15 次/分。故应在儿童安静或睡眠时测量心率和脉率。若排除上述原因后,不能解释心率异常者,应注意查找病理原因。

(三) 血压

由于儿童的心搏出量较少,动脉壁弹性较好,血管口径较大,故年龄越小,血压越低。新生儿收缩压为 60～70 mmHg,1 岁为 70～80 mmHg。2 岁以后血压可按公式计算,即:收缩压(mmHg)＝年龄(岁)×2＋80(mmHg),舒张压为收缩压的 2/3。高于此标准 20 mmHg 为高血压,低于此标准 20 mmHg 为低血压。

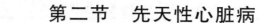

第二节　先天性心脏病

临床病例

患儿,女,1 岁。生后 3 个月起青紫逐渐明显,哭闹、活动后气急,青紫加重。被抱起时双下肢常呈屈曲状。入院当日剧烈哭闹出现严重青紫、晕厥及抽搐。体检:体温 36.5 ℃,脉搏 120 次/分,呼吸 30 次/分,血压 70/50 mmHg,体重 7kg。生长发育明显落后,口唇、鼻尖、耳垂、指(趾)甲青紫明显,伴杵状指(趾)。双肺呼吸音清,胸骨左缘闻及Ⅲ级收缩期杂音,肺动脉瓣区第二心音减弱,腹软,肝脾未触及,神经系统无异常。

血常规:血红蛋白 190 g/L。胸部 X 线:心影呈靴形,双肺纹理减少。心电图提示:右心室肥大。请问:

1. 该患儿诊断为法洛四联症,其诊断依据是什么?

2. 若患儿吃奶时出现阵发性呼吸困难、烦躁、晕厥,其原因是什么? 该如何处理?

3. 该患儿被抱起时,为什么双下肢常呈屈曲状?

4. 护理该患儿时应注意什么?

先天性心脏病(congenital heart disease,CHD)简称先心病,是胎儿时期心脏血管发育异常而出现的心血管畸形,是儿童时期最常见心脏病。其发病率为活产婴儿的 6‰～10‰,早产儿发病率高,为成熟儿的 2～3 倍,而死胎中的发生率是活产儿的 10 倍。

近四五十年来,由于心导管检查、心血管造影和超声心动图等的应用,以及在低温麻醉和体外循环下心脏直视手术的发展和术后监护技术的提高,临床上对先心病的诊断和治疗水平都有了显著的提高。

【病因】

本病病因尚未完全明确,目前认为与以下因素有关。

1. 遗传因素　包括染色体异常、基因变异等。

2. 宫内感染　宫内感染是重要因素。特别是孕早期受病毒感染,如风疹病毒、流行性腮腺炎病毒、流感病毒、柯萨奇病毒等。

3. 其他　母孕期接受大量放射线;服用抗癌药、镇静剂等药物;叶酸缺乏、患代谢紊乱性疾病(糖尿病、高钙血症、苯丙酮尿症等)、宫内缺氧、孕早期饮酒、吸食毒品等,均可能与本病有关。

【分类】

临床上根据左、右心腔及大血管之间有无血液分流和临床有无青紫,先天性心脏病可分为三大类(表 9-1)。

表 9-1　先天性心脏病分类

分　　类	常见先心病
左向右分流型(潜伏青紫型)	房间隔缺损、室间隔缺损、动脉导管未闭
右向左分流型(青紫型)	法洛四联症、大动脉错位
无分流型(无青紫型)	肺动脉狭窄、主动脉缩窄,右位心

二、常见先天性心脏病

本章主要讨论房间隔缺损(ASD)、室间隔缺损(VSD)、动脉导管未闭(PDA)和法洛四联症(TOF)(图 9-2 至图 9-5)。四种常见先天性心脏病的临床特点见表 9-2。

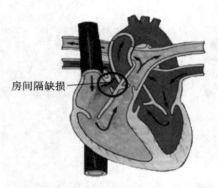

图 9-2　房间隔缺损血液循环示意图

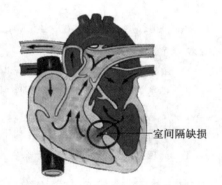

图 9-3　室间隔缺损血液循环示意图

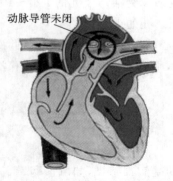

图 9-4　动脉导管未闭血液循环示意图

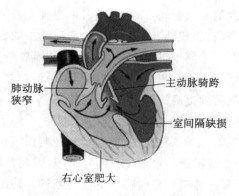

图 9-5　法洛四联症血液循环示意图

表 9-2 四种常见先天性心脏病的临床特点

分类		左向右分流型			右向左分流型
病名		房间隔缺损	室间隔缺损	动脉导管未闭	法洛四联症
临床表现	症状(含部分体征)	体循环血量减少:发育落后、消瘦、乏力、气促、心悸、多汗等。肺循环血量增加:肺充血,易反复呼吸道感染,甚至心力衰竭;右向左分流时出现青紫,动脉导管未闭者呈差异性青紫,可有声言嘶哑和周围血管征;并发症为呼吸道感染(如上感、支气管炎、支气管肺炎)、充血性心力衰竭、亚急性细菌性心内膜炎			青紫、蹲踞、缺氧发作、杵状指(趾)、发育落后;并发症为脑血栓、脑栓塞、脑脓肿、亚急性细菌性心内膜炎
	心脏杂音	胸骨左缘第 2、3 肋间闻及 Ⅱ～Ⅲ级喷射性 SM,传导较小	胸骨左缘第 3、4 肋间闻及 Ⅲ～Ⅳ级粗糙的 SM,传导广	胸骨左缘第 2 肋间闻及 Ⅱ～Ⅳ级连续性机器样 SM、DM,向颈部传导	胸骨左缘第 2、3、4 肋间闻及 Ⅱ～Ⅲ级粗糙喷射性 SM,向心尖传导
	震颤	无	有	有	可有
	P_2	亢进,固定分裂	亢进	亢进	减弱或消失
胸部 X 线	房室增大	右房、右室大	左室、右室大	左房、左室大	右室大,靴型心影
	肺动脉段	凸出	凸出	凸出	凹陷
	肺野	充血	充血	充血	清晰
	肺门"舞蹈"	有	有	有	无
心电图		电轴右偏和不完全性右束支传导阻滞,右房和右室肥大	小型缺损正常,大型缺损左、右心室肥大	左室肥大,偶有左房肥大	电轴右偏;右室肥大

【临床表现】

1. 左向右分流型 为临床最常见的类型,包括房间隔缺损、室间隔缺损、动脉导管未闭。缺损小、分流量少者,一般无临床症状,仅在体检时发现有心脏杂音。

(1)体循环血量减少的表现 体循环血量减少使组织缺氧,影响发育,并致活动耐受力下降,出现生长发育落后、消瘦、乏力、气促、心悸、多汗等。

(2)肺循环血量增加的表现 肺循环血量增加致肺充血,易反复呼吸道感染,严重者出现充血性心力衰竭。

(3)青紫 当哭闹、患肺炎或心力衰竭时,上述先心病心脏压力发生变化,分别出现右心房压力大于左心房,右心室压力大于左心室,肺动脉压力大于主动脉,产生右向左分流而出现青紫(动脉导管未闭者呈差异性青紫,表现为下半身青紫)。

(4)动脉导管未闭 可有声言嘶哑(因扩大的肺动脉压迫喉返神经)和周围血管征(如水

冲脉、毛细血管搏动、主动脉枪击音)。

(5) 并发症 呼吸道感染(如上感、支气管炎、支气管肺炎)、充血性心力衰竭、亚急性细菌性心内膜炎等。

(6) 心脏体征 见表 9-2。

2. 右向左分流型 法洛四联症是存活婴儿中最常见的青紫型先天性心脏病,由 4 种畸形组成:肺动脉狭窄、室间隔缺损、主动脉骑跨和右心室肥厚,其中以肺动脉狭窄最重要。

(1) 青紫 主要表现,其严重程度和出现早晚与肺动脉狭窄程度成正比,多见于口唇、指(趾)甲床、球结合膜等处。吃奶、哭闹、活动后可出现气急和青紫加重。

(2) 蹲踞现象 一种无意识的自我缓解缺氧的保护性动作。婴儿喜抱,常采用胸膝卧位;年长儿于行走、活动时,常主动下蹲片刻。蹲踞时下肢动脉受压,体循环阻力增加,使右向左分流量减少;同时下肢屈曲,使静脉回心血量减少,减轻了心脏负荷,从而缺氧症状暂时得以缓解。

(3) 缺氧发作 出现阵发性呼吸困难,严重者突然昏厥、抽搐,这是由于在肺动脉漏斗部狭窄的基础上,突然发生该处肌肉痉挛,引起一时性肺动脉梗阻,使脑缺氧加重所致。年长儿常诉头昏、头痛。

(4) 杵状指(趾) 长期缺氧使指、趾端毛细血管扩张增生,局部软组织和骨组织也增生肥大,表现为指(趾)末端膨大如鼓槌状。

(5) 生长发育迟缓 体格发育和智力发育均可落后于正常同龄儿。

(6) 并发症 脑血栓、脑栓塞、脑脓肿、亚急性细菌性心内膜炎。

(7) 心脏体征 见表 9-2。

【辅助检查】

可进行心电图、胸部 X 线、超声心动图、心血管造影、心导管等检查,其中超声心动图为临床首选的无创伤性确诊手段(表 9-2)。

【治疗原则】

1. 内科治疗 目的是维持患儿正常生活,安全地达到手术年龄。主要措施是建立合理的生活制度、加强营养、对症治疗、控制感染、防止并发症。早产儿动脉导管未闭可试用吲哚美辛或阿司匹林口服以促进动脉导管闭合。

2. 外科治疗 根治有赖于外科手术治疗。若分流量不大,于学龄前期进行手术较适宜,但分流量大、症状明显或并发心衰者,宜尽早手术治疗。法洛四联症患儿可考虑 5~9 岁行一期根治手术,但临床症状明显者应在生后 6 个月后行根治术。重症患儿先行姑息手术,待一般情况改善,肺血管发育好转后,再行根治术。近年来采用心导管介入治疗房间隔缺损、室间隔缺损及动脉导管未闭已取得较满意疗效。

【护理诊断及合作性问题】

(1) 活动无耐力 与先天性心脏病体循环血量减少或血氧饱和度下降有关。

(2) 营养失调:低于机体需要量 与喂养困难及体循环血量减少、组织缺氧有关。

(3) 生长发育迟缓 与先天性心脏病体循环血量减少或血氧下降影响生长发育有关。

(4) 有感染的危险 与肺血增多有关;与异常分流致心内膜损伤有关。

(5) 潜在并发症 心力衰竭、感染性心内膜炎、脑血栓。

（6）焦虑　与疾病的威胁和对手术担忧有关。

【护理目标】

（1）患儿活动耐力改善,能满足基本生活所需。

（2）患儿能获得充足营养,生长发育状况得到改善。

（3）患儿不发生并发症,或发生后能及时发现和处理。

（4）患儿和家长能获得本病的有关知识和心理支持,较好地配合诊断检查和治疗。

【护理措施】

1. 建立合理的生活制度,改善缺氧　制定好患儿作息时间,保证充足的休息和睡眠,病情重者应卧床休息,必要时吸氧,以减少氧的消耗;保持环境安静、舒适,减少不良刺激,各项治疗及护理操作集中进行,避免患儿剧烈哭闹及情绪激动;根据病情适当安排活动量,以减少心脏负担;法洛四联症患儿在行走或游戏时蹲踞可缓解缺氧,应正确对待,不要强行拉起。

2. 合理喂养,保证充足营养　注意营养搭配,供给高蛋白质、高能量、高维生素、易消化的食物,保证营养需要;对喂养困难者要耐心喂养,必要时可用滴管滴入,少量多餐,避免呛咳和呼吸困难;心力衰竭有水钠潴留者,应根据病情给予低盐或无盐饮食。

3. 注意观察病情变化,防止并发症发生

（1）预防感染　随气温变化增减衣物,冷暖适宜,避免受凉引起呼吸道感染;少去公共场所,注意保护性隔离,以免交叉感染;行拔牙、扁桃体摘除术等小手术时应给予抗生素预防感染,防止感染性心内膜炎发生;监测体温变化,一旦发生感染应积极治疗。

（2）预防心力衰竭　观察有无心率及呼吸增快、呼吸困难、端坐呼吸、浮肿、肝肿大等心力衰竭表现,一旦发生,应立即置患儿于半卧位、吸氧,并通知医生,按心衰护理。

（3）预防脑血栓　法洛四联症患儿血液黏稠度高,发热、出汗及呕吐腹泻时体液量减少,加重血液浓缩易形成脑血栓,因此应让患儿多饮水,供给充足液量,必要时静脉输液。

（4）注意观察,防止缺氧发作　法洛四联症患儿因活动、哭闹、用力大便可引起缺氧发作,出现阵发性呼吸困难、昏厥、抽搐等,一旦发生应置患儿于膝胸卧位、吸氧、镇静、纠正酸中毒,并遵医嘱给予吗啡及普萘洛尔抢救治疗。

4. 心理护理　关爱患儿,态度和蔼,建立良好的护患关系;向患儿及其家长解释病情、检查及治疗经过,取得他们的理解和配合,树立信心,消除焦虑、恐惧心理。

5. 健康教育　指导家长掌握先心病的日常护理,建立合理的生活制度,正确合理用药,学会病情观察并积极预防并发症;指导定期复查,调整心功能到最佳状态,使患儿能安全到达手术年龄。

【护理评价】

患儿活动耐力是否增加,能否满足基本生活所需;能否获得充足的营养,满足生长发育所需;有无感染、心力衰竭等并发症发生;患儿及家长是否了解先心病的有关知识,能否积极配合诊疗和护理。

第三节 病毒性心肌炎

病毒性心肌炎是病毒侵犯心肌,引起心肌细胞变性、坏死和间质炎症,部分病例可伴有心包炎和心内膜炎。本病临床表现轻重不一,轻者预后大多良好,重者可发生心力衰竭、心源性休克,甚至猝死。近年来小儿病毒性心肌炎发病率呈上升趋势,但重症患儿占少数。

【病因及发病机制】

引起病毒性心肌炎常见病毒有柯萨奇病毒、埃可病毒、脊髓灰质炎病毒、流感和副流感病毒、腺病毒、单纯疱疹病毒等,以柯萨奇病毒最常见。

本病发病机制尚不完全清楚,一般认为与病毒直接侵犯心肌细胞有关;也与病毒感染后诱发的自身免疫反应有关。

【临床表现】

1. 前驱症状 发病前数日或1～3周多有上呼吸道感染或肠道病毒感染史,常伴有发热、咽痛、腹痛、腹泻、皮疹、全身不适等前驱症状。

2. 心肌炎表现 轻症患儿可无自觉症状,仅表现为心电图异常;一般病例可表现为乏力、面色苍白、心悸、胸闷和心前区不适或胸痛。重症患儿可发生急性心力衰竭、心源性休克或严重心率失常,可在数小时或数日内死亡。

3. 体征 心脏大小正常或扩大,可有心动过速、心律失常、心音低钝及奔马律、伴心包炎者可有心包摩擦音。严重者血压下降,发展为充血性心力衰竭或心源性休克。

【辅助检查】

1. 实验室检查

(1)血常规及血沉:急性期白细胞总数轻度增高,以中性粒细胞为主;血沉轻度增快。

(2)血清心肌酶测定:病程早期血清肌酸激酶(CK)及其同工酶(CK-MB)、乳酸脱氢酶(LDH)及其同工酶(LDH1)、血清谷草转氨酶(SGOT)均增高。心肌肌钙蛋白 T(cTnT)升高,具有高度特异性。

(3)病原学检查:疾病早期取咽拭子、血液、心包液、粪便等分离出病毒,恢复期从血清中检测相应抗体。

2. 心电图检查 心电图检查是临床诊断心肌炎的重要依据。心肌受累时,呈持续性心动过速,多导联 ST 段改变,T 波低平、双向或倒置,QT 间期延长,QRS 波群低电压。心律失常以早搏多见。

【治疗要点】

目前尚无特效治疗。注重休息减轻心脏负担。急性期采用大剂量维生素 C 和能量合剂、1,6－二磷酸果糖改善心肌代谢及促进心肌修复。发生心源性休克、严重心律失常、心力衰竭时可使用肾上腺皮质激素,有改善心肌功能、减轻心肌炎性反应和抗休克作用。

【常见护理诊断/问题】

(1)活动无耐力 与心肌受损,收缩力下降、组织供氧不足有关。

（2）潜在并发症　心律失常、心力衰竭、心源性休克。

（3）知识缺乏　家长及患儿缺乏本病的治疗、护理等相关知识。

【护理措施】

1. 休息，减轻心脏负荷　急性期卧床休息，至体温稳定后 3～4 周，基本恢复正常时再逐渐增加活动量；恢复期限制活动量，一般总休息时间不少于 6 个月。重症患儿，有心脏扩大、心力衰竭者，应延长卧床时间，待心衰控制、心脏情况好转后再逐渐开始活动。

2. 观察病情变化，及时发现处理并发症　密切观察并记录小儿生命体征变化，如精神状态、面色、心率、心律、呼吸、体温和血压等。对重症患儿应实施心电监护，一旦发现严重心律失常、心力衰竭、血压下降等情况应及时报告医生，做好急救准备。

3. 对症及用药护理　胸闷、气促、心悸应安静休息，必要时吸氧；烦躁不安者给予镇静剂；有心力衰竭者正确使用洋地黄药物，并注意观察不良反应，静脉给药时注意滴速和液量。遵医嘱及时、准确地进行各种护理。

4. 健康指导　向患儿及家长介绍本病的病因、治疗原则、预后等相关知识，缓解其焦虑和恐惧；强调卧床休息的重要性。向家长及患儿介绍药物的名称、剂量、用法及不良反应，并告知门诊复查的时间。

目标检测

1. 95% 的小儿动脉导管解剖闭合的年龄是（　　）。

A. 6 个月　　　B. 12 个月　　　C. 18 个月　　　D. 24 个月　　　E. 3 岁

2. 导致小儿先心病最常见的感染因素是（　　）。

A. 风疹病毒　　　　B. 流感病毒　　　　C. 柯萨奇病毒

D. 溶血性链球菌　　E. 大肠杆菌

3. 先天性心脏病中，法洛四联症常见的并发症是（　　）。

A. 肺炎　　　　B. 心肌炎　　　　C. 脑出血

D. 脑血栓　　　E. 感染性心内膜炎

4. 法洛四联症患儿脑缺氧发作时，应采取的体位是（　　）。

A. 俯卧位　　B. 平卧位　　C. 半坐卧位　　D. 膝胸卧位　　E. 侧卧位

5. 治疗青紫型先心病患儿，要注意保证入量防止脱水，其目的是（　　）。

A. 防止心力衰竭　　B. 防止肾功能衰竭　　C. 防止休克

D. 防止便秘　　　　E. 防止血栓栓塞

6. 下列不属于法洛四联症的是（　　）。

A. 室间隔缺损　　B. 房间隔缺损　　C. 主动脉骑跨

D. 右心室肥厚　　E. 肺动脉狭窄

7. 法洛四联症患儿喜蹲踞，是为了（　　）。

A. 使心脑供血增加

B. 缓解漏斗部痉挛

C. 使腔静脉回心血量增加

D. 增加体循环阻力，减少右向左分流及回心血量

E. 使劳累、气急缓解

8. 不是左向右分流型先心病常见并发症的是(　　)。

A. 肺炎　　　　B. 心内膜炎　　C. 心包炎　　　　D. 心力衰竭　　　E. 肺水肿

9. 先天性心脏病畸形预防的最佳时期是胚胎(　　)。

A. 第2~4周　　　　　　　B. 第2~8周　　　　　　　C. 第4~8周

D. 第4~10周　　　　　　E. 第6~12周

10. 动脉导管未闭患儿出现肺动脉高压时,可出现青紫,青紫部位为(　　)。

A. 头面部　　　B. 上半身　　　C. 末梢　　　　D. 全身　　　E. 下半身

(11~13 共用题干)

患儿,男,3岁。从生后3个月开始出现口唇青紫,并进行性加重,活动后,喜蹲踞。查体:胸骨左缘第3肋间闻及Ⅲ级粗糙的收缩期喷射性杂音,肺动脉区第二心音明显减弱。

11. 最有可能的诊断是(　　)。

A. 室间隔缺损　　　　　　B. 房间隔缺损　　　　　　C. 动脉导管未闭

D. 肺动脉狭窄　　　　　　E. 法洛四联症

12. 患儿哭闹后,出现面色青紫,呼之不应,可能是(　　)。

A. 肺动脉高压　　　　　　B. 缺氧发作　　　　　　C. 脑出血

D. 脑栓塞　　　　　　　　E. 心力衰竭

13. 此时治疗首选药物是(　　)。

A. 普萘洛尔　　　　　　　B. 抗生素　　　　　　　C. 利尿剂

D. 碳酸氢钠　　　　　　　E. 洋地黄毒苷

(王　群)

第十章 泌尿系统疾病患儿的护理

第一节 小儿泌尿系统解剖生理特点

一、解剖特点

1. 肾脏 小儿年龄越小,肾脏相对越大。婴儿期肾脏位置较低,下极可低至髂嵴以下第 4 腰椎水平,2 岁后才达髂嵴以上,故 2 岁以内小儿在腹部触诊时常可扪及。右肾位置稍低于左肾。

2. 输尿管 婴幼儿输尿管长而弯曲,管壁肌肉及弹力纤维发育不良,容易受压及扭曲而导致梗阻,易发生尿潴留而引起泌尿道感染。

3. 膀胱 婴儿膀胱位置相对较高,尿液充盈后其顶部常在耻骨联合以上,腹部触诊时易扪及,随年龄增长逐渐降入骨盆内。

4. 尿道 女婴尿道较短,新生儿仅长 1 cm(性成熟期为 3～5 cm),外口暴露,且接近肛门,易受粪便污染,故上行感染较男婴多见。男婴尿道虽较长,但常有包茎,污垢积聚时可致上行性细菌感染。

二、生理特点

（一）肾功能

（1）排泄体内代谢终末产物如尿素、有机酸等。

（2）调节机体水、电解质、酸碱平衡,维持内环境相对稳定。

（3）内分泌功能,产生激素和生物活性物质如促红细胞生成素、肾素、前列腺素等。

肾脏完成其生理活动,主要通过肾小球滤过和肾小管重吸收、分泌及排泄。儿童肾脏虽具备大部分成人肾的功能,但其发育是由未成熟逐渐趋向成熟。在胎龄 36 周时肾单位数量(每肾 85 万至 100 万)已达成人水平,出生后上述功能已基本具备,但调节能力较弱,储备能力差,一般至 1～2 岁时才接近成人水平。

婴儿肾小球滤过率低,生后 1 周时为成人的 1/4,3～6 个月时为成人的 1/2,6～12 个月时为成人的 3/4;肾小管的重吸收、排泄功能及尿的浓缩、稀释功能等均不成熟,对水和电解质平衡的调节能力较差,故易发生脱水、水肿、电解质紊乱及酸中毒等。小儿肾功能一般至 2 岁时才达到成人水平。血肌酐作为反映肾小球滤过功能的常用指标,由于身高和肌肉发育等影响,不同年龄有不同的正常参考值(表10-1)。

表 10-1　血肌酐参考值

年龄/岁	血清肌酐/(μmol/L)	血清肌酐/(mg/dL)
<2	35～40	0.4～0.5
2～8	40～60	0.5～0.7
9～18	50～80	0.6～0.9

(二) 尿液特点

1. 排尿次数　93%新生儿在生后24 h内排尿,99%在48 h内排尿。生后头几天内,因摄入量少,每日排尿仅4～5次;1周后因新陈代谢旺盛,进水量较多,而膀胱容量小,排尿突增至每日20～25次,1岁时每日排尿15～16次,至学龄前和学龄期,每日6～7次。

2. 尿色　生后最初几天尿色较深,稍混浊,放置后有红褐色沉淀,此为尿酸盐结晶,以后尿色变淡。正常婴幼儿尿液淡黄透明,但在寒冷季节放置后可有乳白色沉淀,此为尿中盐类结晶所致。

3. 尿液检查　新生儿期肾小球通透性较高,尿中可有微量蛋白质,此后正常小儿尿中不应有蛋白质;清洁新鲜尿液离心后沉渣镜检:红细胞小于3个/HP,白细胞少于5个/HP,一般无管型;12 h尿细胞计数(阿迪氏计数,Addis计数):红细胞计数小于50万,白细胞计数小于100万,管型计数小于5000,蛋白质含量小于50 mg;新生儿尿比重低,随年龄增长逐渐增高,1岁后接近成人。

4. 尿量　小儿尿量个体差异较大,并受饮食、入水量、活动量、气温及精神等多种因素影响。小儿正常尿量及少尿、无尿参考标准见表10-2。

表 10-2　小儿正常尿量、少尿、无尿参考标准

年 龄 分 期	正常尿量/(mL/d)	少尿/mL	无尿/mL
婴儿期	400～500	200	50
幼儿期	500～600		
学龄前	600～800	300	
学龄期	800～1400	400	

第二节　急性肾小球肾炎

临床病例

　　患儿8岁,因水肿4天,少尿2天,头痛半天入院。患儿4天前出现眼睑水肿,以晨起明显,未予重视。昨日开始觉尿量渐减少,尿量每天300～400 mL,眼睑水肿加重,且出现双下肢水肿。今晨头痛,伴头晕。起病以来,患儿食欲欠佳,无呕吐,大便正常,体重稍有增加。起病前 3 周患儿右下肢有皮肤疖肿史,经切开排脓现已结痂痊愈。查体:体温 37 ℃,脉搏 90 次/分,呼吸 24 次/分,血压 140/90 mmHg,体重 25 kg。眼睑颜面水肿,咽无明显充血,扁桃体 I 度肿大,颈软,双肺呼吸清,未闻及明显啰音,心率 90 次/分,腹平软,肝右肋下 1 cm,边缘钝。双下肢非凹陷性水肿。请问:

　　1. 最可能的诊断是什么?

　　2. 患儿何时可以去上学?

　　3. 患儿入院后半天,突然出现明显头痛、眼花,并呕吐 1 次,血压 170/120 mmHg。此时最可能发生了哪种并发症?降血压首选何种药物?使用时应注意哪些事项?

急性肾小球肾炎简称急性肾炎,是一组不同病因所致的感染后免疫反应性肾小球疾病,临床上以水肿、少尿、血尿和高血压为主要表现。本病占小儿泌尿系统疾病的第一位,多见于 5～14 岁儿童,小于 2 岁者少见,男女比例为 2 : 1。

【病因及发病机制】

急性肾小球肾炎最常继发于 A 组 β 溶血性链球菌感染之后,以上呼吸道感染和皮肤感染为主。目前认为急性肾炎主要与 A 组溶血性链球菌中的致肾炎菌株感染有关,所有致肾炎菌株均有共同的致肾炎抗原性,主要发病机制为抗原抗体免疫复合物引起肾小球毛细血管炎症病变,包括循环免疫复合物和原位免疫复合物形成学说。急性链球菌感染后肾炎的发病机制见图 10-1。

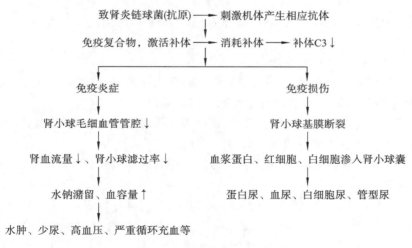

图 10-1　急性链球菌感染后肾炎的发病机制

【临床表现】

1. 前驱表现　约 90% 病例发病前 1～3 周常有上呼吸道或皮肤链球菌前驱感染史,以扁桃体炎、皮肤脓疱疮多见。

2. 典型表现

（1）水肿、少尿　70％患儿有水肿，为最常见和最早出现的症状。初为眼睑及颜面部水肿，晨起明显，逐渐波及躯干、四肢，重者遍及全身，多为轻、中度水肿，呈非凹陷性。同时伴尿量明显减少。

（2）血尿　起病初期几乎均有血尿，轻者仅有镜下血尿，50％～70％患儿有肉眼血尿，酸性尿呈浓茶色或烟灰水样，中性或弱碱性尿呈鲜红色或洗肉水样。肉眼血尿多于1～2周消失，镜下血尿可持续数月，运动后或并发感染时血尿可暂加剧。

（3）高血压　30％～80％患儿有高血压，一般于1～2周内随尿量增多而降至正常。

3. 严重表现　部分患儿在起病2周内可出现下列严重症状，应早期发现，及时治疗。

（1）严重循环充血　因水钠潴留，血容量增加所致，类似于心力衰竭。表现为端坐性呼吸困难，呼吸增快，发绀，咳粉红色泡沫痰，两肺布满湿啰音；心率增快，心脏扩大，有时可出现奔马律；肝脏增大，颈静脉怒张，静脉压增高。危重病例可因急性肺水肿于数小时内死亡。

（2）高血压脑病　血压急剧增高，引起脑血管痉挛或脑血流灌注过多而致脑水肿。表现为剧烈头痛、恶心呕吐、烦躁不安、视物模糊或一过性失明，严重者出现惊厥、昏迷。

（3）急性肾功能不全（急性肾衰竭）　常发生于疾病初期，表现为严重少尿或无尿、暂时性氮质血症（血清肌酐及尿素氮明显升高）、电解质紊乱（主要为高钾血症）、代谢性酸中毒。一般持续3～5天，病情随尿量逐渐增多而好转。

【辅助检查】

1. 尿液检查　镜检见大量红细胞＋＋～＋＋＋，尿蛋白＋～＋＋＋，可见透明、颗粒或红细胞管型。

2. 血液检查　①血常规：常有轻度贫血（与血容量增加，血液稀释有关）。②血沉增快，一般1～3个月恢复正常。③抗链球菌溶血素"O"（ASO）滴度升高，提示近期有链球菌感染，是诊断链球菌感染后肾炎的依据。④血清总补体（CH50）及C3下降，多于病后6～8周恢复正常。⑤肾功能：少尿期有轻度氮质血症，血尿素氮、肌酐暂时增高。

【治疗原则】

本病为自限性疾病，无特异疗法。

1. 休息　急性期应卧床休息，通常需2～3周，待水肿消退、血压降至正常、肉眼血尿消失后可逐步增加室内活动量，3个月内宜避免剧烈体力活动。

2. 饮食　以低盐饮食为好，严重水肿或高血压者需无盐饮食。有氮质血症者应限制蛋白质的摄入，可给予优质动物蛋白质0.5 g/（kg·d）。

3. 抗感染　青霉素肌注10～14天清除体内残存的感染病灶。

4. 对症治疗

（1）利尿　经控制水、盐入量后仍水肿、少尿可用氢氯噻嗪口服。

（2）降压　当舒张压高于90 mmHg时应给予降压药，首选硝苯地平（心痛定），严重者可肌注利血平。

5. 并发症的治疗

（1）严重循环充血　严格限制水、钠入量，强利尿剂促进液体排出；已发生肺水肿患儿则可用硝普钠扩张血管降压。

（2）高血压脑病　首选硝普钠降压。有惊厥者及时止惊，持续抽搐者首选地西泮。

（3）急性肾衰竭　维持水、电解质和酸碱平衡，及时处理水过多、高钾血症等。

【常见护理诊断/问题】

（1）体液过多 与肾小球滤过率下降、水钠潴留有关。

（2）活动无耐力 与水肿、血压升高有关。

（3）有皮肤完整性受损的危险 与水肿有关。

（4）潜在并发症 严重循环充血、高血压脑病、急性肾衰竭。

（5）知识缺乏 与患儿及家长缺乏本病的护理知识有关。

【护理目标】

（1）患儿尿量增加、水肿消退。

（2）患儿肉眼血尿消失，血压维持在正常范围，呼吸困难消失。

（3）患儿不发生严重循环充血、高血压脑病、急性肾衰竭等情况或发生时能及时处理。

（4）患儿及家长了解卧床休息、限制水钠的意义，能配合治疗及护理。

【护理措施】

1. 休息

（1）起病 2 周内应卧床休息，可减轻心脏负担，增加心排血量，使肾血流量增加，提高肾小球滤过率，减少水钠潴留，减少并发症发生。

（2）待水肿消退、血压降至正常、肉眼血尿消失后可下床轻微活动或户外散步。

（3）血沉恢复正常可上学，但仍需避免体育活动。

（4）Addis 计数正常后可恢复正常生活。

2. 饮食护理

水肿少尿时应限制水、钠摄入。给予高糖、高维生素、适量脂肪的低盐饮食；有氮质血症时限制蛋白质入量（每日优质动物蛋白质 0.5 g/kg）及含钾食物的摄入；尿量增加、水肿消退、血压正常后可恢复正常饮食，以保证小儿生长发育的需要。

3. 评估水肿进展情况

每日或隔日测体重 1 次，准确记录 24 h 液体出入量，每周 2 次尿常规检查，了解水肿增减情况和治疗效果。患儿尿量增加，肉眼血尿消失，提示病情好转；反之则病情加重。

4. 对症护理

（1）经限制水、钠入量后仍水肿、少尿明显或有高血压、全身循环充血者，应遵医嘱给予利尿剂（如氢氯噻嗪、呋塞米等）和降压药（如硝苯地平、利血平、硝普钠等）。应用利尿剂前后注意观察体重、尿量、水肿变化，有无脱水、低血容量及低钾、低钠等电解质紊乱表现，并做好记录。

（2）肌注利血平后应避免患儿突然起立，以防直立性低血压。

5. 密切观察病情变化，防止并发症发生

（1）密切观察呼吸、心率、脉搏等变化，若出现端坐性呼吸困难，呼吸及心率增快，发绀，咳粉红色泡沫痰，两肺布满湿啰音，肝脏增大，颈静脉怒张等，应考虑并发严重循环充血，遵医嘱立即给予呋塞米利尿，恢复正常血容量，同时吸氧、置患儿于半坐位或端坐位。

（2）监测血压变化，若出现血压突然升高、剧烈头痛、呕吐、眼花、惊厥等，提示高血压脑病，遵医嘱立即用硝普钠降压，同时给予止惊剂及脱水剂。硝普钠应新鲜配制，放置 4 h 后即不能再用，整个输液系统须用黑纸或铝箔包裹避光，以免药物失效，因降压作用强，静脉滴注时须严密监测血压变化，并随时根据血压调整滴速。

（3）尿量持续减少时要警惕急性肾衰竭的发生，应限制水、钠、蛋白质及含钾食物的摄入。

当出现氮质血症、高钾血症及代谢性酸中毒等表现时,按急性肾衰竭常规护理。

【护理评价】

患儿1~2周内尿量是否增加,水肿是否消退;肉眼血尿是否消失,血压是否降低;是否发生严重循环充血、高血压脑病及急性肾功能不全等并发症;家长是否掌握本病的一般护理知识。

【健康教育】

(1)向患儿及家长介绍本病是一种自限性疾病,预后良好,使他们增强信心,更好地与医护人员合作。

(2)强调限制患儿活动是控制病情进展的重要措施,尤以前2周最关键,告知可下床轻微活动、上学及恢复正常生活的指征。

(3)介绍本病预防的关键是防止链球菌感染,应加强锻炼,增强体质。

(4)一旦发生上呼吸道或皮肤感染,应及时应用抗生素彻底治疗。

(5)感染后1~3周应检尿常规,及时发现异常。

第三节　肾病综合征

临床病例

患儿,男,3岁,因反复水肿、尿少1个月入院。患儿1个月前因感冒后出现颜面、眼睑水肿,伴尿量减少,每天尿量少于300 mL。尿常规:尿红细胞(++)/HP,尿蛋白(3+)/HP,诊断为"肾炎",给予青霉素抗感染治疗2周,水肿一度消退,1周前又出现全身水肿。起病以来,患儿感腹胀,纳差,大便正常。查体:体温36.8 ℃,呼吸24次/分,脉搏80次/分,血压100/60 mmHg,体重15 kg。咽充血,双扁桃体Ⅱ度肿大,腹部移动性浊音阳性,双肾区无叩痛,双下肢凹陷性水肿。请问:

1. 患儿初步考虑什么诊断?
2. 患儿需完善哪些检查?
3. 根据患儿目前状况,列出最主要护理诊断及护理措施。
4. 治疗首选哪种药物?

肾病综合征简称肾病,是由多种病因引起的以"三高一低"(即高度水肿、大量蛋白尿、高脂血症和低蛋白血症)为特征的一种临床综合征。发病率仅次于急性肾炎,3~5岁为发病高峰,男女比例为(2~4):1。

肾病综合征按病因可分为原发性、继发性和先天性三大类,原发性肾病又分为单纯性肾病和肾炎性肾病,其中90%以上为原发性肾病,尤以单纯性肾病多见。本节重点介绍原发性肾病。

【病因及发病机制】

病因尚不十分清楚,多认为与机体免疫功能异常有关。发病机制见图10-2。

免疫功能紊乱 ⟶ 肾小球毛细血管通透性↑ ⟶ 大量蛋白尿(最根本的病理生理改变)

⟶ 低蛋白血症 ┬ 肝脏合成脂蛋白(胆固醇、低密度脂蛋白等)↑ ⟶ 高脂血症
                └ 血浆胶体渗透压↓ ⟶ 水肿(图10-3)

图 10-2 原发性肾病综合征的发病机制

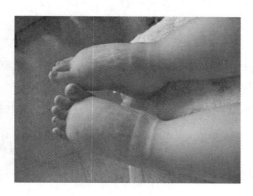

图 10-3 水肿

【临床表现】

1. 临床特点 单纯性肾病与肾炎性肾病的临床特点见表10-3。

表 10-3 两种原发性肾病的临床特点

项 目	单纯性肾病	肾炎性肾病
好发年龄	2～7岁	7岁以上的学龄儿童
临床特点	"三高一低":全身高度水肿(图10-3)、大量蛋白尿、高脂血症、低蛋白血症。水肿呈凹陷性,以颜面、下肢、阴囊明显,皮肤发亮,出现白纹,重者可有胸水、腹水,伴有少尿	水肿一般不严重,除具备肾病四大特征外,还具有以下4项中的1项或多项:血尿(尿红细胞>10个/HP)、高血压、血清补体下降和不同程度氮质血症
尿液检查	尿蛋白定性＋＋＋～＋＋＋＋,定量24 h超过3.5 g/d,可见透明管型和颗粒管型	同左,尚可有红细胞增多
血液检查	血浆总蛋白及白蛋白降低,总蛋白浓度常在45～50 g/L之间,白蛋白<30 g/L,白蛋白与球蛋白比例倒置;血胆固醇>5.7 μmol/L;血沉重度增高	同左,尚可有血清补体C3减少,血肌酐和尿素氮增高
预 后	良好	较差

2. 并发症

(1)感染 最常见并发症和死亡原因,又是病情反复和加重的诱因,影响激素疗效。常见的有呼吸道、皮肤、泌尿道感染和原发性腹膜炎等,其中以上呼吸道感染为主。

（2）电解质紊乱　多因长期应用利尿剂、肾上腺皮质激素及饮食限制等引起低钠血症、低钾血症；由于钙在血液中与白蛋白结合，随白蛋白从尿中排出，以及肾病时维生素 D 结合蛋白尿中丢失致维生素 D 水平降低，引起低钙血症。

（3）高凝状态及血栓形成　由于肝脏合成凝血因子增加，呈高纤维蛋白血症；尿中丢失抗凝血酶Ⅲ，血浆抗凝物质减少；高脂血症时血液黏滞度增高，血流缓慢，血小板聚集增加等原因，使患儿血液常处于高凝状态，易发生血栓。临床上以肾静脉血栓最常见，表现为突发腰痛或腹痛、肉眼血尿或急性肾衰竭。

（4）急性肾衰竭　多为低血容量所致的肾前性急性肾衰竭。

（5）生长延迟　主要见于频繁复发和长期接受大剂量激素治疗的患儿。

【辅助检查】

1. 尿液检查

（1）定性检查　尿蛋白定性多在＋＋＋～＋＋＋＋，约 15% 有短暂显微镜下血尿，大多可见透明管型、颗粒管型及红细胞。

（2）定量检查　24 h 尿蛋白定量测定，大于 3.5 g，或大于 50 mg/(kg·d)。

2. 血液检查

（1）血清白蛋白浓度小于 30 g/L，可诊断为肾病综合征的低白蛋白血症。

（2）血清胆固醇升高，达到 5.7 μmol/L 和甘油三酯升高，LDL 和 VLDL 升高，HDL 多正常。

（3）肾功能检查　BUN 和 Cr 在肾炎性肾病综合征可升高。

（4）血清补体测定　肾炎性肾病综合征患儿补体 C3 可下降。

【治疗原则】

1. 一般治疗

（1）休息　除水肿显著或并发感染，或严重高血压外，一般不需卧床休息。病情缓解后逐渐增加活动量。

（2）饮食　显著水肿和严重高血压时应短期限制水、钠摄入。蛋白质摄入 1.5～2 g/(kg·d)，以优质蛋白质（乳、鱼、蛋、禽、牛肉等）为宜。在应用糖皮质激素过程中每日应给予维生素 D 400 U 及适量钙剂。

2. 对症治疗　激素敏感者用药 7～10 天后可利尿，一般不需利尿剂，水肿较重时可用氢氯噻嗪、螺内酯、呋塞米利尿，对水肿显著者给予低分子右旋糖酐每次 10 mL/kg 快速滴入后，再静注呋塞米，可产生良好利尿效果；应用肝素等抗凝，防止高凝状态及血栓形成。

3. 减少尿蛋白　血管紧张素转化酶抑制剂能直接降低肾小球内高压，从而减少尿蛋白排泄，并延缓肾功能损害。

4. 肾上腺皮质激素　为治疗肾病的首选药物，常用泼尼松口服。

（1）目前国内多采用中长程疗法　泼尼松 2 mg/(kg·d)，最大剂量不超过 60 mg/d，分 3 次口服，尿蛋白转阴后再巩固 2 周（一般为 4～8 周），改为 2 mg/kg 隔日清晨顿服持续 4 周，以后每 2～4 周减量 1 次，中程疗法每次减 5～10 mg，长程疗法每次减 2.5～5 mg，直至停药。中程疗法总疗程为 6 个月，长程疗法为 9～12 个月。

（2）疗效判断　①激素敏感：治疗 8 周内尿蛋白转阴，水肿消退（其中 4 周内转阴者为高度敏感）。②激素部分敏感：治疗 8 周内水肿消退，但尿蛋白仍在＋～＋＋。③激素耐药：治疗满 8 周，尿蛋白仍在＋＋以上。④激素依赖：对激素敏感，但停药或减量 2 周内复发，再次用药或恢复用量后尿蛋白又转阴,并重复2次以上者。⑤复发或反复:尿蛋白已转阴,停药4周后又升至＋＋以上为复发;未停用激素,尿蛋白由阴性转为＋＋以上为反复。⑥频繁复发或反复:半年内复发或反复达到2次或1年内达到3次。

（3）耐药处理　激素耐药、依赖及频繁复发或反复为难治性肾病,可用甲基氢化泼尼松冲击治疗及加用免疫抑制剂如环磷酰胺。

5. 防治感染　避免到人多的公共场所,抗生素不作为预防用药,感染时应及时治疗。

【常见护理诊断/问题】

（1）体液过多　与低蛋白血症引起血浆胶体渗透压下降有关。

（2）营养失调:低于机体需要量　与大量蛋白质从尿中丢失有关。

（3）有感染的危险　与抵抗力下降及使用激素和免疫抑制剂有关。

（4）活动无耐力　与低蛋白血症有关。

（5）有皮肤完整性受损的危险　与皮下组织高度水肿有关。

（6）潜在并发症　药物的副作用、感染、电解质紊乱、高凝状态及血栓形成等。

（7）自我形象紊乱　与长期应用肾上腺皮质激素有关。

（8）焦虑　与病情反复及病程长有关。

【护理目标】

（1）患儿水肿消退,体液分布正常。

（2）患儿能摄入足够的营养物质,满足生长发育需要。

（3）患儿住院期间不发生皮肤损伤及感染。

（4）患儿不发生并发症或发生时能及时发现和处理。

（5）患儿能正确认识激素造成的外形改变。

（6）患儿及家长焦虑减轻或消失,情绪稳定,能配合治疗和护理。

【护理措施】

1. 一般护理

1）适当休息和活动:轻症患儿一般不需严格限制活动,但应避免过度劳累,以免加重病情;严重水肿和高血压者需卧床休息,腹水严重时取半卧位以减轻呼吸困难,卧床期间应在床上经常变换体位,以防血管栓塞等并发症。

2）加强饮食护理,保证营养供给

（1）调整饮食　一般患儿不需特别限制饮食,应供给含优质蛋白质(乳类、蛋、鱼、肉、家禽等)、高热量、高维生素、低脂肪易消化饮食;明显水肿或高血压时应短期限制钠盐摄入,一般供盐1～2 g/kg,病情缓解后即应恢复,以免造成低钠血症和食欲下降;长期应用激素易引起骨质疏松,常有低钙血症倾向,应补充维生素D及钙剂。

（2）控制蛋白质　大量蛋白尿期间蛋白摄入量不宜过多,以控制在每日2 g/kg为宜。因摄入过量蛋白质可造成肾小球高滤过,加重蛋白尿并促使肾小管硬化。但尿蛋白消失后长期激素治疗期间应多补充蛋白质,因为激素可使机体蛋白质分解代谢增强,出现负氮平衡。

2. 皮肤护理

（1）保持皮肤清洁、干燥,及时更换内衣;床铺清洁、整齐,被褥松软,经常翻身。

（2）腋窝及腹股沟等处每天擦洗1～2次,并保持干燥,预防感染。

（3）水肿严重时,臀部和四肢受压部位垫棉圈,或用气垫床(图10-4);阴囊水肿时可用棉垫或吊带托起,局部保持干燥,皮肤破损处可涂碘伏预防感染。

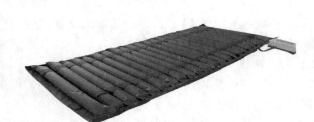

图 10-4　气垫床

（4）严重水肿者应尽量避免肌内注射，以防药液外渗，导致局部潮湿、糜烂、感染。

3. 用药护理

（1）激素治疗期间注意观察尿量、尿蛋白、血浆蛋白及血压的变化情况，以及激素的副作用，如库欣综合征、高血压、消化性溃疡、骨质疏松症等。遵医嘱及时补充维生素 D 及钙剂，以免发生骨质疏松和手足搐搦症（图 10-5）。

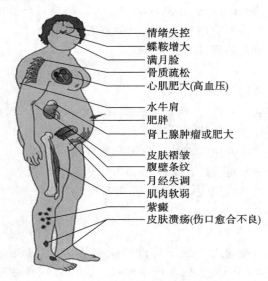

情绪失控
蝶鞍增大
满月脸
骨质疏松
心肌肥大(高血压)
水牛肩
肥胖
肾上腺肿瘤或肥大
皮肤褶皱
腹壁条纹
月经失调
肌肉软弱
紫癜
皮肤溃疡(伤口愈合不良)

图 10-5　库欣综合征

（2）有严重水肿和高血压者适当限制水、钠入量，遵医嘱应用利尿剂。应用利尿剂及激素时定期查血钾、血钠、血钙，以防电解质紊乱；大量利尿可使血容量不足，注意防止低血容量性休克和静脉血栓形成。

（3）应用免疫抑制剂时注意白细胞数下降、脱发、胃肠道反应、出血性膀胱炎等，用药期间多饮水和定期查血象。

（4）注意观察有无高凝状态及静脉血栓形成，使用肝素时应注意监测凝血时间及凝血酶原时间。

4. 预防感染

（1）肾病患儿使用激素期间，因免疫力低下易继发感染，应与感染性疾病患儿分室收治，限制探视，病房每日进行空气消毒，每日紫外线消毒 1 h。

（2）病室每日定时通风，每次 20～30 min，每天 2 次。

（3）避免到人多的公共场所，并戴口罩，防止上呼吸道感染。

5. 评估水肿进展情况　记录 24 h 液体出入量。有腹水者，每日测腹围、体重并做记录，了解腹水消长情况。

6. 心理护理 关心、爱护患儿,多与患儿及家长交谈,指导家长多给患儿心理支持,使其保持良好情绪;恢复期组织一些轻松的娱乐活动,安排适当的学习,以增强患儿信心,积极配合治疗;做好心理指导,向患儿说明激素导致的自我形象紊乱是暂时的,使其消除自卑、焦虑心理。

【护理评价】

患儿水肿是否减轻或消失,尿量是否增加;食欲及营养状况是否改善;住院期间是否发生皮肤损伤、感染及并发症或发生时能否及时处理;能否正确认识激素造成的外形改变,焦虑是否减轻或消失,能否配合治疗和护理。

【健康教育】

(1)强调激素治疗的重要性,使患儿及家长主动配合并坚持服药,嘱出院后定期来院随访、复查,指导激素减量,不可骤停,以免造成复发。1年内忌预防接种。

(2)向患儿及家长介绍感染是本病最常见的并发症及复发的诱因,强调采取有效措施预防感染的重要性,如加强皮肤护理、避免到人多的公共场所、戴口罩等。

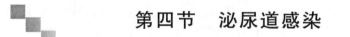

第四节 泌尿道感染

泌尿道感染是指病原体直接侵入尿路,在尿液中生长繁殖,并侵犯尿路黏膜或组织而引起损伤。按病原体侵袭的部位不同,分为肾盂肾炎、膀胱炎、尿道炎。肾盂肾炎又称上尿路感染;膀胱炎和尿道炎合称下尿路感染。由于儿童时期感染局限在尿路某一部位者较少,且临床上又难以准确定位,故统称泌尿道感染。本病为小儿泌尿系统常见疾病之一,发病率女孩高于男孩。

【病因】

1. 致病菌 可为细菌、真菌、病毒、支原体,以革兰阴性杆菌为主,大肠杆菌最为常见(占60%～80%甚至以上),其次为克雷伯杆菌、肠杆菌、变形杆菌等,革兰阳性球菌少见,金黄色葡萄球菌见于血源性感染。

2. 感染途径

(1)血源性感染 经血源途径侵袭尿路的致病菌主要是金黄色葡萄球菌。

(2)上行性感染 致病菌从尿道口上行并进入膀胱,引起膀胱炎,膀胱内的致病菌再经输尿管移行至肾脏,引起肾盂肾炎,这是泌尿道感染最主要的感染途径。引起上行性感染的致病菌主要是大肠杆菌,其次是变形杆菌或其他肠道杆菌。

(3)淋巴感染和直接蔓延 结肠内的细菌和盆腔感染可通过淋巴管感染肾脏,肾脏周围邻近器官和组织的感染也可直接蔓延。

3. 易感因素 小儿泌尿系统解剖生理特点;泌尿道先天畸形、尿路梗阻及膀胱输尿管反流者易反复感染;留置导尿管、尿路损伤、不及时更换尿布、蛲虫症、长期应用激素或免疫抑制剂等均易引起泌尿道感染。

【临床表现】

1. 急性感染 病程在 6 个月以内,不同年龄组临床表现差异较大。

(1)新生儿 临床症状极不典型,多以全身症状为主,如发热或体温不升、苍白、吃奶差、呕吐、腹泻等。许多患儿有生长发育停滞,体重增长缓慢或不增,伴有黄疸者较多。部分患儿可有嗜睡、烦躁甚至惊厥等神经系统症状。新生儿泌尿道感染常伴有败血症,但其局部排尿刺激症状多不明显,30%的患儿血和尿培养出的致病菌一致。

(2)婴幼儿 临床症状也不典型,常以发热最突出。拒食、呕吐、腹泻等全身症状也比较明显。局部排尿刺激症状可不明显,但细心观察可发现有排尿时哭闹不安,尿布有臭味和顽固性尿布疹等。

(3)年长儿 表现与成人相似,上尿路感染表现为发热、寒战、腰痛、肾区叩击痛等;下尿路感染以尿频、尿急、尿痛等膀胱刺激症状为主。

2. 慢性泌尿道感染 这是指病程迁延或反复发作超过 6 个月,伴有贫血、消瘦、生长迟缓、高血压或肾功能不全者。

3. 无症状性菌尿 在常规的尿过筛检查中,可以发现健康儿童中存在着有意义的菌尿,但无任何尿路感染症状。这种现象可见于各年龄组,在儿童中以学龄女孩常见。无症状性菌尿患儿常同时伴有尿路畸形和既往有症状的尿路感染史。病原体多数是大肠杆菌。

【辅助检查】

1. 尿常规 清洁中段尿离心沉渣镜检白细胞大于 5 个/HP,如出现白细胞管型有助于肾盂肾炎的诊断,肾盏乳头处炎症及膀胱炎时可出现血尿。

2. 尿涂片找细菌 油镜下如每个视野都能找到一个细菌,表明尿内细菌数大于 10^5/mL。

3. 尿培养 尿细菌培养及菌落计数是确诊的主要依据。通常认为中段尿培养菌落数达到 10^5/mL 可确诊,$10^4 \sim 10^5$/mL 为可疑,小于 10^4/mL 系污染。通过耻骨上膀胱穿刺获取的尿培养,只要发现有细菌生长,即有诊断意义。至于伴有严重尿路刺激症状的女孩,如果尿中有较多白细胞,中段尿细菌定量培养达到 10^2/mL 且致病菌为大肠杆菌类或腐物寄生球菌等时,也可诊断为泌尿道感染。

4. 血常规 急性感染者白细胞及中性粒细胞增多,慢性感染者白细胞改变不明显,但可有贫血。

5. 影像学检查 包括 B 超、静脉肾盂造影、排泄性膀胱造影、肾核素造影等,以了解泌尿系统有无畸形或膀胱输尿管反流、肾脏有无瘢痕性损伤等。

【治疗原则】

主要是多饮水,注意休息;去除诱因,积极控制感染;防止复发和保护肾功能。

1. 一般处理

(1)急性期需卧床休息,鼓励患儿多饮水以增加排尿量,女孩还应注意外阴部的卫生。

(2)鼓励患儿进食,供给足够的热能、丰富的蛋白质和维生素,以增强机体抵抗力。

(3)对症治疗:对高热、头痛、腰痛的患儿应给予解热镇痛剂缓解症状。对尿路症状明显者,可用阿托品、山莨菪碱等抗胆碱药物治疗,或口服碳酸氢钠碱化尿液,以减轻尿路刺激症状。

2. 使用有效抗生素 选择原则:①上尿路感染应选择血液浓度高的药物,如氨苄西林、阿莫西林、头孢噻肟钠、头孢曲松钠等,下尿路感染应选择尿浓度高的药物,如呋喃妥因等;②根据尿细菌培养及药敏试验结果选择;③选择对肾脏毒性小的药物。

【常见护理诊断/问题】

（1）体温过高　与细菌感染有关。

（2）排尿异常　与膀胱、尿道炎症有关。

【护理措施】

1. 一般护理　急性期需卧床休息,鼓励患儿多饮水,以增加尿量冲洗尿路,促进细菌和毒素排出；给予高热量、高蛋白质、高维生素,易于消化的流质或半流质饮食；以增强机体抵抗力。

2. 降低体温　监测体温变化,高热者给予物理或药物降温。

3. 疼痛的护理　肾区疼痛为肾脏炎症所致。减轻疼痛的方法为卧床休息,采用屈曲位,尽量不要站立或坐位,因为站立时肾脏受到牵拉,会加重疼痛。

4. 减轻排尿异常　保持会阴部清洁,便后冲洗外阴,清洗时应从前往后,避免污染尿道口；小婴儿要勤换尿布,尿布用开水烫洗晒干。婴幼儿哭闹、尿道刺激症状明显时,按医嘱用654-2等解痉药,碳酸氢钠碱化尿液,减轻膀胱刺激症状。

5. 用药护理　遵医嘱使用抗生素,注意观察药物副作用。

6. 其他　观察并记录排尿次数、尿量、排尿时表情及尿液性状,定期复查尿常规和尿培养,以了解病情变化和治疗效果。

7. 健康教育

（1）向患儿及家长宣讲本病的护理要点和预防知识,如:幼儿不穿开裆裤,勤换尿布,便后洗净臀部,保持清洁；女孩清洗外阴时从前向后擦洗,单独使用洁具,避免肠道细菌污染尿道,引起上行性感染；及时处理男孩包茎、女孩处女膜伞及蛲虫病等,减少感染因素。

（2）指导按时服药,定期复查,防止复发与再感染。一般急性感染于疗程结束后每月随访尿常规及中段尿培养一次,连续 3 个月,如无复发可认为治愈,反复发作者每 3~6 个月复查一次,共 2 年或更长时间。

目标检测

1. 引起急性肾小球肾炎的最常见病原体是(　　　)。

A. 病毒　　　　　B. 支原体　　　　C. 衣原体　　　　D. 链球菌　　　　E. 真菌

2. 关于急性肾小球肾炎的叙述,正确的是(　　　)。

A. 女性多见　　　　　　　B. 大量蛋白尿多见　　　　　C. 镜下血尿多见

D. 血压明显升高　　　　　E. 常发生于感染后 1 周

3. 急性肾小球肾炎患儿一般血清总补体恢复正常的时间是(　　　)。

A. 起病后 1~2 周　　　　　B. 起病后 2~4 周　　　　　C. 起病后 4~6 周

D. 起病后 6~8 周　　　　　E. 起病后 8~10 周

4. 急性肾小球肾炎患儿可恢复正常生活的指征是(　　　)。

A. 肉眼血尿消失　　　　　B. 水肿消退　　　　　C. 血压降至正常

D. 血沉正常　　　　　　　E. Addis 计数正常

5. 原发性肾病综合征的病因及发病机制中,较肯定的因素是(　　　)。

A. 感染引起的直接损害　　　B. 免疫因素　　　　　C. 变态反应

D. 肾小动脉硬化　　　　　　E. 淀粉样变性

6. 肾病综合征最根本的病理生理改变是(　　　)。

A. 水肿　　　　　　　　　　B. 高血压　　　　　　　　　C. 低蛋白血症

D. 大量蛋白尿　　　　　　　E. 高胆固醇血症

7. 肾病综合征患者易自发形成血栓的主要原因是（　　　）。

A. 血管内皮易受损伤　　　　B. 红细胞增多　　　　　　　C. 组织因子释放

D. 高脂血症　　　　　　　　E. 血小板增多

8. 下列不符合肾病综合征诊断标准的是（　　　）。

A. 大量蛋白尿（超过 3.5 g/d）　　B. 高脂血症　　　　　　C. 高血压

D. 水肿　　　　　　　　　　E. 低白蛋白血症

9. 能确定肾病综合征的病理类型的检查项目是（　　　）。

A. 中段尿培养　　　　　　　B. 尿蛋白定量　　　　　　　C. 肾功能检查

D. 肾活检　　　　　　　　　E. 血脂全套

10. 尿常规检查中对肾盂肾炎的诊断最有价值的是（　　　）。

A. 红细胞管型　　　　　　　B. 白细胞管型　　　　　　　C. 透明管型

D. 蜡样管型　　　　　　　　E. 颗粒管型

11. 做尿培养标本时应留取（　　　）。

A. 中段尿　　　B. 12 h 尿　　　C. 24 h 尿　　　D. 夜尿　　　E. 晨尿

12. 急性肾小球肾炎患儿突然出现血压升高,剧烈头痛、呕吐、惊厥等,提示可能发生了（　　　）。

A. 急性心力衰竭　　　　　　B. 脑疝　　　　　　　　　　C. 高血压脑病

D. 低血糖　　　　　　　　　E. 高钾血症

13. 患儿,男,5 岁,因全身水肿,尿少 6 天入院。查体:全身水肿明显,血压 90/50 mmHg,尿蛋白（＋＋＋＋）,每高倍镜视野红细胞 1～2 个,目前患儿最主要的护理问题是（　　　）。

A. 营养失调:低于机体需要量　　　　　B. 潜在并发症　高血压性脑病

C. 有感染的危险　　　　　　　　　　　D. 体液过多

E. 活动无耐力

14. 某肾病综合征患者入院治疗,查体:双下肢水肿。实验室检查:尿蛋白 4.5 g/d,血浆白蛋白 20 g/L。该患者水肿的主要原因是（　　　）。

A. 醛固酮增多　　　　　　　B. 球-管失衡　　　　　　　C. 饮水过多

D. 肾小球滤过率下降　　　　E. 血浆胶体渗透压下降

15. 患儿,男,5 岁。因"肾病综合征"以肾上腺皮质激素治疗 5 个月,出现水肿减轻、食欲增加、双下肢疼痛,最应关注的药物副作用是（　　　）。

A. 高血压　　　　　　　　　B. 骨质疏松　　　　　　　　C. 白细胞减少

D. 消化道溃疡　　　　　　　E. 库欣综合征

（16～18 共用题干）

患儿,男,8 岁。双眼睑水肿、尿少 3 天,以肾病综合征入院。查体:双下肢水肿明显。实验室检查:血浆白蛋白 27 g/L,尿蛋白定性（＋＋＋）。

16. 目前患儿最主要的护理问题是（　　　）。

A. 焦虑　　　　　　　　　　B. 知识缺乏　　　　　　　　C. 体液过多

D. 有感染的危险　　　　　　E. 有皮肤完整性受损的危险

17. 最常见的并发症是（　　　）。

A. 感染　　　　　　　　　B. 电解质紊乱　　　　　　　　C. 血栓形成

D. 急性肾衰竭　　　　　　E. 生长延迟

18. 最主要的护理措施是(　　　)。

A. 绝对卧床休息　　　　　　　　　　B. 给予高蛋白质饮食

C. 增加钠盐、水的摄入量　　　　　　D. 加强皮肤护理

E. 限制热量的摄入

（彭淑英）

第十一章　血液系统疾病患儿的护理

造血系统由骨髓、肝、脾、淋巴结及胸腺等造血器官组成。出生后的造血主要是骨髓造血。造血系统疾病在小儿时期常见的是营养缺乏而引起的红细胞或血红蛋白生成不足的贫血，即营养性缺铁性贫血及营养性巨幼红细胞性贫血。

第一节　小儿造血和血液特点

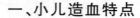

一、小儿造血特点

（一）胚胎期造血

胚胎期造血最早在卵黄囊，然后在肝、脾，最后在骨髓，故又分为三个阶段。

1. 中胚叶造血期　约于胚胎第 3 周开始在卵黄囊上形成许多血岛，血岛中含原始造血成分（主要为原始有核红细胞），第 6 周开始减退，至 10～12 周时消失。

2. 肝脾造血期　肝脏造血从胚胎 6～8 周开始，4～5 个月时达高峰，6 个月后逐渐减退，约于出生时停止，是胎儿中期的主要造血部位，主要产生有核红细胞。约于胚胎第 8 周起脾脏参与造血，至第 5 个月后脾脏造红细胞和粒细胞功能逐渐减退至消失，但保留造淋巴细胞功能。自胚胎 8～11 周开始，胸腺和淋巴结也参与造淋巴细胞。

3. 骨髓造血期　骨髓从胚胎第 4 个月开始造血，是胎儿后期的主要造血器官，出生 2～5 周后成为唯一的造血场所。

（二）生后造血

1. 骨髓造血　出生后主要是骨髓造血。婴幼儿期所有骨髓均为红骨髓，全部参与造血，以满足生长发育的需要。5～7 岁后长骨中的红骨髓逐渐被脂肪组织（黄骨髓）所代替，黄骨髓虽不参与造血，但有造血潜能，当造血需要增加时可转变为红骨髓而恢复造血功能。

2. 骨髓外造血　在正常情况下，骨髓外造血极少。婴幼儿期当发生严重感染或贫血等造血需要增加时，肝、脾、淋巴结可恢复到胎儿时期的造血状态，出现肝、脾、淋巴结肿大，外周血中可见有核红细胞或（和）幼稚中性粒细胞，称为"骨髓外造血"，是小儿造血器官的一种特殊反应，感染或贫血纠正后即恢复正常。

二、小儿血液特点

（一）红细胞数与血红蛋白量

由于胎儿期处于相对缺氧状态，红细胞数和血红蛋白含量较高，出生时红细胞数为$(5.0\sim7.0)\times10^{12}/L$，血红蛋白含量为$150\sim220\ g/L$。生后随着自主呼吸的建立，血氧含量增高，导致红细胞生成素减少，骨髓造血功能暂时性降低；红细胞寿命较短致破坏较多（生理性溶血）；婴儿生长发育迅速，循环血量迅速增加等因素，使红细胞数和血红蛋白含量逐渐降低，至$2\sim3$个月时红细胞数降至$3.0\times10^{12}/L$，血红蛋白含量降至$100\ g/L$左右，出现轻度贫血，称为"生理性贫血"。以后红细胞数和血红蛋白含量又逐渐上升至正常，约于12岁时达成人水平。

知识拓展

成人红细胞及血红蛋白正常值见表11-1。

表 11-1 成人红细胞及血红蛋白正常值

性　别	红　细　胞	血红蛋白
成人女性	$(3.5\sim5.0)\times10^9/L$	$110\sim150/L$
成年男性	$(4.0\sim5.5)\times10^9/L$	$120\sim160/L$

（二）白细胞数与分类

出生时白细胞总数为$(15\sim20)\times10^9/L$，生后$6\sim12\ h$达$(21\sim28)\times10^9/L$，以后逐渐下降，于生后10天左右降至$12\times10^9/L$，婴儿期白细胞数维持在$10\times10^9/L$左右，8岁后接近成人水平。小儿时期白细胞分类呈现两次交叉（表11-2，图11-1）。

表 11-2 小儿时期白细胞分类两次交叉

细胞类型	出生时	生后4~6天	婴幼儿期	4~6岁	6岁以上
中性粒细胞	0.65	两者相等	0.35	两者相等	与成人相似
淋巴细胞	0.30		0.60		

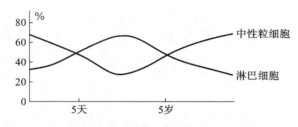

图 11-1 小儿时期白细胞分类两次交叉

（三）血小板数

血小板数与成人相似，为$(150\sim250)\times10^9/L$。

（四）血容量

相对较成人多，新生儿约占体重的 10％，平均 300 mL，儿童占体重的 8％～10％，成人占体重的 6％～8％。

第二节　小儿贫血概述

一、贫血定义及诊断标准

贫血是指外周血中单位容积内红细胞数（RBC）或血红蛋白量（Hb）低于正常。

我国小儿血液会议暂定 6 个月以下婴儿贫血诊断标准：新生儿期 Hb<145 g/L，1～4 个月 Hb<90 g/L，4～6 个月 Hb<100 g/L；世界卫生组织（WHO）贫血诊断标准：6 个月～6 岁 Hb<110 g/L，6～14 岁 Hb<120 g/L。

二、小儿贫血分度

根据外周血中血红蛋白含量及红细胞数将贫血分为轻、中、重、极重四度（表 11-3）。

表 11-3　小儿贫血分度

项　目	轻　度	中　度	重　度	极　重　度
血红蛋白量/(g/L)	90～120	60～90	30～60	<30
红细胞数/(10^{12}/L)	3～4	2～3	1～2	<1

三、小儿贫血分类

（一）病因学分类

1. 红细胞和血红蛋白生成不足　①营养性缺铁性贫血及巨幼红细胞性贫血；②再生障碍性贫血；③感染性、炎症性贫血及慢性疾病所致贫血等。

2. 溶血性贫血　①红细胞内在缺陷：遗传性球形红细胞增多症、G-6-PD 缺陷症、地中海贫血等；②红细胞外在因素：新生儿溶血症、自身免疫性溶血、药物及理化等因素引起的贫血等。

3. 失血性贫血　①急性失血：创伤性大出血、出血性疾病等；②慢性失血：溃疡病、钩虫病、肠息肉、鲜牛奶过敏等。

知识拓展

地中海贫血也称珠蛋白生成障碍性贫血，是一组遗传性溶血性贫血疾病。地中海贫血分为 α 型、β 型、δβ 型和 δ 型四种，其中以 β 和 α 地中海贫血较为常见。主要的临床表现有肝脾肿大进行性加重，黄疸及发育不良等。

（二）形态学分类

根据红细胞平均容积（MCV）、红细胞平均血红蛋白含量（MCH）、红细胞平均血红蛋白含量（MCHC）将贫血分为四类（表11-4）。

表11-4　贫血的细胞形态分类

项　　目	MCV/fL	MCH/pg	MCHC/（%）
正常值	80～94	28～32	32～38
大细胞性	＞94	＞32	正常
正细胞性	正常	正常	正常
单纯小细胞性	＜80	＜28	正常
小细胞低色素性	＜80	＜28	＜32

第三节　营养性缺铁性贫血

临床病例

　　10个月男孩，部分母乳喂养，未添加其他辅食。近日时而哭闹烦躁，不爱吃奶，面色逐渐苍白，家长带患儿到医院检查。医生发现患儿口唇、结膜苍白，心音有力，心尖部可闻及Ⅱ级收缩期杂音，肝肋下3 cm，脾肋下2 cm，余检查未见异常。血常规检查：红细胞$2.1×10^{12}$/L，血红蛋白65 g/L，白细胞及血小板正常，初步诊断为营养性缺铁性贫血。你在进行护理评估时应重点询问哪些健康史？通过你的评估发现该患儿可能存在哪些护理问题？

　　营养性缺铁性贫血是由于体内铁缺乏导致的血红蛋白合成减少而引起的一种小细胞低色素性贫血，临床上以血红蛋白量较红细胞数减少更明显、血清铁和铁蛋白减少、铁剂治疗有效为特点，是小儿时期最常见的贫血，以6个月至2岁发病率最高，为我国儿童保健重点防治的"四病"之一。

【病因】

1. 先天储铁不足　胎儿期最后3个月从母体获得的铁最多，早产、双胎、多胎、胎儿失血（胎儿-胎儿输血或胎儿-母体输血）、孕母患严重缺铁性贫血等均可使胎儿储存铁减少。

2. 铁摄入不足　为本病主要原因。单纯人乳、牛乳、谷物中含铁量均低，如未及时添加含铁丰富辅食，年长儿偏食、挑食等均可致铁摄入量不足。

3. 生长发育快　婴儿期及青春期生长发育迅速，尤其早产儿和低出生体重儿更快，对铁的需要量相对增多,如未及时补充则易发生缺铁。

4. 铁的吸收障碍　膳食搭配不合理、胃肠炎、慢性腹泻、消化道畸形、慢性感染等均可影响铁的吸收。

5. 铁的丢失过多　长期慢性失血可引起缺铁,如对牛奶蛋白过敏、肠息肉、钩虫病、溃疡病等可致胃肠道慢性小量出血。

【发病机制】

铁是合成血红蛋白的原料之一,缺乏时血红蛋白合成减少,导致新生的红细胞内血红蛋白含量不足,细胞浆减少,细胞变小;而缺铁对细胞的分裂、增殖影响小,故红细胞数量减少不如血红蛋白的减少那样明显。缺铁通常经过三个阶段才发生贫血。①铁减少期(ID):此阶段体内储存铁已减少,但供红细胞制造血红蛋白的铁尚未减少。②红细胞生成缺铁期(IDE):此阶段储存铁进一步耗竭,红细胞生成所需的铁亦不足,但循环中血红蛋白尚未减少。③缺铁性贫血期(IDA):此阶段出现小细胞低色素性贫血和一些非造血系统表现。

缺铁还可使肌红蛋白合成减少及某些含铁酶(如细胞色素 C、单胺氧化酶等)的活性降低,由于这些含铁酶与生物氧化、组织呼吸、神经递质分解与合成有关,故铁缺乏时可引起细胞功能紊乱而出现非造血系统表现。此外,缺铁还可引起细胞免疫功能降低,易患感染性疾病。

【临床表现】

1. 一般表现　皮肤黏膜逐渐苍白,以唇、口腔黏膜、眼睑结膜、甲床最明显。易疲乏,不爱活动,年长儿可诉头晕、眼前发黑、耳鸣等。

2. 骨髓外造血表现　肝、脾、淋巴结可轻度肿大。年龄愈小、病程愈长、贫血愈重,肝脾肿大愈明显。

3. 非造血系统表现

(1)消化系统表现　可有食欲减退、呕吐、腹泻、口腔炎、舌炎、舌乳头萎缩,少数有异食癖,重者可出现萎缩性胃炎或吸收不良综合征。

(2)神经系统表现　烦躁不安或精神不振,注意力不易集中,记忆力减退等。

(3)心血管系统表现　贫血明显时心率增快,心脏扩大,重者可发生心力衰竭。

(4)其他表现　皮肤干燥,毛发枯黄易脱落,反甲,因免疫功能降低易合并感染。

【辅助检查】

1. 血常规　血红蛋白减少比红细胞减少明显;血涂片(见图 11-2)可见红细胞大小不等,以小细胞为多,中央淡染区扩大,呈小细胞低色素性贫血;网织红细胞数正常或轻度减少,白细胞及血小板一般无改变。

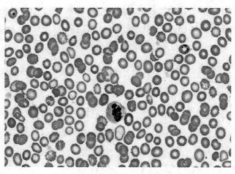

图 11-2　缺铁性贫血血涂片

2. 骨髓象　增生活跃,以中、晚幼红细胞增生为主。各期红细胞均较小,胞浆少,染色偏蓝,胞浆发育落后于胞核。粒细胞及巨核细胞系一般无明显改变。

3. 有关铁代谢的检查　血清铁(SI)<10.7 μmol/L,血清铁蛋白(SF)<12 μg/L,总铁结合力(TIBC)>62.7 μmol/L,转铁蛋白饱和度(TS)<15%。

【治疗要点】

主要是去除病因和补充铁剂,铁剂多选用易吸收的二价铁,如硫酸亚铁、葡萄糖酸亚铁、富马酸亚铁等。严重贫血并发心力衰竭或感染时可输血。

【常见护理诊断/问题】

(1)营养失调:低于机体需要量　与铁摄入不足、吸收不良、丢失过多或消耗增加有关。

(2)活动无耐力　与贫血致组织器官缺氧有关。

(3)有感染的危险　与机体免疫功能下降有关。

(4)知识缺乏　家长及年长患儿缺乏营养知识和本病的防护知识。

【护理目标】

(1)家长能正确选择含铁丰富食物及服用铁剂,保证铁的摄入。

(2)患儿活动耐力逐渐增强,疲倦乏力有所减轻。

(3)患儿不发生感染。

(4)家长及年长患儿能说出缺铁原因,纠正不良饮食习惯,合理搭配饮食,配合治疗。

【护理措施】

1. 合理安排饮食　提倡母乳喂养,及时补充含铁丰富的食物,如动物血、肝脏、瘦肉、鱼类、黑木耳、海带、紫菜、豆类等,注意合理搭配,以免影响铁的吸收;采取措施促进患儿食欲,如创造良好的进食环境,注意饮食色、香、味、形的调配,遵医嘱服用胃蛋白酶、多酶片等助消化药物。

2. 遵医嘱正确应用铁剂　这是最主要的护理措施。

(1)应用铁剂的注意事项　①主张用二价铁口服(如硫酸亚铁、富马酸亚铁),以利于吸收;②应从小剂量开始,逐渐增加至全量,并在两餐之间服用,以减少对胃肠道的刺激;③主张与稀盐酸合剂、维生素C、果汁等同服,有利于吸收;④不宜与牛奶、茶水、钙片、咖啡等同服,以免影响铁的吸收;⑤液体铁剂会使牙齿染黑,可用吸管或滴管服用,并及时刷牙以减轻着色;服用铁剂后,大便会变黑或呈柏油样,停药后恢复,应向患儿家长解释,消除紧张心理;⑥注射铁剂(如右旋糖酐铁)应深部肌内注射,以防药液漏入皮下组织使皮肤着色、局部疼痛及坏死;每次更换注射部位,以减少局部刺激,并注意观察有无过敏等不良反应;⑦铁剂应用至血红蛋白恢复正常后2个月左右,以增加铁的储存。

(2)疗效观察　判断铁剂治疗有效的主要指标是网织红细胞升高。用药3~4天后网织红细胞上升,7~10天达高峰;1~2周后血红蛋白逐渐上升,临床症状好转,说明有效。

3. 合理安排休息与活动　根据患儿活动耐力下降程度制定休息方式、活动强度及每次活动持续时间,以不感到疲乏为度。①对轻、中度贫血患儿,不必严格限制日常活动,但应避免剧烈运动,生活要有规律,做适合自身的运动,活动间歇应充分休息,保证足够的睡眠;②对重度贫血患儿,应卧床休息,减少机体耗氧量,避免加重心脏负担而诱发心力衰竭。必要时给予吸氧和输血,但应控制输血量和速度(贫血愈重,一次输血量应愈小,速度应愈慢)。

4. 预防感染

(1)环境准备　病室定期通风换气、消毒,严格执行无菌技术操作。

（2）施行保护性隔离　尽量避免去人群集中的公共场所,应与感染性疾病患儿分室收治,以免交叉感染。

（3）做好口腔护理　鼓励患儿多喝水,保持口腔清洁,发生口炎时按口炎护理。

（4）防止皮肤损伤　勤洗澡、换内衣,保持皮肤干燥清洁,重症贫血卧床患儿应及时更换体位,以防压疮发生。

5. 健康教育

（1）做好母亲保健工作:妊娠期及哺乳期母亲应多食用含铁丰富的食物。

（2）提倡母乳喂养,按时添加含铁丰富的辅食。早产儿及低体重儿从 2 个月开始,足月儿从 4 个月开始,逐渐添加维生素 C 及含铁较多的菜汤、水果汁、蛋黄、鱼泥等。人工喂养儿应喂强化铁的配方乳,并及时添加辅食。

（3）对早产儿、低体重儿宜自 2 个月左右开始给予铁剂预防。

（4）合理安排膳食,培养良好饮食习惯;介绍正确服用铁剂的方法、疗程及注意事项。

【护理评价】

家长能否正确选择含铁较多的食物并合理搭配膳食,是否正确服用铁剂;患儿活动耐力是否逐渐增强,倦怠乏力有无减轻;患儿是否发生感染;家长及年长患儿是否知道本病的发病原因,并积极主动配合治疗。

第四节　营养性巨幼红细胞性贫血

  临床病例

　　患儿,男,1 岁,生后一直母乳喂养,未添加任何辅食,近 4 个月来,面色逐渐显蜡黄,近 3 天来发现手足颤抖。7 个月左右会独坐,会爬,现坐不稳,不会爬。尚不会叫妈妈。体格检查:脸色蜡黄,无出血点,全身多处淋巴结蚕豆大小,唇苍白,心率 130 次/分,肝右肋下 4 cm,脾左肋下 4 cm。血常规:血红蛋白 50 g/L,红细胞 1.35×10^{12}/L,白细胞 6.0×10^9/L,血小板 170×10^9/L。请问:

1. 患儿主要缺乏哪种营养素?

2. 患儿贫血的程度如何?

3. 还应进一步做什么检查?

4. 该患儿主要的护理诊断是什么?

　　营养性巨幼红细胞性贫血是由于缺乏维生素 B_{12} 或（和）叶酸而引起的一种大细胞性贫血,临床上以贫血、神经精神症状、红细胞数较血红蛋白量减少更明显、红细胞胞体变大及骨髓中出现巨幼红细胞、维生素 B_{12} 或（和）叶酸治疗有效为特点,6 个月至 2 岁婴幼儿多见。

【病因】

1. 摄入不足 乳类中含维生素 B_{12} 和叶酸较少（羊乳中更少），故单纯母乳、奶粉或羊乳喂养而未及时添加辅食者，易出现维生素 B_{12} 或（和）叶酸缺乏。

2. 吸收障碍 严重营养不良、慢性腹泻等可使维生素 B_{12}、叶酸吸收减少。

3. 需要量增加 婴幼儿生长发育迅速对维生素 B_{12} 和叶酸需要量增加，严重感染时使两者消耗增多。

4. 药物影响 长期服用新霉素等药物可致维生素 B_{12} 代谢障碍；长期应用广谱抗生素可抑制肠道细菌合成叶酸；抗叶酸制剂（如氨甲蝶呤）和某些抗癫痫药（如苯妥英钠、苯巴比妥）可使叶酸缺乏。

【发病机制】

维生素 B_{12} 和叶酸参与 DNA 合成，缺乏时可造成红细胞中 DNA 合成不足，细胞核成熟障碍，细胞分裂延迟，细胞体积变大而形成巨幼红细胞。由于红细胞生成速度变慢，巨幼红细胞在骨髓内易被破坏，进入血液循环的红细胞寿命也较短，从而出现贫血。维生素 B_{12} 还参与神经髓鞘脂蛋白的合成，故缺乏时可引起神经精神症状。

【临床表现】

1. 一般表现 皮肤、面色苍黄，睑结膜、口唇、甲床苍白，毛发稀疏细黄；易疲乏无力，多呈虚胖。

2. 骨髓外造血、消化系统、心血管系统表现 同营养性缺铁性贫血。

3. 神经精神症状 可出现烦躁不安、易怒等症状。维生素 B_{12} 缺乏者表现为：表情呆滞、反应迟钝、少哭不笑、智力及动作发育落后，常有倒退现象，严重者出现肢体、头部、躯干或全身震颤，甚至抽搐、腱反射亢进、踝阵挛、共济失调、感觉异常等。

【辅助检查】

1. 血常规 红细胞数较血红蛋白量的减少更明显；血涂片（图 11-3）红细胞大小不等，以大细胞为多，中央淡染区不明显，呈大细胞性贫血；网织红细胞、白细胞及血小板常减少。

2. 骨髓象 增生活跃，以原红细胞和早幼红细胞增生为主，各期幼红细胞出现巨幼变，胞核发育落后于胞浆，巨核细胞的核有过度分叶现象。

3. 血清维生素 B_{12} 和叶酸测定 维生素 $B_{12} < 100$ ng/L，叶酸 < 3 μg/L。

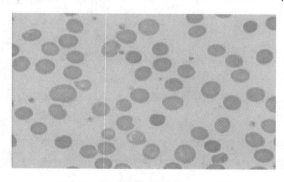

图 11-3 巨幼红细胞性贫血血涂片

【治疗要点】

去除病因，补充维生素 B_{12} 和（或）叶酸是治疗的关键；注意加强营养，防治感染，肌肉震颤者可给镇静剂，重度贫血者可输血。

【常见护理诊断/问题】

(1) 营养失调:低于机体需要量　与维生素 B_{12} 和(或)叶酸摄入不足、吸收障碍等有关。

(2) 活动无耐力　与贫血致组织缺氧有关。

(3) 有受伤的危险　与肢体或全身震颤、抽搐等有关。

(4) 知识缺乏　患儿家长缺乏本病的相关知识。

【护理措施】

1. 补充维生素 B_{12} 及叶酸　为主要护理措施。

(1) 合理喂养,及时添加富含维生素 B_{12} 和叶酸的食物,如动物肝、肉类、蛋类及绿色蔬菜等。

(2) 遵医嘱正确使用维生素 B_{12} 和叶酸:加服维生素 C 以促进叶酸利用,提高疗效;恢复期加服铁剂,防止红细胞增加时出现缺铁;单纯维生素 B_{12} 缺乏者,不宜加用叶酸,以免加重神经精神症状。

2. 合理安排休息与活动　参见本章第三节。

3. 防止外伤　烦躁、震颤、抽搐者按医嘱给予镇静剂。

4. 健康教育　向家长介绍本病的预防措施,指导合理喂养;积极治疗原发病,指导合理用药;对智力和运动发育落后者,应指导家长多给予触摸、爱抚、耐心教育,进行相应感觉综合训练,促进患儿智力和体能发育。

两种营养性贫血的临床特点见表 11-5。

表 11-5　两种营养性贫血的临床特点

项　目	营养性缺铁性贫血	营养性巨幼红细胞性贫血
病　因	铁剂缺乏	维生素 B_{12} 或(和)叶酸缺乏
神经精神症状	轻	维生素 B_{12} 缺乏者,症状明显;叶酸缺乏者,症状较轻
红细胞形态	红细胞大小不等,以小细胞为多,中央淡染区扩大,呈小细胞低色素性贫血	红细胞大小不等,以大细胞为多,中央淡染区不明显,呈大细胞性贫血
血　象	血红蛋白减少比红细胞减少更明显	红细胞减少比血红蛋白减少更明显
骨髓象	以中、晚幼红细胞增生为主,胞浆发育落后于胞核	以原红细胞、早幼红细胞增生为主,各期幼红细胞巨幼变,胞核发育落后于胞浆
病因实验检查	血清铁及铁蛋白下降,总铁结合力增高	血清维生素 B_{12} 或(和)叶酸下降
主要护理措施	补充铁剂(常用二价铁)	补充维生素 B_{12} 或(和)叶酸

第五节 特发性血小板减少性紫癜

特发性血小板减少性紫癜(idiopathic thrombocytopenic purpura，ITP)又称自身免疫性血小板减少性紫癜，是小儿最常见的出血性疾病。临床上以皮肤、黏膜自发性出血，血小板减少，出血时间延长，血块收缩不良及束臂试验阳性为特征。

【病因及发病机制】

目前认为是一种自身免疫性疾病，发病前常有病毒感染史。患儿因自身免疫过程缺陷或外来抗原(如病毒感染和其他因素)的作用，使机体产生血小板相关抗体 PAIgG，而引起血小板减少。血小板减少是导致出血的主要原因，感染可加重血小板减少或使疾病复发。

【临床表现】

1. 急性型 病程不超过 6 个月，约占 90%，多见于婴幼儿。发病前 1～3 周常有急性病毒感染史，如上呼吸道感染、流行性腮腺炎、水痘、风疹、麻疹、传染性单核细胞增多症等，偶见于免疫接种之后。以自发性皮肤和黏膜出血为突出表现，多为针尖大小的皮内或皮下出血点，或为淤斑和紫癜，少见皮肤出血斑和血肿(图 11-4)，以四肢多见，常伴有鼻出血、齿龈出血。胃肠道大出血及颅内出血少见，偶见肉眼血尿，青春期女性患者可有月经过多，少数患者可有结膜下和视网膜出血。出血严重者可致贫血，肝脾偶见轻度肿大，淋巴结不肿大。颅内出血为主要死因。

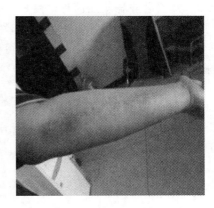

图 11-4 皮肤出血斑

2. 慢性型 病程在 6 个月以上，多见于学龄儿童。起病缓慢，出血症状相对较轻，主要为皮肤、黏膜出血，可持续性或反复发作出血，出血持续期和间歇期长短不一。约 1/3 患儿发病数年后自然缓解。

【辅助检查】

1. 血常规 血小板计数常小于 $100 \times 10^9/L$(小于 $50 \times 10^9/L$ 时可见自发性出血，小于 $20 \times 10^9/L$ 时出血明显，小于 $10 \times 10^9/L$ 时出血严重)；失血较多时可致贫血，白细胞数正常；出血时间延长，凝血时间正常，血块收缩不良，血清凝血酶原消耗不良。

2. 骨髓象 急性骨髓巨核细胞增多或正常；慢性型巨核细胞显著增多，幼稚巨核浆细胞增多，核分叶减少，核-浆发育不平衡，产生血小板的巨核细胞明显减少，其细胞质中有空泡形成、颗粒减少和量少等现象。

3. 血小板抗体测定 主要是 PAIgG 增高。

4. 其他 出血时间延长，凝血时间正常，血块收缩不良，血清凝血酶原消耗不良，束臂试验阳性。

知识拓展

　　束臂试验：又称毛细血管抵抗力试验，或毛细血管脆性试验。在前臂屈侧面肘弯下 4 cm 处，画一直径 5 cm 的圆圈，用血压计袖带束于该侧上臂，先测定血压，然后使血压保持在收缩压和舒张压之间，持续 8 min，然后解除压力，待皮肤颜色恢复正常后，计数圆圈内皮肤新出血点的数目。正常新出血点在 10 个以下。血小板减少症、过敏性紫癜、维生素 P 或 C 缺乏症等毛细血管脆性增加，新出血点超过 10 个以上，称束臂试验阳性。

【治疗要点】

　　1. 肾上腺皮质激素　常用泼尼松，剂量为 1.5～2 mg/(kg·d)，分 3 次口服。出血严重者可用冲击疗法，常用地塞米松 0.5～2 mg/(kg·d)或甲基泼尼松龙 20～30 mg/(kg·d)，静脉滴注，连用 3 天，症状缓解后改口服泼尼松。用药至血小板数回升至接近正常水平即可逐渐减量，疗程一般不超过 4 周。停药后如有复发，可再用泼尼松治疗。

　　2. 大剂量静脉滴注丙种球蛋白　常用剂量为 0.4～0.5 g/(kg·d)，连续 5 天静脉滴注；或每次 1 g/kg 静脉滴注，必要时次日可再用 1 次；以后每 3～4 周 1 次。

　　3. 其他　严重出血危及生命时可输注血小板，出血致贫血者可输浓缩红细胞，激素和丙种球蛋白治疗无效及慢性难治性 ITP 可用免疫抑制剂或行脾切除。

【常见护理诊断/问题】

　　(1) 潜在并发症　出血。

　　(2) 有感染的危险　与激素、免疫抑制剂应用致免疫功能下降有关。

　　(3) 恐惧　与严重出血有关。

【护理措施】

　　1. 预防出血的护理

　　(1) 密切观察病情　①观察皮肤瘀点(斑)变化，监测血小板数量变化。②监测生命体征，观察神志、面色，记录出血量。若面色苍白加重，呼吸、脉搏增快，出汗，血压下降提示可能有失血性休克；若出现烦躁、嗜睡、头痛、呕吐，甚至惊厥、昏迷等提示可能有颅内出血；若呼吸变慢或不规则，双侧瞳孔不等大，对光反射迟钝或消失提示可能合并脑疝；若有消化道出血常伴腹痛、便血；若有肾出血常伴血尿、腰痛。

　　(2) 避免损伤　①急性期应减少活动，避免损伤，明显出血时应卧床休息；②禁食坚硬、多刺的食物，防止损伤口腔黏膜及牙龈而出血；③床头、床栏及家具的尖角用软垫子包扎，忌玩锐利玩具，限制剧烈运动，以免碰伤、摔伤或刺伤而出血；④尽量减少肌肉注射或深静脉穿刺，必要时应延长压迫时间，以免形成深部血肿；⑤保持大便通畅，防止用力大便时腹压增加而诱发颅内出血。

　　(3) 控制出血　①口、鼻黏膜出血可用浸有 1%麻黄素或 0.1%肾上腺素的棉球、纱条或明胶海绵压迫止血；②无效者可请耳鼻喉科医生会诊，以油纱条填塞，2～3 天后更换；③遵医嘱给予止血药、输同型血小板。

　　2. 预防感染　①应与感染患儿分室居住；②保持出血部位清洁；③注意个人卫生；④严格无菌操作。

3. 消除恐惧心理　出血及止血技术操作均可使患儿产生恐惧心理,表现为不合作、烦躁、哭闹等,而使出血加重,故应关心、安慰患儿,向其讲明道理,以取得合作。

4. 健康教育　①指导进行自我保护,如不玩尖利的玩具和使用锐利工具,不做剧烈的、有对抗性的运动,常剪指甲,选用软毛牙刷等;②服药期间不与患儿接触,去公共场所时戴口罩,衣着适度,尽量避免感冒,以防加重病情或复发;③避免使用损伤血小板的药物,如阿司匹林、双嘧达莫、吲哚美辛、保泰松、右旋糖酐等药物;④教会家长识别出血征象和学会压迫止血的办法,一旦发现出血,应立即到医院复查或治疗。

第六节　急性白血病

白血病是造血组织中某一血细胞系统过度增生,浸润到各组织和器官,从而引起的一系列临床表现的恶性血液病,是我国最常见的小儿恶性肿瘤,发病率男孩高于女孩。急性白血病占90%～95%,慢性白血病仅占 3%～5%。

【病因及发病机制】

病因尚不完全清楚,可能与下列因素有关。

1. 病毒感染　多年研究已证明属于 RNA 病毒的反转录病毒(又称人类 T 细胞白血病病毒,HTLV)可引起人类 T 淋巴细胞白血病。

2. 物理和化学因素　电离辐射可引起白血病;苯及其衍生物、氯霉素、保泰松、乙双吗啉和细胞毒药物均可诱发急性白血病。

3. 遗传素质　白血病不属遗传性疾病,但在家族中却可有多发性恶性肿瘤的情况。白血病的发生与遗传因素有关。

其发病机制可能与原癌基因的转化、抑癌基因畸变、细胞凋亡受抑等有关。

【临床表现】

根据增生的白细胞种类不同,可分为急性淋巴细胞白血病(急淋,ALL)和急性非淋巴细胞白血病(急非淋,ANLL)两大类,小儿以急淋发病率高。目前,常采用形态学(M)、免疫学(I)和细胞遗传学(C),即 MIC 综合分型,以指导治疗和提示预后。

各种类型急性白血病的临床表现基本相同,大多起病较急,主要表现如下。

1. 发热　多数患儿起病时有发热,热型不定。发热原因之一是白血病性发热,多为低热且抗生素治疗无效;另一原因是感染,多为高热。

2. 贫血　出血较早并随病情发展而加重,表现为苍白、虚弱无力、活动后气促等。贫血主要是由于骨髓造血干细胞受到抑制所致。

3. 出血　以皮肤和黏膜出血多见,表现为紫癜、瘀斑、鼻出血、齿龈出血、消化道出血和血尿。偶有颅内出血,是引起死亡的重要原因之一。

4. 白血病细胞浸润引起的症状和体征

(1) 肝、脾、淋巴结肿大　尤以急淋显著,可有压痛。纵隔淋巴结肿大时可致压迫症状如呛咳、呼吸困难和静脉回流受阻。

（2）骨、关节疼痛　多见于急淋，约25％患儿为首发症状，其中部分呈游走性关节痛，局部红肿多不明显，常伴有胸骨压痛。

（3）中枢神经系统白血病（CNSL）　出现头痛、呕吐、嗜睡、视神经乳头水肿等颅内压增高表现，可有脑神经麻痹、截瘫、惊厥甚至昏迷、脑膜刺激征等，脑脊液中可发现白血病细胞。因多数化疗药物不易透过血-脑屏障，故中枢神经系统便成为白血病的"庇护所"，它是导致急性白血病复发的主要原因。

（4）绿色瘤　白血病细胞浸润眶骨、颅骨、胸骨、肋骨或肝、肾、肌肉等组织，在局部呈块状隆起而形成绿色瘤。

（5）睾丸白血病　表现为局部肿大、触痛，阴囊皮肤可呈红黑色。因化疗药物也不易进入睾丸，此处白血病可长期存在，因而常成为导致白血病复发的另一重要原因。

（6）其他　少数患儿有皮肤、心脏、肾脏、消化系统等浸润而出现相应的症状、体征。

【辅助检查】

1. 血常规　红细胞及血红蛋白均减少，呈正细胞正色素性贫血；网织红细胞数大多较低，少数正常；白细胞增高者占50％以上，其余正常或减少，分类以原始细胞和幼稚细胞占多数；血小板减少。

2. 骨髓象　骨髓检查是确立诊断和评定疗效的重要依据。典型的骨髓象为该类型白血病的原始及幼稚细胞极度增生，幼红细胞和巨核细胞减少。

3. 组织化学染色和溶菌酶检查　以协助鉴别白细胞类型。

【治疗要点】

主要是以化疗为主的综合疗法，其原则如下：①早期诊断、早期治疗；②严格区分白血病类型，按照类型选用不同的化疗方案和相应的药物剂量；③采用早期连续适度化疗和分阶段长期治疗的方针。注意早期防治中枢神经系统白血病和睾丸白血病，加强支持疗法。持续完全缓解2.5～3年者方可停止治疗。

【常见护理诊断/问题】

（1）体温过高　与大量白细胞浸润、坏死和（或）感染有关。

（2）潜在并发症　感染、出血、药物副作用。

（3）活动无耐力　与贫血致组织缺氧及恶性疾病本身消耗有关。

（4）营养失调：低于机体需要量　与疾病消耗增加、食欲下降、摄入不足有关。

（5）疼痛　与白血病细胞浸润有关。

（6）预感性悲哀　与白血病危险程度、久治不愈有关。

【护理措施】

1. 维持正常体温　监测体温，观察热型及热度，遵医嘱给退热药，忌用安乃近和酒精擦浴，以免降低白细胞和增加出血倾向；观察降温效果，防治感染。

2. 密切观察病情，防止并发症

1）防治感染　感染是白血病患儿最常见和最危险的并发症，也是导致白血病患儿死亡的主要原因之一，因此，防治感染尤为重要。

（1）保护性隔离　①白血病患儿应安置在相对洁净无菌的病室内，与其他病种患儿分室居住；病室每日用紫外线灯照射1次，墙壁、地板每日用1：200洗必泰溶液擦洗；粒细胞极低和免疫功能明显低下者应住单间，有条件者住空气层流室或无菌单人层流床。②医护人员进入病室前须更换拖鞋及隔离衣、戴口罩，接触患儿前认真洗手（必要时以消毒液洗手）。③训练家长也按上述程序更换衣物及洗手后陪伴患儿。④限制探视者人数和次数,感染者禁止探视。

（2）严格执行无菌操作 护理人员应具有严格的无菌观念,遵守操作规程。对粒细胞减少的患儿进行操作时(如静脉穿刺、肌内注射等)除需按常规消毒外,宜用浸过乙醇的无菌纱布覆盖局部皮肤5 min再行穿刺。

（3）注意个人卫生 ①保持口腔清洁,进食前后应用温开水或漱口液漱口,宜用软毛牙刷或海绵,以免损伤口腔黏膜及牙龈,导致出血和继发感染。②每日清洁鼻前庭并给洗必泰油膏或液体石蜡抹鼻。③保持大便通畅,便后用温开水或盐水清洁肛周,以防肛周脓肿、肛周溃烂者,每日用高锰酸钾溶液坐浴。④勤换衣裤,每日淋浴,减少皮肤感染。

（4）避免预防接种 免疫功能低下者,避免接种麻疹、风疹、水痘、流行性腮腺炎等减毒活疫苗和脊髓灰质炎糖丸,以防发病。

（5）观察感染早期征象 监测生命体征,检查皮肤有无破损、红肿,外阴及肛周有无黏膜糜烂、渗出、脓肿等;有无牙龈肿胀、咽红、咽痛等。发现感染先兆及时处理,遵医嘱用抗生素。

2）防治出血 出血是白血病患儿死亡的又一主要原因。

（1）注意安全,避免出血 ①提供安全的生活环境,加强护理,避免碰伤、刺伤或摔伤出血。②禁食坚硬、多刺的食物,防止损伤口腔黏膜及牙龈出血。③保持大便通畅,防止腹腔压力增高而诱发颅内出血。④尽量减少肌内注射或深静脉穿刺抽血,各种穿刺后需按压穿刺部位10 min,以防出血。

（2）观察出血表现,及时处理 观察神志、面色,皮肤有无瘀点(斑)及变化,监测生命体征及血小板数量变化。如有出血,应及时处理。

3）用药护理

（1）遵医嘱正确给药:①化疗药物有较强的刺激性,注射前应确认静脉通畅方可注入,并注意输注速度;发现药液渗漏应立即停止注射,并用25%硫酸镁局部热敷;因患儿需长期静脉用药,要注意保护和合理使用静脉,一般从远端小静脉开始。②某些药物(如门冬酰胺酶)可致过敏反应,用药前应询问用药史及过敏史,用药过程中注意观察有无过敏反应。③光照可使某些药物(依托泊苷、替尼泊苷)分解,静脉滴注时应避光。④鞘内注射时浓度不宜过大,药量不宜过多,应缓慢推入,术后应平卧4～6 h。⑤操作中护士要注意自我保护。

（2）观察及处理药物毒性反应 ①骨髓抑制:绝大多数化疗药物均可致骨髓抑制而使患儿易感染,应监测血象,及时防治感染。②胃肠道反应:某些化疗药物可以引起恶心、呕吐等反应,严重者用药前半小时给止吐药。③其他:环磷酰胺可致出血性膀胱炎、脱发,应嘱患儿多饮水,脱发后可戴假发、帽子;长期应用激素可出现满月脸及情绪改变等,应告知家长及年长儿停药后会消失;柔红霉素、三尖杉酯碱类药物可引起心肌及心脏传导损害,用药时要缓慢滴注,注意听心率、心律等;氨甲蝶呤可引起口腔黏膜溃疡,可用0.5%普鲁卡因含漱,减轻疼痛。

3. 休息与活动 合理安排生活作息,既不要过多卧床,又要防止活动过度。严重虚弱者需卧床休息,护理人员协助其日常生活,并经常更换体位,以预防压疮。

4. 饮食护理 加强营养,给予高蛋白质、高维生素、高热量的饮食。鼓励进食,不能进食者可静脉补充。食物应新鲜、清洁、卫生,食具应消毒。对有口腔溃疡者,宜给清淡、易消化的流质或半流质饮食。

5. 缓解疼痛 提高诊疗技术,尽量减少因治疗、护理而带来的痛苦。选用适当的非药物性止痛技术或遵医嘱用止痛药,以减轻疼痛。

6. 心理护理 ①帮助家长及年长患儿树立战胜疾病的信心,并对治疗的长期性有充分的思想准备。②进行各项诊疗、护理操作前,告知家长及年长儿其操作意义和过程,如何配合及可能出现的不适,以减轻或消除其恐惧心理。③阐述化疗是白血病治疗的重要手段,让家长了解所用的化疗方案、药物剂量、可能出现的不良反应及应对方法;了解患儿所处的治疗阶段,详细记录每次治疗情况,使治疗方案具有连续性。④对年长患儿注意可能出现的心理问题,如形象紊乱、悲观失望、恐惧等,应给予及时帮助,做好心理疏导,使患儿积极面对疾病,主动配合治疗。

7. 健康教育 ①向家长及年长儿讲解白血病的有关知识、化疗药物的作用和毒副作用,阐明白血病完全缓解后,患儿体内仍有残存的白血病细胞(约 10^7 个)是复发的根源,让其明确坚持定期化疗的重要性;②化疗间歇期可家庭维持治疗,但要定期到专科门诊复查,不可随便停药或减量,可酌情参加学校学习,并鼓励患儿参与体格锻炼,增强抗病能力。③教会家长如何预防感染和观察感染及出血征象。④重视患儿的心理状况,进行正确引导,使患儿在治疗疾病的同时,心理及智力能得到正常发展。

目标检测

1. 引起婴幼儿缺铁性贫血的原因有多种,但最主要原因是( )。(2017 年真题)

A. 体内储铁不足   B. 铁的摄入不足

C. 生长发育快,需铁量增加   D. 某些疾病的影响

E. 铁丢失过多

2. 营养性缺铁性贫血患儿血生化检查减少明显的是( )。

A. 总铁结合力   B. 血清白蛋白   C. 血清铁

D. 维生素 B_{12} E. 维生素 C

3. 患儿,男,1 岁。近来出现厌食、呕吐,反应低下,少哭不笑。查体见患儿颜面虚胖、皮肤苍白、表情呆滞,肢体及头部震颤。医嘱应用维生素 B_{12} 治疗,若治疗有效,该患儿最先出现的改变是( )。(2016 年真题)

A. 网织红细胞上升   B. 血红蛋白上升   C. 精神、食欲好转

D. 震颤缓解   E. 面色转红

4. 营养性巨幼细胞性贫血特异的临床表现是( )。

A. 心脏扩大   B. 注意力不集中   C. 神经、精神症状

D. 皮肤蜡黄   E. 肝、脾、淋巴结肿大

5. 为缺铁性贫血患者制定的最恰当的食物组合是( )。(2017 年真题)

A. 大虾、豆浆   B. 猪排、雪碧   C. 鸡丁、酸奶

D. 羊肝、橙汁   E. 豆腐、绿茶

6. 婴儿生理性贫血通常发生在( )。

A. 生后 1~2 个月   B. 生后 2~3 个月   C. 生后 4~5 个月

D. 生后 6~7 个月   E. 生后 10~12 个月

7. 患儿 4 岁,因乏力、面色苍白,来医院就诊,诊断为缺铁性贫血,血红蛋白为 78 g/L。为改善贫血症状,患儿应吃下列哪种食物为最佳( )。(2017 年真题)

A. 牛奶及乳制品   B. 鱼、虾及高热量饮食

C. 动物肝脏及高蛋白质饮食   D. 海带、紫菜及高蛋白质饮食

E. 紫皮茄子及高蛋白质饮食

8. 患儿,男,10岁,患急性淋巴细胞白血病入院。治疗方案中有环磷酰胺,在化疗期间要特别加强监测的项目是(　　)。

　　A. 体温　　　　　B. 血压　　　　　C. 脱发　　　　　D. 血常规　　　　　E. 食欲

9. 患儿,男,10个月。今晨家长发现其眼眶周围密集针尖大小出血点,经实验室检查诊断为特发性(急性型)血小板减少性紫癜。为及早识别颅内出血的发生,应重点监测患儿的(　　)。

　　A. 骨髓象巨核细胞比例　　　　B. 血小板计数　　　　　C. 红细胞计数

　　D. 白细胞计数　　　　　　　　E. 血红蛋白含量

10. 患儿,10个月,面色蜡黄,手有震颤。血红细胞 3×10^{12}/L,血红蛋白 80 g/L,血涂片中红细胞形态大小不等,以大红细胞为多。应首先考虑(　　)。

　　A. 营养性缺铁性贫血　　　　　　　　　　B. 营养性巨幼红细胞性贫血

　　C. 再生障碍性贫血　　　　　　　　　　　D. 生理性贫血

　　E. 溶血性贫血

(11～13题共用题干)

患儿,女,1岁,因面色渐苍白半年入院,平素食欲差。体检:神志清,反应差,皮肤黏膜苍白,肝肋下 2 cm,脾肋下 0.5 cm。血常规:血红蛋白 78 g/L,红细胞 4.5×10^{12}/L。血涂片:红细胞大小不等,以小者为多。

11. 患儿贫血程度为(　　)。

　　A. 无贫血　　　　　　　B. 轻度贫血　　　　　　　C. 中度贫血

　　D. 重度贫血　　　　　　E. 极重度贫血

12. 贫血最可能的原因是(　　)。

　　A. 铁缺乏　　　　　　　B. 碘缺乏　　　　　　　　C. 叶酸缺乏

　　D. 维生素 C 缺乏　　　　E. 维生素 B_{12} 缺乏

13. 目前首要的护理措施为(　　)。

　　A. 注意休息　　　　　　B. 补充铁剂　　　　　　　C. 加强教育与训练

　　D. 纠正不良饮食习惯　　E. 注意饮食搭配合理

(14～16题共用题干)

患儿,男,10月龄。面色苍黄,毛发稀疏,少哭不笑,不能翻身,不能爬行。有长期羊乳喂养史。体检:肝、脾大;血常规示红细胞数目减少,大小不均,以大细胞为主。

14. 此患儿的诊断为(　　)。

　　A. 营养性缺铁性贫血　　　　　　　　　　B. 营养性巨幼细胞贫血

　　C. 急性淋巴细胞白血病　　　　　　　　　D. 维生素 D 缺乏性佝偻病

　　E. 病毒性脑炎

15. 下列符合该患儿疾病特点的实验室检查结果为(　　)。

　　A. 低色素性贫血　　　　　　　　　　　　B. 网织红细胞数增加

　　C. 血清铁蛋白降低　　　　　　　　　　　D. 血红蛋白减少比红细胞减少明显

　　E. 骨髓中出现巨幼红细胞

16. 对该患儿实施的措施中正确的是(   )。

A. 给予铁剂

B. 给予镇静剂

C. 输注血液制品

D. 给予维生素 B_{12} 或叶酸

E. 补充维生素 D 和钙剂

(隋　瑾)

第十二章　神经系统疾病患儿的护理

第一节　小儿神经系统解剖生理特点及检查

一、脑

小儿神经系统发育最早,年龄越小生长发育越快。出生时小儿脑的平均重量约 370 g,占体重的 10%～12%,6 个月时 700 g 左右,1 岁时约 900 g,是成人脑重量的 60%。新生儿脑皮质较薄、细胞分化较差,皮质下中枢发育已较成熟,表现为肌张力较高,常有无意识的手足徐动;3 岁时脑细胞分化基本完成,8 岁时接近成人。出生时脑干已发育良好,循环、呼吸、吞咽等维持生命的中枢已发育成熟。出生时小脑发育较差,生后 6 个月达生长高峰,15 个月时其大小已接近成人。

婴幼儿时期,大脑皮质发育不成熟,神经细胞功能分化不全,神经活动很不稳定,皮质下中枢兴奋性较高,神经髓鞘形成不完整,兴奋、抑制易于扩散并产生泛化现象。因此,婴幼儿睡眠时间较长、肌肉张力较高,遇到强烈刺激易出现昏睡、惊厥等。

二、脊髓

出生时脊髓末端达第 3～4 腰椎水平,4 岁时上移至第 1～2 腰椎。故婴幼儿应以第 4～5 腰椎间隙为腰椎穿刺点,以免损伤脊髓。小儿出生时脊髓结构已较完善,功能发育已较为成熟,4 岁时接近成人。

三、脑脊液

新生儿脑脊液较少,压力较低,随年龄增长脑脊液的量及压力逐渐增加。婴儿脑脊液为 40～60 mL,儿童为 100～150 mL。脑脊液压力:婴儿 0.29～0.78 kPa,儿童 0.69～1.96 kPa。外观清亮透明。细胞数 $(0～10)×10^6/L$,新生儿可达 $20×10^6/L$,蛋白质 0.2～0.4 g/L,糖 2.8～4.5 mmol/L,氯化物 117～127 mmol/L。

四、神经反射

小儿神经反射与神经系统的发育和成熟程度有密切关系,小儿的神经反射活动过程很不稳定,某些神经反射在不同的年龄有不同的意义(表12-1)。

表 12-1 小儿神经反射特点

反射类型	反射内容	反射特点及意义
出生时存在,以后逐渐消失的反射	吸吮反射、觅食反射、拥抱反射、握持反射、颈肢反射等	生后3~6个月消失;生后缺乏或短期存在后消失或到消失时间仍存在则提示神经系统异常
出生时存在,终生不消失的反射	角膜反射、结膜反射、瞳孔反射、吞咽反射等	若减弱或消失则提示神经系统有病理病变
出生时不存在,以后逐渐出现并终生存在的反射	提睾反射、腹壁反射、各种腱反射	新生儿期不易引出,若该出现时引不出或减弱则提示神经系统异常
病理反射	巴宾斯基征、戈登征、奥本海姆征等	2岁以内引出巴宾斯基征阳性可为生理现象;该反射恒定不对称或2岁后继续阳性时提示锥体束损害
脑膜刺激征	颈强直、凯尔尼格征、布鲁津斯基征	3~4个月婴儿屈肌张力高,阳性无病理意义。婴儿颅缝和囟门未闭可缓解颅内压,脑膜刺激征可不明显或出现较晚

第二节　化脓性脑膜炎

临床病例

患儿,男,11个月,因"发热3天,抽搐3次"入院。查体:体温39.2 ℃,呼吸40次/分,心率120次/分。烦躁,前囟膨隆,颈项强直,心肺腹未见异常。入院后喷射性呕吐1次,为胃内容物。脑脊液检查外观浑浊,结合生化检查诊断为"化脓性脑膜炎"。

请问需要采取哪些护理措施?

化脓性脑膜炎,简称化脑,是由各种化脓性细菌引起的脑膜炎症,部分患儿病变累及脑实质。本病是小儿,尤其是婴幼儿时期常见的中枢神经系统感染性疾病。临床上以急性发热、惊厥、意识障碍、颅内压增高和脑膜刺激征及脑脊液脓性改变为特征。随着脑膜炎球菌及流感嗜血杆菌疫苗、肺炎球菌疫苗的接种和对本病诊治水平不断提高,本病发病率和病死率已明显下降。

【病因】

本病常见的致病菌与患儿年龄关系密切。新生儿及2个月内的婴儿、原发性或继发性免疫缺陷者,多为大肠埃希菌和金黄色葡萄球菌;3个月至3岁儿童多为流感嗜血杆菌、脑膜炎球菌和肺炎链球菌;年长儿以脑膜炎球菌和肺炎链球菌多见。

致病菌可以通过多种途径侵入脑膜。

(1)最常见的途径是通过血流,即菌血症抵达脑膜微血管。当小儿免疫防御功能降低时,细菌通过血脑屏障到达脑膜。致病菌大多由呼吸道侵入,新生儿的皮肤、胃肠道黏膜或新生儿脐部也常是致病菌的侵入部位。

(2)临近组织器官感染,如中耳炎、乳突炎等扩散波及脑膜。

(3)与颅腔存在直接通道,如颅骨骨折、神经外科手术或脑脊膜膨出,细菌可因此直接进入蛛网膜下腔。

【临床表现】

90%的化脓性脑膜炎患儿为5岁以下儿童,1岁以下是患病高峰年龄,一年四季均可发生。

1. 典型表现

(1)感染中毒及脑功能障碍症状　发热,烦躁、易激惹,进行性加重的意识障碍;30%以上患儿有反复全身或局限性惊厥发作。

(2)颅内压增高　剧烈头痛、呕吐,婴儿则有前囟饱满与张力增高、头围增大等。合并脑疝者,可出现呼吸不规则、瞳孔不等大或突然意识障碍加重等体征。

(3)脑膜刺激征　颈项强直最常见,凯尔尼格征阳性、布鲁津斯基征阳性。

2. 不典型表现　新生儿及3个月以下小婴儿起病隐匿,常因缺乏典型的症状和体征而被忽略。主要表现如下:①体温可高可低,甚至体温不升;②颅内压增高的表现可不明显,幼婴不会诉头痛,可能仅有吐奶、尖叫或颅缝裂开;③惊厥可不典型,如仅见面部、肢体局灶或多灶性抽动,或呈眨眼、呼吸不规则、屏气等各种不显性发作;④脑膜刺激征不明显。

3. 并发症

(1)硬脑膜下积液　发生率较高,多见于1岁以内的婴儿,是最常见的并发症。凡经有效治疗48~72 h后脑脊液有好转,但体温不退或体温下降后再升高;或在一般症状好转后又出现意识障碍、惊厥、前囟隆起或颅内压增高等症状,应首先怀疑本症的可能性。硬脑膜下穿刺是直接的确诊手段。

(2)脑室管膜炎　多见于病初未及时诊断治疗的革兰阴性杆菌感染的婴儿,表现为治疗效果不理想,发热不退、惊厥频繁、意识障碍不改善,进行性加重的颈强直。治疗大多困难,病死率及致残率高。

(3)脑积水　由脑膜炎造成的脑脊液循环障碍所致。表现为颅内压增高、脑功能障碍,前囟膨隆、颅缝开裂、额大面小、落日眼、头颅破壶音和头皮静脉扩张。

(4)其他　颅神经受累可致耳聋、失明等;脑实质受累可致瘫痪、智力低下或继发性癫痫。

【辅助检查】

1. 脑脊液检查　确诊本病的重要依据。外观浑浊或呈脓性,压力升高;白细胞数增多达1000×10^6/L以上,以中性粒细胞为主;糖明显降低,氯化物多降低,蛋白质显著增高。涂片革兰染色和培养可发现致病菌。

2. 血常规　白细胞总数及中性粒细胞增高;严重感染时白细胞可不增高。

3. 其他　血培养、皮肤瘀点瘀斑涂片找菌阳性及头颅 CT 扫描等。

【治疗要点】

1. 抗生素治疗　化脓性脑膜炎预后严重,应力求在用药 24 h 之内杀灭脑脊液中的致病菌,故选择对致病菌敏感且易透过血-脑屏障的抗生素。急性期静脉用药,须早期、联合、足量、足疗程,对明确诊断而病原菌未确定的,目前多主张用第三代头孢菌素,如头孢噻肟、头孢曲松。病原菌明确后可按照药敏试验的结果选择敏感抗生素。疗程通常 10～14 天,若有并发症应延长疗程。

2. 肾上腺皮质激素的使用　肾上腺皮质激素对多种炎症因子的产生有抑制作用,可减轻炎症反应和中毒症状,降低颅内高压,故在抗生素使用的同时,可予以地塞米松,连用 2～3 天。

3. 并发症治疗　必要时予以穿刺、引流及理疗等措施。

4. 对症支持治疗　维持水、电解质平衡,高热处理,降低颅内压,控制惊厥及感染性休克。

【常见护理诊断/问题】

(1) 体温过高　与细菌感染有关。

(2) 有受伤的危险　与反复惊厥有关。

(3) 营养失调　与摄入不足、呕吐、消耗增多等有关。

(4) 潜在并发症　硬膜下积液、脑疝等。

(5) 焦虑　与预后不良有关。

【护理措施】

1. 维持正常体温　每 4 h 测体温 1 次,并观察其热型及伴随症状。体温超过 38.5 ℃时,给予物理降温或药物降温,并在降温处置后 30 min 测体温 1 次,并记录降温效果。鼓励患儿多饮水,必要时静脉补液。若小婴儿体温不升时则应注意保暖。

2. 惊厥的护理　惊厥发作时,立即让患儿平卧,头偏向一侧,松解衣服和领口,及时清除患儿口鼻咽分泌物、呕吐物等,防止反流或误吸窒息。给予患儿口腔保护,防止舌咬伤。无家属陪伴的患儿应拉起床边护栏,避免惊厥发作时坠床。遵医嘱采取止惊措施,用药时注意观察呼吸和血压变化。

3. 保证足够的营养　按患儿热量需要制定饮食计划,给予高蛋白质、高热量、高维生素且清淡、易消化的流质或半流质饮食,少食多餐,以防呕吐发生。频繁呕吐、不能进食者给予鼻饲或静脉营养。

4. 协助降低颅内压　由于患儿对环境刺激极敏感,微小声音或光线刺激即可加重或发生颅内压增高,因此病室应尽量保持安静,避免光线刺激。患儿需要大量侵袭性治疗,最好集中进行,避免多次穿刺。

5. 观察病情

(1) 监测生命体征、防止并发症　需做到经常巡视并监测患儿生命体征及神志、瞳孔、肌张力变化。若患儿出现呼吸节律不规则、瞳孔不等大不等圆、对光反射减弱或消失,提示脑疝及呼吸衰竭的存在,应及时给予急救处理。如患儿在治疗中发热持续不退或退而复升,前囟饱满、颅缝裂开、呕吐不止、反复惊厥发作应考虑存在并发症,应及时报告医生给予相应处理。硬膜下积液量较大时,应协助医生穿刺放液,放液量每次、每侧在 15 mL 以内,根据致病菌注入抗生素,必要时外科引流;脑室管膜炎可行侧脑室穿刺引流,并注入抗生素;脑积水可手术治疗。

（2）做好急救准备　准备好氧气、吸引器、人工呼吸机、脱水剂、镇静剂、呼吸兴奋剂、硬脑膜下穿刺包及侧脑室引流包。

6. 心理护理　对患儿及家长给予关心、安慰，多与他们沟通，取得其信任；介绍患儿的病情、治疗及护理方法，使其主动配合，树立战胜疾病的信心。及时解除患儿不适，鼓励他们说出内心的感受及需要询问的问题，并给予详细解答。

第三节　病毒性脑膜炎和脑炎

临床病例

患儿，9个月，"因发热1周，抽搐3次"入院。患儿1周来反复发热，最高体温40℃，入院当天抽搐1次，抽搐时意识丧失，双眼凝视，四肢抽动，持续1～2 min缓解。查体：39.4℃，嗜睡状，前囟略饱满，咽部充血，颈项强直，心肺腹未见异常。脑脊液检查：压力升高，外观清亮，白细胞计数 $300 \times 10^6/L$，以淋巴细胞为主，蛋白质轻度升高，糖、氯化物正常。其医疗诊断为"病毒性脑膜炎"。

请问：该患儿的护理问题有哪些？

病毒性脑膜炎、脑炎是由多种病毒引起的中枢神经系统的急性炎症；病变主要累及脑膜的为病毒性脑膜炎；病变主要累及大脑实质的为病毒性脑炎；脑实质和脑膜同时受累的称病毒性脑膜脑炎。本病多呈自限性，病情轻重不一，轻者可自行缓解，危重症呈急进性过程，可导致死亡及留下神经系统后遗症。

【病因】

80%以上是由肠道病毒（如柯萨奇病毒、埃可病毒）引起的，其次为虫媒病毒、腺病毒、单纯疱疹病毒、腮腺炎病毒等。

【临床表现】

病情轻重差异很大，主要取决于病变受累部位，多呈急性或亚急性起病。

1. 病毒性脑膜炎　病前1～3周多有上呼吸道感染或前驱传染性疾病。主要表现为发热、恶心、呕吐、嗜睡。婴儿烦躁不安、易激惹，年长儿会诉头痛，一般很少有严重的意识障碍和惊厥。可有颈项强直等脑膜刺激征，但无局限性神经系统体征。病程多在1～2周。

2. 病毒性脑炎

（1）前驱症状　表现为全身感染症状，如发热、头痛、呕吐、腹泻。

（2）中枢神经系统症状　出现反复惊厥发作、不同程度意识障碍和颅内压增高表现。因受累部位不同可有不同的症状和局限性神经系统定位体征，如精神异常、急性偏瘫、颅神经受累或小脑共济失调等;严重者可有脑疝。病程在 2～3 周。多数完全恢复,但少数留有智力发育落后、肢体瘫痪、癫痫等后遗症。

【辅助检查】

1. 脑脊液检查　外观无色透明,压力正常或增高;白细胞数正常或轻度增多,分类以淋巴细胞为主;蛋白质正常或轻度增高,糖和氯化物一般在正常范围。脑膜炎的脑脊液特点见表 12-2。

表 12-2　脑膜炎的脑脊液特点

类　　型	外　　观	压力	白细胞数/(10^6/L)	蛋白质	糖	氯化物	其　　他
化脓性脑膜炎	混浊脓样	增高	多在 1000 以上,中性粒细胞为主	增高	明显降低	正常或稍低	涂片或培养可检见致病菌
病毒性脑膜炎	清亮或微混	正常或略高	正常或数百,以淋巴细胞为主	正常或略增	正常或略增	正常	可分离出病毒
结核性脑膜炎	清亮或毛玻璃	增高	数十至数百,以淋巴细胞为主	增高	减少	降低	有薄膜形成,可检出结核菌

2. 脑电图　以弥漫性或局限性异常慢波背景活动为特征,少数伴有棘波、棘慢综合波。某些患儿脑电图正常。

3. 病毒学检查　恢复期患儿血清特异性抗体较急性期增高 4 倍以上有诊断价值;部分患儿脑脊液病毒培养及特异性抗体检测呈阳性。

4. 血常规　白细胞总数正常或偏低,分类以淋巴细胞为主;但伴有持续高热者白细胞总数可升高。

【治疗要点】

主要是对症治疗,如降温、止惊、降低颅内压、改善脑微循环、抢救呼吸和循环衰竭。抗病毒治疗常选用阿昔洛韦、利巴韦林等。促进脑功能恢复可输注营养脑细胞的药物。

【常见护理诊断/问题】

(1)体温过高　与病毒血症有关。

(2)急性意识障碍　与脑实质炎症有关。

(3)躯体移动障碍　与昏迷、瘫痪有关。

(4)潜在并发症　颅内压增高、脑疝等。

【护理措施】

1. 维持正常体温　监测体温、观察热型及伴随症状。体温高于 38.5 ℃时给予物理或药物降温。鼓励患儿多饮水,必要时静脉补液。出汗后及时更换被褥、衣服。

2. 昏迷的护理　昏迷患儿取平卧位,头偏向一侧,可抬高床头 20°～30°,以利于静脉回流,降低脑静脉窦压力,利于降低颅内压;保持呼吸道通畅、给氧,必要时行气管切开或使用人工呼吸机;定时翻身、叩背及按摩,以防坠积性肺炎和压疮,动作宜轻柔;保证热量供应,尽早予鼻饲或静脉营养液;做好口腔护理;保持镇静,因任何躁动不安均能加重脑缺氧,可使用镇静剂。

3. 促进功能恢复

(1)加强生活护理　为患儿创造良好的环境,给有幻觉、定向力障碍的患儿提供保护性照顾。

（2）恢复肢体功能　急性期肢体做被动锻炼,保持瘫痪肢体处于功能位置。恢复期鼓励并协助患儿进行主动锻炼。锻炼要循序渐进,加强保护措施。在每次改变锻炼方式时给予指导、帮助和正面鼓励。

4. 协助降低颅内压　见本章第二节"化脓性脑膜炎"。

5. 观察病情　密切观察病情变化,若发现瞳孔改变、呼吸不规则应及时通知医生并遵医嘱用脱水剂等,减轻脑水肿,预防脑疝形成和呼吸骤停。对昏迷患儿要注意营养状况,观察有无脱水、电解质紊乱和酸碱平衡失调的情况。

目标检测

1. 足月新生儿出生时存在,以后也不消失的反射是( )。

A. 觅食反射　　　　　　　　　B. 角膜反射　　　　　　　　　C. 握持反射

D. 颈肢反射　　　　　　　　　E. 腹壁反射

2. 引起新生儿化脓性脑膜炎最常见的病原体是( )。

A. 流感嗜血杆菌　　　　　B. 肺炎双球菌　　　　　　　　C. 大肠埃希菌

D. 溶血性链球菌　　　　　E. 白色念珠菌

3. 化脓性脑膜炎最主要的入侵途径是( )。

A. 消化道　　　　B. 呼吸道　　　　C. 血液　　　　　D. 虫媒传播　　　　E. 直接播散

4. 年龄 3 个月以下婴儿患化脓性脑膜炎临床表现中最突出的问题是( )。

A. 高热　　　　　　　　　　　B. 脑膜刺激征　　　　　　　　C. 惊厥

D. 临床症状不典型　　　　　E. 喷射性呕吐

5. 以下有关神经反射的说法,错误的是( )。

A. 握持反射生后 3～4 个月消失

B. 婴儿期腹壁反射不易引出

C. 新生儿布鲁津斯基征弱阳性属生理现象

D. 1 岁以内双侧巴宾斯基征阳性属病理现象

E. 新生儿提睾反射不能引出

6. 引起病毒性脑膜炎主要的病原体是( )。

A. 腮腺炎病毒　　　　　　　B. 柯萨奇病毒　　　　　　　　C. 腺病毒

D. 疱疹病毒　　　　　　　　E. 乙脑病毒

7. 婴儿化脓性脑膜炎最可靠的诊断指标是( )。

A. 脑脊液白细胞增多　　　B. 反复惊厥　　　　　　　　　C. 头围增大

D. 前囟饱满　　　　　　　　E. 以上均不是

8. 3 岁小儿,怀疑化脓性脑膜炎,做脑脊液检查,腰椎穿刺最适宜的位置是( )。

A. 第 1～2 腰椎间隙　　　　B. 第 2～3 腰椎间隙　　　　C. 第 3～4 腰椎间隙

D. 第 4～5 腰椎间隙　　　　E. 第 1～5 腰椎间隙

（9～10 题共用题干）

患儿,男,4 岁,发热,头痛 3 天入院。入院后体温持续不退,最高达 40.2 ℃,呕吐抽搐 2次,四肢皮肤可见瘀斑瘀点。

9. 该患儿可能发生的疾病是( )。

A. 化脓性脑膜炎　　　　B. 上呼吸道感染　　　　　C. 高热惊厥

D. 支气管肺炎　　　　　E. 败血症

10. 为明确诊断,应首选(　　　)。

A. 血常规　　　　　　　　B. 胸部 X 片　　　　　　　C. 脑电图

D. 刺破皮肤瘀斑涂片找细菌　E. CT 检查

（伍　静）

第十三章　内分泌系统疾病患儿的护理

第一节　先天性甲状腺功能减低症

先天性甲状腺功能减低症（congenital hypothyroidism），简称甲低，是由于甲状腺激素合成或分泌不足而引起的疾病，临床上以生长发育落后、智力低下和基础代谢率降低为特征，又称为呆小病或克汀病，是小儿最常见的内分泌疾病。

【病因】

根据病因可分为散发性和地方性两类。

1. 散发性先天性甲低

（1）甲状腺不发育或发育不全　先天性甲低的最主要原因，约占90％。甲状腺发育不全的病因尚未阐明，目前认为与免疫介导和遗传有关。

（2）促甲状腺素（TSH）缺乏　常见于下丘脑、垂体发育缺陷或特发性垂体功能低下。

（3）甲状腺激素合成途径障碍　因合成过程中酶缺陷所致，多为常染色体隐性遗传。

（4）甲状腺或靶器官反应性低下　由于甲状腺相关蛋白缺陷或靶器官对激素不敏感所致，极少见。

（5）暂时性甲状腺功能减低　母亲在妊娠期应用抗甲状腺药物或母体存在抗甲状腺抗体，均可通过胎盘影响胎儿而造成暂时性甲低。

2. 地方性先天性甲低

多由于孕妇饮食中缺碘，使胎儿在胚胎期即因碘缺乏而导致甲低，造成中枢神经系统不可逆的严重损害。

【发病机制】

甲状腺的主要功能是利用碘和酪氨酸合成甲状腺素（T_4）和三碘甲腺原氨酸（T_3）。甲状腺素的合成和释放受下丘脑分泌的促甲状腺激素释放激素（TRH）控制，TRH可兴奋脑垂体分泌TSH，TSH再刺激甲状腺分泌T_3、T_4。而血清中T_3、T_4又可通过负反馈作用降低垂体对TRH的反应性，减少TSH的分泌，使血中T_3、T_4维持在一定水平。当甲状腺功能减低时，甲状腺激素合成不足，可引起代谢障碍、生理功能低下、生长发育迟缓、智力障碍等。

【甲状腺素的合成、分泌和功能】

甲状腺素的主要原料为碘和酪氨酸，碘离子被摄取进入甲状腺上皮细胞后，经一系列酶的作用与酪氨酸结合,合成具有生物活性的 T_3 和 T_4。甲状腺素的合成与释放受垂体、下丘脑的调节,三者形成负反馈轴。甲状腺滤泡上皮细胞通过摄粒作用将甲状腺球蛋白(TG)形成的胶质小滴摄入胞内,由溶酶体吞噬后将 TG 水解,释放出 T_3 和 T_4。

甲状腺素几乎参与机体所有组织的代谢,其主要功能如下。

(1)产热 甲状腺素能加速体内细胞氧化反应的速度,从而释放热能。

(2)促进生长发育及组织分化 甲状腺素促进细胞组织的生长发育和成熟;促进钙、磷在骨质中的合成代谢和骨、软骨的生长。

(3)对代谢的影响 促进蛋白质合成,增加酶的活力;促进糖的吸收、糖原分解和组织对糖的利用;促进脂肪分解和利用。

(4)对中枢神经系统的影响 甲状腺素对神经系统的发育及功能调节十分重要,特别是在胎儿期和婴儿期,甲状腺素不足会严重影响脑的发育、分化和成熟,且不可逆转。

(5)对维生素代谢的作用 甲状腺素参与各种代谢,使维生素 B_1、维生素 B_2、维生素 B_3、维生素 C 的需要量增加。同时,促进胡萝卜素转变成维生素 A 及维生素 A 生成视黄醇。

(6)对消化系统的影响 甲状腺素分泌过多时,食欲亢进、肠蠕动增加、大便次数增多,但性状正常。分泌不足时,常有食欲不振、腹胀、便秘等。

(7)对肌肉的影响 甲状腺素过多时,常可出现肌肉神经应激性增高,出现震颤。

(8)对血液循环系统的影响 甲状腺素能增强 β-肾上腺素能受体对儿茶酚胺的敏感性,故甲状腺功能亢进症患者出现心跳加速、心排血量增加等。

【临床表现】

主要表现为生长发育迟缓、智力落后和基础代谢率降低。

1. 新生儿甲低 患儿反应迟钝、生理性黄疸延长、喂养困难、少哭、声音嘶哑、腹胀、便秘、脐疝、四肢凉、体温低、末梢循环差等。

2. 婴幼儿甲低 患儿多在半岁后出现典型症状。

(1)特殊面容(图 13-1) 表情呆滞,头大颈短,眼睑水肿,眼距宽,眼裂小,鼻梁宽平,唇厚舌大,舌常伸出口外,毛发稀少等。

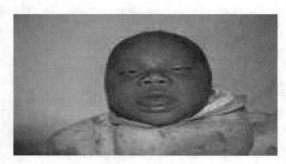

图 13-1 甲低特殊面容

(2)生长发育落后 身材矮小,躯干长而四肢短,上部量与下部量之比大于 1.5,囟门闭合、出牙、说话均延迟,动作发育迟缓,第二性征出现晚等。

(3)神经系统功能异常 智力低下,记忆力及注意力降低,嗜睡,神经反射迟钝等。

(4)生理功能低下 食欲差,吸吮和吞咽缓慢,怕冷,脉搏弱,心音低钝,肌张力低,肠蠕动慢,腹胀,便秘等。

3. 地方性甲低 因胎儿期缺碘不能合成足量的甲状腺素,导致神经系统发育障碍,患儿出生时就有明显的症状。临床表现为两种不同的综合征。

（1）"神经性"综合征　以共济失调、痉挛性瘫痪、聋哑和智力低下为特征，而身材正常，甲状腺功能正常或仅轻度减低。

（2）"黏液水肿性"综合征　以黏液水肿、生长和性发育明显落后、智力低下为特征，神经系统检查正常，血清 T_4 降低、TSH 增高。

【辅助检查】

1. 新生儿筛查　目前多采用出生后 2～3 天的新生儿干血滴纸片法检测 TSH 浓度作为初筛，当 TSH 大于 15～20 mU/L 时为可疑病例，再检测血清 T_4、TSH 以确诊。

2. 血清 T_3、T_4、TSH 测定　T_4 下降，TSH 明显增高即可确诊，T_3 浓度可降低或正常。

3. 其他检查　放射性核素甲状腺扫描可见甲状腺先天缺如或异位；手腕部 X 线拍片可见骨龄落后；基础代谢率测定显示低下。

【治疗要点】

一旦确诊立即治疗，需终生治疗，甲状腺制剂是治疗先天性甲低的最有效药物，常用制剂左旋甲状腺素钠。应根据患儿的病情轻重、年龄大小及发育情况制定药物开始剂量并随时调整，一般于出生后 3 个月内即开始治疗者不遗留神经系统损害。

【常见护理诊断/问题】

（1）体温过低　与代谢率低有关。

（2）营养失调：低于机体需要量　与喂养困难、食欲差有关。

（3）便秘　与肌张力低下、肠蠕动慢、活动量少有关。

（4）生长发育迟缓　与甲状腺素合成或分泌不足有关。

（5）知识缺乏　与家长缺乏本病的相关知识有关。

【护理措施】

1. 保暖　注意室内温度，避免受凉。保持皮肤清洁，防止感染。

2. 饮食护理　供给高蛋白质、高维生素、富含钙和铁的易消化食物；对吸吮困难、吞咽缓慢患儿应耐心喂养，必要时用滴管喂养或鼻饲，以保证生长发育需要。

3. 加强行为训练，提高自理能力　通过各种方法加强智力、行为训练，以促进生长发育，使其掌握基本生活技能；加强患儿日常生活护理，防止发生意外伤害。

4. 保持大便通畅　引导患儿增加适当活动量，每日顺肠蠕动方向按摩数次，以促进肠蠕动；保证充足液体入量，多吃含粗纤维的水果和蔬菜，养成定时排便的习惯，必要时遵医嘱使用缓泻剂或灌肠。

5. 用药护理　甲状腺制剂作用缓慢，用药 1 周左右方达最佳效力。用药剂量随小儿年龄增长而逐增，服药期间定期监测血清 T_3、T_4、TSH 的变化，随时调整剂量；剂量不足时，疗效不佳，患儿身高及骨骼生长迟缓；剂量过大时，可引起烦躁、多汗、消瘦、腹痛和腹泻等医源性甲亢症状。因此在治疗过程中，注意随访。治疗开始时，每 2 周随访 1 次；血清 TSH 和 T_4 正常后，每 3 个月随访 1 次；服药 1～2 年后，每 6 个月随访 1 次。

6. 健康教育　大力推广食用碘化食盐，指导孕妇多食碘丰富的食物，并重视新生儿筛查；尽早开始甲状腺素替代治疗，从而避免遗留神经系统功能损害；讲解终生用药的必要性，说明治疗开始较晚者，虽智力不能改善，但性格可变得活泼，生理功能低下的症状可改善，以增强坚持服药的信心。

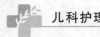

第二节　生长激素缺乏症

生长激素缺乏症(growth hormone deficiency,GHD)又称垂体性侏儒症,是由于垂体前叶合成和分泌的生长激素部分或完全缺乏,或由于生长激素分子结构异常、受体缺陷等所致的生长发育障碍,其身高低于同年龄、同性别、同地区正常小儿两个标准差或在生长曲线第3百分位数以下。

【病因】

由生长激素缺乏所致,分为原发性、获得性和暂时性三种。

1. 原发性　占绝大多数。遗传因素:约占5%GHD,有家族史。特发性下丘脑、垂体功能障碍:下丘脑、垂体无明显病灶,但分泌功能不足,是生长激素缺乏的主要原因。发育异常:垂体不发育或发育异常等引起生长激素合成和分泌不足。

2. 获得性(继发性)　多为器质性,继发于下丘脑、垂体或其他颅内肿瘤、放射性损伤、头颅外伤、感染及细胞浸润等。

3. 暂时性　原发性甲状腺功能减低、体质性青春期生长延迟、社会心理性生长抑制等均可造成暂时性生长激素分泌不足,当不良刺激消除或原发病治疗后,分泌功能即可恢复正常。

【发病机制】

生长激素由垂体前叶细胞合成和分泌,其释放受下丘脑分泌的生长激素释放激素(growth hormone releasing hormone,GHRH)和生长激素释放抑制激素(growth hormone release inhibiting hormone,GHRIH)的调节,前者刺激垂体释放生长激素,后者则对生长激素的合成和分泌有抑制作用。垂体在这两种激素的交互作用下以脉冲方式释放生长激素。生长激素的基本功能是促进生长,包括促进人体各种组织细胞增大和增殖,促进骨骼、肌肉及各系统器官生长发育等。当生长激素缺乏时,患儿表现出身材矮小。

【临床表现】

1. 原发性生长激素缺乏症

(1)生长障碍　主要表现为身材矮小(图13-2)(但上部量与下部量比例正常,体型匀称),智力发育正常。随年龄增长,生长缓慢,身高明显低于同龄儿,呈幼稚面容(娃娃脸),手足较小。

(2)骨成熟延迟　出牙延迟,恒牙排列不整,前囟闭合延迟,骨化中心发育迟缓,骨龄小于实际年龄2岁以上。

(3)青春发育延迟　至青春期仍无性器官发育和第二性征,男孩表现为小阴茎、小睾丸,女孩表现为原发性闭经、乳房不发育。

2. 继发性生长激素缺乏症　可发生于任何年龄,伴有原发病的相应症状。如颅内肿瘤多有视神经压迫的表现和颅内高压表现。

【辅助检查】

1. GH刺激试验　本病诊断主要依靠生长激素水平的测定,临床上多采用GH刺激试验

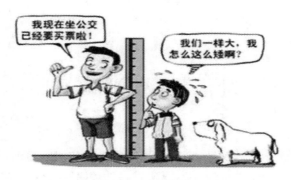

图 13-2　身材矮小

来判断垂体分泌 GH 的功能。测定方法如下。生理性试验:包括运动试验和睡眠试验,通常用作临床筛查。药物激发试验:包括胰岛素、精氨酸、可乐定、左旋多巴试验,一般认为两种试验 GH 峰值小于 10 μg/L 即为分泌功能不正常。GH 峰值小于 5 μg/L,为 GH 完全缺乏;GH 峰值在 5～10 μg/L 之间,为 GH 部分缺乏。

2. 血 GH 的 24 h 分泌谱测定　可以比较准确地反映体内 GH 分泌情况。

3. 影像学检查　手腕部 X 线检查评定骨龄;CT 或 MRI 检查了解下丘脑和垂体有无器质性病变,尤其是对肿瘤有重要意义。

【治疗要点】

采取激素替代疗法。

1. GH 替代治疗　目前大多采用基因重组人生长激素 0.1 U/kg,每晚临睡前皮下注射一次,持续至骨骺愈合为止。恶性肿瘤及严重糖尿病患儿禁用。

2. 性激素治疗　适用于伴有性腺轴功能障碍的 GHD 患儿,在骨龄达 12 岁时即可开始用性激素治疗,以促进第二性征发育。

3. 合成代谢激素　因各种原因不能使用基因重组人生长激素时,可选用促合成代谢药物,常用苯丙酸诺龙,国内现用司坦唑醇(康力龙)。

【常见护理诊断/问题】

(1) 生长发育迟缓　与生长激素缺乏有关。

(2) 自我形象紊乱　与面容幼稚、生长发育迟缓有关。

(3) 知识缺乏　与家长缺乏本病的相关知识有关。

【护理措施】

1. 指导正确用药,促进生长发育　生长激素替代疗法在骨骺愈合以前均有效,用药期间应密切随访骨龄发育情况,为患儿及家长提供激素替代治疗的相关信息和教育资料;若使用促合成代谢药物,注意肝毒性和雄激素样作用等,需定期复查肝功能;定期测量身高、体重,同时监测骨龄。

2. 心理护理　运用沟通交流技巧,鼓励患儿表达自己的情感和想法,增强适应日常生活和人际交往的能力,帮助其正确看待自我形象的改变。

3. 健康教育　向家长讲解疾病的相关知识;教会家长掌握药物的剂量、使用方法及观察药物副作用,治疗过程中应每 3 个月测量身高、体重一次,并记录生长发育曲线以观察疗效;应向家长强调替代疗法一旦终止,生长发育会再次减缓。

第三节　儿童糖尿病

糖尿病(diabetes mellitus,DM)是由于胰岛素绝对或相对不足而引起的糖、脂肪、蛋白质代谢紊乱,致使血糖升高、尿糖增加的一种全身性慢性代谢性疾病。糖尿病可分为 1 型糖尿病(胰岛素依赖型,IDDM)、2 型糖尿病(非胰岛素依赖型,NIDDM)、其他类型糖尿病三大类。儿童糖尿病 98% 为 1 型糖尿病,本节主要叙述此型。

【病因】

1 型糖尿病的病因尚未完全阐明。目前认为是在遗传易感性基因的基础上,受外界环境因素的作用,发生自身免疫反应,引起胰岛 β 细胞的损伤和破坏,分泌胰岛素功能下降。

【发病机制】

胰岛素可促进葡萄糖、氨基酸和钾离子的膜转运;促进糖的利用和蛋白质合成;促进肝、肌肉和脂肪组织内能量储存;抑制肝糖原和脂肪的分解等作用。当胰岛素分泌不足时,可出现代谢紊乱。

1. 糖代谢紊乱　胰岛素分泌不足,组织不能利用葡萄糖,能量不足使机体乏力、软弱、产生饥饿感,而引起多食。血糖不能利用,肝糖原分解和糖异生增加,导致血糖升高。当血糖增高,超过肾阈值时,引起渗透性利尿(多尿),继而导致脱水和电解质紊乱。

2. 脂肪代谢紊乱　胰岛素严重不足,致脂肪合成减少而分解增加,患儿出现消瘦。脂肪代谢障碍严重时,中间产物乙酰乙酸、β-羟丁酸和丙酮酸等酮体在血中堆积,产生酮症酸中毒。

3. 蛋白质代谢紊乱　蛋白质合成减少而分解增加,出现负氮平衡,患儿消瘦、乏力、生长发育延迟和抵抗力降低易继发感染。

【临床表现】

1 型糖尿病患者起病较急骤,多有感染或饮食不当等诱因,其典型症状为多饮、多尿、多食和体重下降(即"三多一少")。但婴儿多饮、多尿不易被发觉,很快即可发生脱水和酮症酸中毒。儿童因为夜尿增多可发生遗尿。年长儿还可出现消瘦、精神不振、倦怠乏力等体质显著下降症状。

约 40% 的糖尿病患儿在就诊时即处于酮症酸中毒状态,这类患儿常因急性感染、过食等因素诱发。多表现为起病急、进食减少、恶心、呕吐、腹痛、关节或肌肉疼痛、皮肤黏膜干燥、呼吸深长、呼气中带有酮味、脉搏细速、血压下降、体温不升,甚至嗜睡、淡漠、昏迷。

少数患儿起病缓慢,以精神呆滞、软弱、体重下降等为主。

体格检查时除见体重减轻、消瘦外,一般无阳性体征。酮症酸中毒时可出现呼吸深长、带有酮味,有脱水征和神志的改变。晚期可出现蛋白尿、高血压等糖尿病肾病表现,最后致肾衰竭。还可出现白内障、视力障碍、视网膜病变,甚至双目失明。

【辅助检查】

1. 尿液检查

尿糖定性阳性,其呈色强度可粗略估计血糖水平。尿酮体阳性提示酮症酸中毒,定期监测尿微量蛋白有助于了解肾脏病变。

2. 血液检查

1)血糖 美国糖尿病学会 2005 年公布了糖尿病诊断标准,符合下列任意一项标准即可诊断。

(1)有典型糖尿病症状并且餐后任意时刻血糖≥11.1 mmol/L。

(2)空腹血糖(FPG)≥7.0 mmol/L。

(3)2 h 口服葡萄糖耐量试验(OGTT)血糖≥11.1 mmol/L。

空腹血糖受损(IFG):FPG 5.6~6.9 mmol/L。糖耐量受损(IGT)口服 1.75 g/kg(最大量 75 g)葡萄糖后 2 h 血糖在 7.8~11.0 mmol/L。IFG 和 IGT 被称为"糖尿病前期"。

2)血脂 血清胆固醇等明显升高。

3)糖化血红蛋白 可作为患儿以往 2~3 个月期间血糖控制指标,超过 9% 表明血糖控制不理想。

3. 葡萄糖耐量试验

(1)试验方法 试验当日自 0 时起禁食;清晨口服葡萄糖(1.75 g/kg),最大量不超过 75 g,每克加水 2.5 mL,于 3~5 min 内服完;口服前(0 min)及口服后 60 min、120 min 和 180 min 分别测血糖。

(2)结果 正常人 0 min 的血糖<6.7 mmol/L,口服葡萄糖 60 min 和 120 min 后血糖分别低于 10.0 mmol/L 和 7.8 mmol/L;糖尿病患儿 120 min 血糖>11.1 mmol/L。试验前应避免剧烈运动、精神紧张,停服氢氯噻嗪、水杨酸等影响糖代谢的药物。

【治疗要点】

胰岛素治疗、饮食控制、预防并纠正酮症酸中毒、纠正代谢紊乱、运动治疗等。

【常见护理诊断/问题】

(1)营养失调:低于机体需要量 与胰岛素缺乏致体内代谢紊乱有关。

(2)潜在并发症 酮症酸中毒、低血糖。

(3)有感染的危险 与机体抵抗力下降有关。

(4)知识缺乏 与患儿及家长缺乏控制血糖的相关知识和技能有关。

【护理措施】

1. 饮食护理 饮食管理是糖尿病护理工作的重要环节,不是简单的限制饮食,而是以满足患儿生长发育及活动需要、维持正常血糖和保持理想体重、减少血糖波动、维持血脂正常为原则。每日总热量需要量为 1000＋(年龄×80~100)kcal,年幼儿宜稍偏高。全日热量分三餐,早、中、晚分别占 1/5、2/5、2/5,每餐定时定量,留少量食物作为餐间点心以预防低血糖反应。食物成分分配比例为:蛋白质 20%,脂肪 30%,糖类 50%。

2. 运动锻炼 运动使肌肉对胰岛素的敏感性增高,从而增强葡萄糖的利用,有利于血糖的控制,还可促进身体健康,减少并发症。在血糖控制良好后才能开始,每天应固定运动时间,不宜空腹时运动,运动前减少胰岛素的用量或运动前后适当加餐,防止发生低血糖。

3. 用药护理

(1)胰岛素注射 常选择臀部、大腿内侧和前侧、上臂前外侧和前内侧、腹部等部位皮下注射,每次注射须更换部位,注射点相隔 1～2 cm,同一部位在 1 个月内不宜重复注射 2 次,以免局部皮下脂肪萎缩硬化。根据尿糖及血糖监测结果,每 2～3 天调整胰岛素剂量 1 次,直至尿糖不超过"＋＋"。

(2) 防止胰岛素过量或不足　①Somogyi 现象:胰岛素过量时,患儿在午夜至凌晨发生低血糖,表现为面色苍白、软弱无力、头晕、手抖、肢冷、出汗、脉速,严重者可发生惊厥、昏迷。机体在反调节作用下使血糖升高,于清晨出现高血糖、高尿糖,只需减少胰岛素用量即可消除。②清晨(黎明)现象:因晚间胰岛素不足,患儿在清晨 5—9 时呈现血糖和尿糖增高,加大晚间注射剂量或将注射时间稍往后移即可。

4. 密切观察病情,防治并发症

(1) 酮症酸中毒　①密切观察病情变化,监测血气、电解质、血糖和酮体的变化,及时纠正水、电解质、酸碱平衡的紊乱;②严密监测血糖变化,随时调整胰岛素用量。

(2) 低血糖　见于胰岛素过量、注射胰岛素后未及时进食或进食太少。①监测血糖,及时发现低血糖;②低血糖出现时,患儿立即平卧,进食含糖食物、静脉推注 25％～50％葡萄糖液等。

5. 预防感染　注意清洁皮肤;因尿糖的刺激,患儿会出现阴部瘙痒,故便后应用温开水或淡盐水清洗肛周;长期卧床患儿,每日皮肤护理及口腔护理 2 次。

6. 健康教育

(1) 向患儿及家长详细介绍本病相关知识,多沟通,帮助他们树立信心。

(2) 解释严格控制饮食的重要性,指导合理膳食调配。

(3) 解释每日活动锻炼对降低血糖水平,增加胰岛素分泌,降低血脂的重要性。

(4) 指导患儿及家长独立进行血糖和尿糖的监测及正确抽吸和注射胰岛素的方法。

(5) 强调糖尿病需终生用药,能否正确执行治疗方案,是治疗、护理成败的关键。

目标检测

1. 患儿,男,5 岁。近来饮水量增多,食量增加,但体重下降,同时倦怠乏力,晚上多次起夜排尿,甚至尿床。该患儿最可能的诊断是(　　　)。(2016 年)

A. 遗尿症　　　　　　　　　B. 尿崩症　　　　　　　　　C. 糖尿病

D. 肾小球肾炎　　　　　　　E. 甲状腺功能亢进症

2. 某新生儿母亲孕期发现妊娠期糖尿病,孕期无其他合并症。于妊娠 39 周剖宫产一健康男婴,对于该新生儿应重点监测的内容是(　　　)。(2017 年)

A. 大小便　　　　　　　　　B. 体重　　　　　　　　　　C. 黄疸

D. 血糖　　　　　　　　　　E. 体温

3. 合成甲状腺素的主要原料是(　　　)。

A. 碘和苏氨酸　　　　　　　B. 酪氨酸和丝氨酸　　　　　C. 碘和酪氨酸

D. 钠和酪氨酸　　　　　　　E. 钠和苏氨酸

4. 先天性甲状腺功能减低症的治疗药物是(　　　)。

A. 左甲状腺素钠　　　　　　B. 头孢呋辛　　　　　　　　C. 青霉素

D. 庆大霉素　　　　　　　　E. 红霉素

5. 儿童糖尿病最常见的并发症是（　　）。

A. 化脓性脑膜炎　　　　　　B. 酮症酸中毒　　　　　　C. 碱中毒

D. 肺炎　　　　　　　　　　E. 贫血

（黄　琴）

第十四章 免疫性疾病患儿的护理

第一节 风 湿 热

临床病例

患儿，女12岁，2周前出现发热，体温38.5 ℃，伴膝关节疼痛、红肿，并相继出现肘、踝关节的疼痛，呈游走性。皮肤反复出现环形红斑，伴搔痒，分布于腰背部、腹部。既往1个月前患化脓性扁桃体炎。血常规白细胞$15.1×10^9$/L；中性粒细胞0.75；淋巴细胞0.25；血红蛋白105 g/L。关节X线片提示关节周围软组织肿胀，关节无明显异常。心脏彩超：二尖瓣关闭不全。请问：

1. 患儿最可能的医疗诊断是什么？
2. 最主要的护理诊断是什么？
3. 最主要的护理措施是什么？

风湿热是一种由咽喉部感染A组乙型溶血性链球菌后反复发作的急性或慢性风湿性疾病，临床主要表现为发热、关节炎、心脏炎、舞蹈病、环形红斑和皮下结节。好发年龄为5～15岁，四季均有发病，以冬春季节发病率高。本病发作呈自限性，急性发作时通常以关节炎较为明显，急性发作后常遗留轻重不等的心脏损害。近年来有回升趋势，值得重视。

【病因及发病机制】

1.病因 与A组乙型溶血性链球菌感染后引起的变态反应和自身免疫反应有关。

2. 发病机制 ①A组乙型溶血性链球菌的抗原刺激机体的抗链球菌免疫反应可与组织产生免疫交叉反应，导致器官损害，是本病的主要发病机制；②自身免疫反应；③遗传背景；④可能与A组链球菌产生的毒素对人体有毒性作用有关。

【病理】

其病理过程分为三个时期。①急性渗出期：可见组织变性、水肿，淋巴细胞和浆细胞浸润等渗出性炎症反应，主要累及心脏、关节滑膜及周围组织、皮肤等结缔组织，持续1个月。②增生期：风湿小体（Aschoff小体）或风湿性肉芽肿的形成。风湿小体好发于心肌、心内膜、关节处皮下组织和腱鞘,是诊断风湿热的病理依据,持续 3～4 个月。③硬化期:炎性细胞减少,风湿小体中央变性和坏死物质被吸收,纤维组织增生和瘢痕形成。二尖瓣最常受累,其次是主动脉瓣。此期持续 2～3 个月。

【临床表现】

急性风湿热发生前 1～6 周常有链球菌咽峡炎病史,如发热、咽痛、颌下淋巴结肿大、咳嗽等。

1. 一般表现　发热(热型不规则)、面色苍白、精神不振、食欲差、多汗、疲倦、腹痛等。

2. 心脏炎　为本病最严重表现,也是风湿热唯一的持续性器官损害。小儿风湿热以心脏炎起病者占 40%～50%,年龄越小,心脏受累的机会越多,以心肌炎和心内膜炎多见,亦可发生全心炎。轻者不明显,重者可致心力衰竭,甚至死亡。

(1) 心肌炎　轻者可无症状。安静时心率增快,与体温升高不成比例;心脏扩大,心尖搏动弥散;心音低钝,可闻及奔马律,心尖部可闻及Ⅱ～Ⅲ级收缩期杂音。

(2) 心内膜炎　主要侵犯二尖瓣,其次为主动脉瓣,造成关闭不全。二尖瓣关闭不全表现为心尖部Ⅱ～Ⅲ级全收缩期杂音,向腋下传导;主动脉瓣关闭不全表现为在胸骨左缘第 3 肋间可闻及舒张期叹气样杂音。多次复发可造成心瓣膜永久性瘢痕形成,导致风湿性心瓣膜病。

(3) 心包炎　积液量很少时临床很难发现,可表现为心前区疼痛、心动过速、呼吸困难,可于心底部闻及心包摩擦音;积液增多时可出现心前区搏动消失、心音遥远、颈静脉怒张、肝肿大等心包填塞表现。

3. 关节炎　占风湿热患儿的 50%～60%,典型病例为游走性多关节炎,以膝、踝、肘、腕等大关节受累为主,表现为红、肿、热、痛,活动受限。每个受累关节持续数日后自行消退,愈合后不留畸形,但此起彼伏,持续 3～4 周。

4. 舞蹈病　也称 Sydenham 舞蹈病。常在其他症状出现后数周、数月后出现。占风湿热患儿的 3%～10%,女童多见。因锥体外系受累所致,以全身或部分肌肉的不自主、无目的快速运动为主,如伸舌歪嘴、挤眉弄眼、耸肩缩颈、语言障碍、书写困难、不能持物、不能进食、细微动作不协调等,兴奋或注意力集中时加剧,入睡后消失。常伴肌无力和情绪不稳定。

5. 皮下结节　常见于复发病例,呈坚硬无痛结节,与皮肤不粘连,直径 0.1～1 cm,好发于肘、腕、膝、踝等关节伸侧,枕部、前额头皮以及胸腰椎脊突的突起部位,经 2～4 周自然消失。

6. 环形红斑　呈环形或半环形边界清楚的淡色红斑,大小不等,中心苍白,出现于躯干及四肢近端,可反复出现,不留痕迹,可持续数周。

【辅助检查】

1. 血常规　可见轻度贫血,周围血白细胞总数和中性粒细胞增多,伴核左移现象。

2. 风湿热活动指标　血沉增快,C 反应蛋白(CRP)和黏蛋白增高。

3. 抗链球菌抗体测定　抗链球菌溶血素"O"、抗链球菌激酶、抗透明质酸酶增高,说明近期链球菌感染过,提示风湿热可能。

【治疗要点】

1. 一般治疗　卧床休息,同时加强营养,补充维生素 A、C 等。

2. 抗链球菌感染　应用青霉素 80 万单位肌内注射,每日 2 次,持续 2 周。若青霉素过敏可改用红霉素等。

3. 抗风湿治疗　水杨酸盐:首选阿司匹林,适用于单纯关节炎患儿。肾上腺皮质激素:首选泼尼松,适用于有心脏炎患儿。

4. 其他治疗　让患儿保持舒适的体位,避免痛肢受压。舞蹈病时,一般采用支持和对症疗法,可口服苯巴比妥、氯丙嗪和地西泮等镇静。发生充血性心力衰竭时,及时给予大剂量糖皮质激素静脉注射,同时给予低盐饮食、吸氧、利尿药和血管扩张药。

【常见护理诊断/问题】

(1) 心排血量减少　与心脏受损有关。

(2) 体温过高　与细菌感染有关。

(3) 疼痛　与关节疼痛有关。

(4) 焦虑　与疾病的威胁有关。

【护理措施】

1. 合理休息　急性期卧床休息 2 周,有心脏炎时轻者绝对卧床休息 4 周,重者 6～12 周,至急性症状完全消失,血沉接近正常时方可下床活动,伴心力衰竭者待心功能恢复后再卧床 3～4 周,活动量要根据心率、心音、呼吸、有无疲劳而调节。一般恢复至正常活动量所需时间是,无心脏受累者 1 个月,轻度心脏受累者 2～3 个月,严重心肌炎伴心力衰竭者 6 个月。

2. 加强饮食护理　提供富含蛋白质、维生素的易消化食物,可采取少量多餐的方法,心力衰竭患儿要适当限制盐、水的摄入,并详细记录液体出入量,以及保持大便通畅。

3. 降低体温　注意体温变化,观察热型,高热时给予降温处理。

4. 减轻关节疼痛　协助患儿将疼痛的关节置于功能位置,保持舒适的体位,避免疼痛肢体受压,移动肢体时动作轻柔,亦可用热水袋对局部关节进行热敷止痛。

5. 观察药物的副作用　①青霉素:注意观察有无过敏出现,使用时严格执行操作规程,认真核对。②肾上腺皮质激素:用药期间密切观察是否出现消化道溃疡、肾上腺皮质功能不全、血压增高、电解质紊乱等。③阿司匹林:可引起胃肠道反应、肝功能损害和出血,可采取饭后服药或同服氢氧化铝以减少对胃的刺激,可遵医嘱加用维生素 K 以防止出血。

6. 心理护理　关心体贴患儿,对所实施的检查、治疗、护理措施予以恰当的解释,增强患儿战胜疾病的信心,主动与医护人员合作;对患有舞蹈病的患儿,除做好安全防护、防止跌伤外,还要帮助其克服焦虑、自卑的心理,教育同病房其他患儿给予同情与支持,而不能讥讽、取笑。

7. 健康教育　①指导家长做好患儿日常生活、活动量及上学等事项的具体安排;风湿热容易复发,而且反复发作易发展成慢性风湿性心瓣膜病,因此要向家长讲解预防复发的重要性。预防药物首选长效青霉素 120 万单位深部肌内注射,每月 1 次,至少持续 5 年,最好持续到 25 岁,有严重风湿性心脏病者,宜终生药物预防。②注意防止受凉,预防并及时控制各种链球菌感染,要定期到门诊复查。③尽量改善居住条件,避免寒冷潮湿等。

第二节　过敏性紫癜

 临床病例

患儿,女,7 岁 2 个月,因头痛、咽痛 1 周,双踝皮疹 5 天入院。患儿入院前 1 周出现发热、头痛、咽痛,5 天前家长发现患儿双踝部出现数个米粒大小深红色斑疹,压之不褪色,呈对称性分布。血常规:白细胞 $13.4 \times 10^9/L$,红细胞 $4.28 \times 10^{12}/L$,血红蛋白 $126 \ g/L$,血小板 $427 \times 10^9/L$,中性粒细胞 0.785,淋巴细胞 0.17。请问:

　　1. 患儿最可能的医疗诊断是什么?

　　2. 患儿最严重的并发症是什么?

　　3. 患儿首选的护理诊断是什么?

　　过敏性紫癜又称舒-亨综合征,是以全身小血管炎为主要病变的血管炎综合征,是小儿时期最常见的一种血管炎,以毛细血管变态反应性炎症为病理基础。临床特点为血小板不减少性皮肤紫癜,常伴关节肿痛、腹痛、便血和血尿等。主要见于学龄儿童,男女比例为 2:1,以春秋季多见。

【病因及发病机制】

1. 病因　尚未明确,目前认为与某种致敏因素引起的自身免疫反应有关。致病原可为食物(鱼、虾、蟹、蛋、牛奶等)、微生物(细菌、病毒或寄生虫等)、药物(阿司匹林、抗生素等)及其他(花粉吸入、昆虫叮咬、疫苗注射等)。

2. 发病机制　各种刺激因子,包括感染原和过敏原,作用于具有遗传背景的个体发生变态反应,产生自身抗原,继而产生相应抗体,形成抗原抗体复合物,沉积于全身的小血管壁,引起以广泛小血管炎为主的病理改变,导致皮肤、黏膜和内脏器官出血及水肿。

【临床表现】

起病较急,病前 1～3 周常有上呼吸道感染史。

1. 皮肤紫癜　常为首发症状,反复出现为本病特征。多出现在下肢及臀部,以下肢伸面为多,对称分布,严重者累及上肢,面部及躯干较少见。初起为紫红色斑丘疹,可有轻度痒感,高出皮肤,压之不褪色,此后红斑中心发生点状出血,颜色加深呈暗紫色,最终呈棕褐色而消退。少数重症患儿紫癜可大片融合成大疱伴出血性坏死。一般在 4～6 周后消退。部分患儿间隔数周、数月后又复发,表现为反复分批出现,新旧出血点并存的现象(图 14-1)。

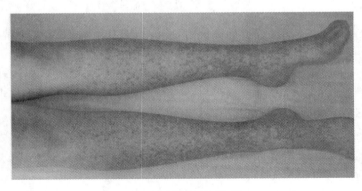

图 14-1　双下肢紫癜

2. 胃肠道症状　约 2/3 病例可出现。由血管炎引起的肠壁水肿、出血、坏死、穿孔是产生肠道症状及严重并发症的主要原因。①发病时间:多在皮疹发生 1 周内,也可发生于紫癜出现之前。②临床特点:以阵发性剧烈腹痛为主,常位于脐周或下腹部,可伴恶心、呕吐;偶尔发生肠套叠、肠梗阻、肠穿孔。

3. 关节症状 约 1/3 病例可出现。①受累部位：以膝、踝、肘、腕等大关节受累最为常见。②特点：受累关节肿、痛,活动受限,无发红及发热；关节腔内有浆液性积液,但一般无出血,可在数日内消失,不遗留关节畸形。

4. 肾脏症状 30％～60％病例可出现。①发病时间：在起病 1～8 周内发生较多,也可在病程更晚期,于其他症状消失后发生,少数则以肾炎为首发症状。②临床特点：多数患儿出现血尿、蛋白尿、管型尿,伴血压增高和水肿,称为紫癜性肾炎；少数呈肾病综合征表现。一般患儿肾损害较轻,大多数能完全恢复。

5. 其他表现 少数患儿可发生其他部位的出血,如鼻出血、牙龈出血；偶有颅内出血,表现为失语、瘫痪、昏迷、惊厥等严重的神经系统受损症状；偶尔累及循环系统发生心肌炎和心包炎；累及呼吸系统发生喉头水肿、哮喘、肺出血等。

【辅助检查】

1. 血液检查 患儿毛细血管脆性试验阳性；外周血白细胞数正常或轻度增高,可伴中性粒细胞和嗜酸性粒细胞增高；血小板计数正常或增高；出血和凝血时间、血块退缩试验均正常；血沉轻度增快；血清 IgA 浓度往往增高,IgG、IgM 水平升高或正常。

2. 尿液检查 可有血尿、蛋白尿、管型,重症有肉眼血尿。

3. 大便潜血试验 阳性。

4. 其他 腹部超声检查有利于肠套叠早期诊断；肾穿刺可了解重症肾脏症状者的病情进展及采取相应治疗措施。

【治疗要点】

无特效疗法,应积极寻找和去除致病因素,以支持和对症治疗为主,糖皮质激素、免疫抑制剂治疗,抗凝治疗,补充维生素等。

【常见护理诊断/问题】

（1）皮肤完整性受损 与变态反应性血管炎有关。

（2）疼痛 与关节肿痛和肠道变态反应性炎症有关。

（3）潜在并发症 消化道出血、紫癜性肾炎等。

【护理措施】

1. 皮肤护理 保持皮肤清洁,防止擦伤和小儿抓伤,如有破溃及时处理,防出血和感染；保持皮肤清洁、干燥,衣着应宽松、柔软,避免接触可能的各种致敏原。

2. 减轻疼痛 患儿在急性期要卧床休息,做好床旁监护；有胃肠道症状者给予无渣流食,严重者禁食,禁止腹部热敷,避免加重肠出血；对伴有关节肿痛者应适当抬高水肿肢体,协助患肢采取不同的功能位置,遵医嘱应用肾上腺皮质激素。

3. 密切观察病情 ①观察皮疹的分布、范围、形态、颜色、数量,是否反复出现,每日详细记录皮疹的进展情况。②了解腹痛的性质、程度、部位,是否伴呕吐、便血。③观察有无水肿,注意血压、尿量、尿色。

4. 健康教育 ①本病可反复发作和并发肾损害,因此,应针对具体情况予以解释,帮助患儿和家长树立战胜疾病的信心；②做好出院指导,有肾及消化道症状者宜在症状消失后 3 个月复学；③教会患儿和家长继续观察病情,合理饮食,定期复查,及早发现肾脏并发症。

第三节 皮肤黏膜淋巴结综合征

临床病例

患儿,4岁6个月,5天前着凉后出现发热,体温最高39.5 ℃。2天前面部、手指、臀部可见较多鲜红色皮疹,伴有少许脱皮,右颈部可触及1 cm×2 cm大小淋巴结,球结膜充血,口唇红、干裂,未见杨梅舌,咽红,扁桃体Ⅰ度肿大。双手足硬肿,双指端脱皮。请问:

1. 患儿最可能的诊断是什么?

2. 对该患儿如何进行健康教育?

皮肤黏膜淋巴结综合征(mucocutaneous lymphnode syndrome,MCLS)又称川崎病(Kawasaki disease,KD),由日本川崎富作于1967年首次报道,是一种以全身中、小动脉炎为主要病理改变的结缔组织病。主要临床表现为急性发热、皮肤黏膜损伤和淋巴结肿大。本病以婴幼儿多见,男孩多于女孩。一年四季均可发病,以春、秋两季居多。

【病因及发病机制】

1. 病因 可能与EB病毒、反转录病毒、链球菌、丙酸杆菌、支原体、立克次体等感染有关,但均未能证实。

2. 发病机制 可能是多种病原感染易感宿主,触发其发生免疫介导的全身性血管炎。

【临床表现】

1. 主要表现

(1) 发热 最早出现的症状,38～40 ℃,呈稽留热或弛张热型,持续1～2周,抗生素治疗无效。

(2) 皮疹 于发热同时或发热后几天内出现,向心性分布,常见斑丘疹、多形性红斑、猩红热样皮疹,无水疱及结痂,持续4～5天后消退。肛周皮肤发红、脱皮。

(3) 黏膜损伤 双眼球结膜充血,无脓性分泌物或流泪,热退后消散。口唇潮红、干燥、皲裂、出血或结痂,舌乳头突起呈草莓舌,咽部弥漫性充血,扁桃体可有肿大或渗出。充血症状持续于整个发热期。

(4) 手足改变 肢端变化为本病的特征性标志,急性期为手足皮肤广泛性硬性肿胀,指(趾)似梭形肿胀,并有疼痛和关节强直,热退后手足硬性水肿也消退,同时出现指(趾)端膜状蜕皮,指(趾)甲有横沟,重者指(趾)甲亦可脱落。

(5) 颈淋巴结肿大 多在发热时或发热后3天出现颈部淋巴结非化脓性肿大,单侧或双侧,质硬,轻度压痛,局部皮肤不发红,不化脓。有时枕后或耳后淋巴结也可累及。热退后消散。

2. 心血管表现 川崎病最严重的表现。于病后 1～6 周可出现心包炎、心肌炎、心内膜炎。发生冠状动脉瘤或狭窄者,可无临床表现,少数可出现心肌梗死症状。冠状动脉损害多发生于病程 2～4 周,也可发生于疾病恢复期。心肌梗死和冠状动脉瘤破裂可导致心源性休克甚至猝死。

3. 其他症状 可出现腹痛、腹泻、呕吐及黄疸、肝大等消化系统症状,间质性肺炎,无菌性脑膜炎,关节疼痛和肿胀。

【辅助检查】

1. 血液检查 白细胞总数及中性粒细胞比例增高,轻度贫血,血沉加快,C 反应蛋白增高等。血小板早期正常,后期增高。

2. 心血管系统检查 心脏受损时,心电图和超声心动图均有改变。心电图主要显示非特异性 ST 段及 T 波的改变;心包炎时可有广泛 ST 段抬高和低电压。起病 2～3 周,经超声心动图检查,即可对冠状动脉瘤做出诊断。冠状动脉造影可以确定冠状动脉瘤特征,帮助指导治疗。

【治疗要点】

1. 控制炎症

(1)阿司匹林 首选药物,每日 30～50 mg/kg,分 2～3 次服用,热退后 3 天逐渐减量。冠状动脉病变患儿用药至冠状动脉恢复正常。

(2)丙种球蛋白 可明显降低冠状动脉病变发生率。

(3)糖皮质激素 静注丙种球蛋白无效者考虑使用糖皮质激素。

2. 抗血小板聚集 除阿司匹林外,其他两种药可加用双嘧达莫。

3. 其他治疗 根据病情补液、控制心衰等治疗。

【常见护理诊断/问题】

(1)体温过高 与感染、免疫反应等因素有关。

(2)皮肤黏膜完整性受损 与小血管炎有关。

(3)潜在并发症 冠状动脉瘤。

【护理措施】

1. 降低体温 急性期应绝对卧床休息;保证病室适当的温度和湿度;监测体温变化,观察热型及伴随症状,警惕高热惊厥的发生;给予清淡的高热量、高维生素、高蛋白质的流质或半流质饮食;鼓励患儿多饮水,必要时静脉补液;注意观察药物的疗效和副作用。

2. 皮肤护理 评估皮肤受损情况;保持皮肤清洁,减少对皮肤的刺激;勤剪指甲,以免擦伤、抓伤;每次便后清洗臀部;痂皮应用干净剪刀剪除,切忌强行撕脱,防止出血和继发感染。

3. 眼部护理 每日用生理盐水洗眼 1～2 次,也可涂眼膏,以保持眼的清洁,预防感染。

4. 口腔护理 观察口腔黏膜病损情况,避免进食酸、辣、热、粗等食物,每日口腔护理 2～3 次,晨起、睡前、餐前、餐后漱口,以保持口腔清洁,防止继发感染与增进食欲;口唇干裂时可涂护唇油;口腔溃疡涂碘甘油以消炎止痛。

5. 病情观察 监测患儿有无心血管损害的症状,如面色、精神状态、心率、心律、心音、心电图异常等。

6. 健康教育 ①及时向家长交待病情,告知川崎病为自限性疾病,多数预后良好;②对于无冠状动脉病变患儿,于出院后 1 个月、3 个月、6 个月及 1 年全面检查一次,定期复查(包括体格检查、心电图、超声心动图)。有冠状动脉损害者应长期密切随访,冠状动脉瘤多于病后 2 年内自行消失,但常遗留功能异常;大的冠状动脉瘤不易完全消失。③多发或较大冠状动脉瘤尚未闭塞者不宜参加体育活动。

目 标 检 测

(1~3 题共用题干)(2016 年真题)

患儿,9 岁。1 周前上呼吸道感染,持续发热,膝关节肿胀疼痛,后背部见淡红色环形斑块,压之褪色。查体:C 反应蛋白阳性,血沉增高。

1. 该疾病的发生与下列哪种感染有关?(　　　)

A.肺炎支原体　　　　　　　　　　　B.金黄色葡萄球菌

C.A 组乙型溶血性链球菌　　　　　　D.肺炎链球菌

E.柯萨奇病毒

2. 该疾病关节炎典型的特点是(　　　)

A.晨僵　　　　　　　B.单个关节受累　　　　　　C.多数累及小关节

D.游走性　　　　　　E.后遗症是关节畸形

3. 本病伴心脏炎患儿绝对卧床休息时间是(　　　)。

A.无心脏炎者 3 周　　　　　　　　　B.心脏炎轻者 4 周

C.心脏炎重者 5 周　　　　　　　　　D.心功能恢复后即可下床

E.关节炎恢复即可下床

4. 抗风湿治疗,选用肾上腺皮质激素的指征是(　　　)。

A.心脏炎　　　　　　B.舞蹈病　　　　　　　　　C.皮下结节

D.环形红斑　　　　　E.多发性关节炎

5. 预防风湿热复发最常用的药物是(　　　)。

A.红霉素　　　　　　B.青霉素　　　　　　　　　C.强的松

D.地塞米松　　　　　E.阿司匹林

6. 患儿,女,10 岁,近 3 天双下肢伸侧出现紫癜,分批出现两侧对称、颜色鲜红,伴腹痛及关节痛,血小板 $120 \times 10^9/L$,白细胞 $10 \times 10^9/L$,凝血时间正常,应首先考虑(　　　)。

A.川崎病　　　　　　B.白血病　　　　　　　　　C.过敏性紫癜

D.荨麻疹　　　　　　E.特发性血小板减少性紫癜

7. 患儿,5 岁,3 天前食用海鲜后双下肢出现皮疹,确诊为过敏性紫癜,此患儿最不可能的护理诊断是(　　　)。

A.皮肤完整性受损　　　　　　　　　B.疼痛

C.潜在并发症　心脏受损　　　　　　D.小便异常

E.恐惧

8. 决定过敏性紫癜预后的病变是(　　　)。

A.皮肤　　　B.关节　　　C.胃肠道　　　D.黏膜　　　E.肾脏

9. 患儿,男,1 岁,3 天前确诊为川崎病,此患儿不可能出现的症状是(　　　)。

A.发热　　　　　　　B.肛周脱皮　　　　　　　　C.口唇皲裂

D.肘关节肿胀　　　　E.趾端膜状脱皮

10. 患儿,女,3 岁,高热 5 天,可见草莓舌,颈部淋巴结肿大,诊断为川崎病,此患儿可能出现的严重并发症是(　　)。

A. 高热惊厥　　　　　　　B. 间质性肺炎　　　　　　C. 无菌性脑膜炎

D. 冠状动脉瘤　　　　　　E. 红眼病

11. 患儿,3 岁,高热 3 天,双眼球结膜充血,诊断为川崎病,首选药物是(　　)。

A. 退热剂　　　　　　　　B. 眼药水　　　　　　　　C. 抗生素

D. 丙种球蛋白　　　　　　E. 阿司匹林

（邬远林）

第十五章 遗传代谢性疾病患儿的护理

遗传性疾病是由遗传物质发生改变而引起的或者是由致病基因所控制的疾病,具有先天性、终生性和家族性特征。

第一节 21-三体综合征

21-三体综合征(21-trisomy syndrome)又称唐氏综合征,以前也称先天愚型或 Down 综合征,是小儿染色体病中最常见的一种,临床主要表现为特殊面容、智力落后和生长发育迟缓,可伴发多种畸形。一般在活产婴儿中的发病率为 1∶(600～1000)。

【病因】

1. 孕母因素 孕母年龄越大,子代发生染色体病的可能性越大。母龄 20 岁时发生率为 0.05%,35 岁时约为 0.3%,40 岁以上可达 2%～5%。35 岁以上妊娠,本病的发病率明显升高,可能与母体卵子老化有关。

2. 致畸因素 如放射线接触、化学因素(如抗代谢药物、抗癫药物、苯及农药等)可使染色体发生畸变。

3. 疾病因素 病毒感染(如 EB 病毒、风疹病毒、流行性腮腺炎病毒及肝炎病毒等)可使染色体异常。

【发病机制】

第 21 号染色体呈三体征,为常染色体畸变引起。主要是由于生殖细胞在减数分裂成配子时或受精卵在有丝分裂时 21 号染色体不分离,致使胚胎体细胞内存在一条额外的 21 号染色体。这种染色体分三种类型。

1. 标准型 占全部患儿的 95%,是因亲代之一(多为母亲)的生殖细胞在减数分裂时 21 号染色体不分离,导致患儿体细胞多一条额外的染色体,体细胞染色体总数为 47 条,核型为 47,XY(或 XX),+21。双亲外周血淋巴细胞核型都正常。

2. 易位型 占 2.5%～5%,染色体总数为 46 条,其中一条是易位染色体。最常见的一种是 D/G 易位,即 G 组 21 号染色体与 D 组 14 号染色体发生着丝粒易位,其核型为 46,XX(XY),−14,+t(14q21q);另一种为 G/G 易位,是由于 G 组中两个 21 号染色体发生着丝粒融合,形成等臂染色体,其核型为 46,XX(XY),−21,+t(21q21q)。

3. 嵌合型 占 2%～4%。本型是由于受精卵在早期分裂过程中染色体不分裂所致,患儿体内有两种以上细胞株(以两种为多见),其核型为 46,XX(XY)/47,XX(XY),+21。

【临床表现】

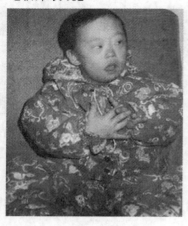

图 15-1　特殊面容

1. 特殊面容　出生时即可出现,表现如下:表情呆滞,眼距宽,眼裂小,眼外眦上斜,内眦赘皮;鼻梁低平;耳小异形;唇厚舌大,张口伸舌,流涎不止(图 15-1)。

2. 体格和智力发育落后　头小,前囟闭合延迟,头发细软而少;身材矮小,骨龄落后,出牙迟且常错位,运动及性发育均延迟。四肢短,肌张力低,韧带松弛,关节过度弯曲,手指粗短,小指向内弯曲;随年龄增长,其智力低下表现逐渐明显。

3. 皮纹特征　通贯手,第 4、5 指桡箕增多,第 5 指只有一条指褶纹;脚趾球胫侧弓形纹。

4. 伴发畸形　约 50% 患儿伴有先天性心脏病,其次是消化道畸形。白血病的发病率明显高于正常人群。

【辅助检查】

1. 染色体核型分析　常见核型如下。①标准型:约占 95%,47,XX(XY),+21。②嵌合型:46,XX(XY)/47,XX(XY),+21。③易位型:46,XX(XY),−14,+t(14q21q)。

2. 荧光原位杂交　用荧光素标记的 21 号染色体的相应片断序列作探针,与外周血中的淋巴细胞或羊水细胞进行荧光原位杂交,本病患儿的细胞中呈现 3 个 21 号染色体的荧光信号。

【诊断要点】

根据特殊面容、生长发育落后、智力低下、皮纹特点等可作出临床诊断,确诊需做染色体核型分析。

【治疗要点】

目前尚无有效的治疗方法。要采取综合措施,包括医疗和社会服务,对患者进行长期耐心的教育。要训练弱智儿掌握一定的工作技能。对患儿宜注意预防感染,若伴有其他畸形,可考虑手术矫治。

【常见护理诊断/问题】

(1)自理缺陷　与智力低下有关。

(2)有感染的危险　与免疫力低下有关。

(3)焦虑(家长)　与小儿智力低下有关。

(4)知识缺乏　家长缺乏本遗传病的相关知识。

【护理措施】

1. 日常护理　协助患儿吃饭、穿衣,定期洗澡,防止意外事故的发生;细心喂养患儿,喂养时根据患儿实际吞咽能力而定,少量多餐,保证均衡营养。

2. 训练自理能力　帮助家长制定教育、训练方案并示范,通过训练逐步使患儿生活能够自理,能从事简单的劳动。

3. 预防感染　注意个人卫生,保持口腔、鼻腔清洁,勤洗手,避免接触感染者;患儿长期流涎,要及时擦干,保持下颌及颈部皮肤清洁。

4. 家庭护理　当家长得知患儿诊断结果时,多表现忧伤、自责。应理解并耐心开导,提供有关孩子养育、家庭照顾的知识,使家长尽快适应和掌握护理方法。

5. 健康教育 ①帮助家长制定长期教育、训练计划;②35岁以上妇女,妊娠后做羊水细胞检查;③易位型患儿的双亲应进行核型分析,以便发现平衡易位携带者,凡30岁以下的母亲,子代有先天愚型者,或姨表姐妹中有此患儿,应早期检查子亲代染色体核型;④孕期避免接受X线照射,勿滥用药物,预防病毒感染。

第二节 苯丙酮尿症

苯丙酮尿症(phenylketonuria,PKU)是由于苯丙氨酸代谢过程中酶缺陷所致的遗传性氨基酸代谢缺陷病,因患儿尿中排出大量苯丙氨酸及其酮酸而得名,属常染色体隐性遗传。未能及早治疗的患儿可发生不可逆的脑损伤而智力低下,甚至惊厥发作。其发病率随种族而异,我国发病率为1/11000。

【病因及发病机制】

1. 病因

(1) 典型苯丙酮尿症 苯丙氨酸羟化酶(phenylalanine hydroxylase,PAH)缺乏。

(2) 非典型苯丙酮尿症 四氢生物蝶呤(tetrabiopterin,BH$_4$)缺乏。

2. 发病机制

(1) 典型苯丙酮尿症 由于患儿肝细胞缺乏苯丙氨酸羟化酶,因而不能将苯丙氨酸转化为酪氨酸,导致大量苯丙氨酸在体内蓄积,如血液、脑脊液、各种组织和尿液;同时产生大量苯丙酮酸、苯乙酸、苯乳酸旁路代谢产物并从尿液中排出。高浓度的苯丙氨酸及其旁路代谢产物导致脑损伤。并且由于酪氨酸生成减少,致使黑色素合成不足,患儿毛发、皮肤色素减少。

(2) 非典型苯丙酮尿症 由于四氢生物蝶呤缺乏,使苯丙氨酸不能氧化成酪氨酸,造成多巴胺、5-羟色胺等重要神经递质缺乏,从而加重神经系统的功能损害。

【临床表现】

患儿出生时正常,通常在3~6个月时开始出现症状,1岁时症状明显,表现如下。

1. 神经系统症状 以智力低下为主,可有行为异常、肌痉挛或癫痫发作,少数呈现肌张力增高和腱反射亢进,80%有脑电图异常。四氢生物蝶呤缺乏型苯丙酮尿症患儿的神经系统症状出现较早、较重,表现为嗜睡、肌张力下降和惊厥,如不及时治疗,常死于幼儿期。

2. 外观改变 毛发变枯黄,虹膜色泽变浅,皮肤白皙,系黑色素合成不足所致。

3. 其他 可有呕吐、皮肤湿疹,因尿及汗液中排出苯乙酸有鼠尿样臭味。

【辅助检查】

1. 新生儿筛查 采用Guthrie细菌生长抑制试验可半定量测定新生儿血液苯丙氨酸浓度。当苯丙氨酸含量高于2倍正常参考值,即大于0.24 mmol/L(4 mg/dL)时,应复查或采静脉血进行苯丙氨酸和酪氨酸定量测定。

2. 尿三氯化铁试验和2,4-二硝基苯肼试验 将三氯化铁滴入尿液,立即出现绿色反应为阳性;将2,4-二硝基苯肼滴入尿液,出现黄色沉淀为阳性。

3. 血游离氨基酸分析和尿液有机酸分析 此两项检查不仅为本病提供生物化学诊断依据,也可鉴别其他可能的氨基酸、有机酸代谢缺陷疾病。

4. DNA分析 该技术用于本病诊断、杂合子检出和产前诊断。

表 15-1 不同年龄血苯丙氨酸理想控制范围

年龄	血苯丙氨酸浓度/(μmol/L)	年龄	血苯丙氨酸浓度/(μmol/L)
0～3 岁	120～240	12～16 岁	180～600
3～9 岁	180～360	16 岁以上	180～900
9～12 岁	180～480		

【诊断要点】

(1) 智力低下、毛发枯黄、尿及汗液有鼠尿样臭味等表现。

(2) 血苯丙氨酸增高、尿三氯化铁试验和 2,4-二硝基苯肼试验阳性。

【治疗要点】

本病早期诊断及早期治疗可避免神经系统的不可逆损害。

1. 典型者 给予低苯丙氨酸饮食。

2. 非典型者 除饮食控制外,再给予 BH$_4$、5-羟色胺酸和 L-DOPA 等药物治疗。

【常见护理诊断/问题】

(1) 生长发展改变 与高浓度的苯丙氨酸导致脑细胞受损有关。

(2) 有皮肤完整性受损的危险 与皮肤受异常分泌物刺激有关。

(3) 焦虑(家长) 与家长担心疾病预后有关。

(4) 知识缺乏(家长) 与家长缺乏与本病相关饮食治疗知识有关。

【护理措施】

1. 饮食控制 主要是供给低苯丙氨酸饮食。

(1) 饮食原则 饮食治疗成功与否直接影响到患儿智力及体格发育,必须制定周密计划,使摄入苯丙氨酸的量既能保证生长发育和体内代谢的最低需要,又能使血中苯丙氨酸浓度维持在 0.12～0.61 mmol/L(2～10 mg/dL)。

(2) 食物选择 婴儿可喂特制的低苯丙氨酸奶粉,幼儿添加辅食应以淀粉类、蔬菜和水果等低蛋白质食物为主,忌添加含蛋白质高的食物,如肉、豆类、蛋等。

2. 监测 根据年龄定期随访血中苯丙氨酸浓度,同时注意生长发育情况。

3. 皮肤护理 勤换尿布,保持皮肤干燥;皮肤皱褶处特别是腋下、腹股沟等处应保持清洁,有湿疹时应及时处理。

4. 健康教育 ①向患儿家长讲解本病的有关知识,强调饮食控制与患儿智力和体格发育的关系;②协助制定饮食治疗方案,饮食控制应至少持续到青春期以后;③提供遗传咨询,对有本病家族史的夫妇采用 DNA 分析或羊水检测对胎儿进行产前诊断。

目 标 检 测

1. 苯丙酮尿症的临床表现,下列哪项不符?( )

A. 头发呈黄褐色   B. 皮肤白皙且多湿疹

C. 常有贯通掌、智力低下的表现   D. 尿有鼠臭味

E.可伴有惊厥

2. 确诊 21-三体综合征应选用哪项检查？（　　）

A.血清 T_3、T_4、TSH 测定　　　B.血红蛋白电泳　　　　　　　C.染色体检查

D.骨骼 X 线摄片　　　　　　E.脑电图

3. 苯丙酮尿症的遗传方式是（　　）。

A.常染色体显性遗传　　　　　　　　B.常染色体隐性遗传

C.X 连锁显性遗传　　　　　　　　　D.X 连锁隐性遗传

E.伴性不完全显性遗传

4. 下列哪项不是 21-三体综合征的常见体征？（　　）

A.眼距宽,眼外侧上斜　　　　　　　B.骨龄落后

C.韧带松弛,四肢及指趾细长　　　　D.头围小于正常

E.舌常伸出口外

5. 21-三体综合征,不可能的核型是（　　）。

A.46,XX(或 XY),－21,＋t(21q21q)

B.47,XX(或 XY),＋21

C.46,XX(或 XY),－14,＋t(14q21q)

D.部分细胞为 46,XX(或 XY),部分细胞为 47,XX(或 XY),＋21

E.45,XX(或 XY),＋21

6. 苯丙酮尿症的饮食疗法,错误的是（　　）。

A.出生后一经确诊立即开始饮食控制　　　B.最理想的饮食为无苯丙氨酸饮食

C.需定期观察血苯丙氨酸水平　　　　　　D.饮食控制至少维持到青春期后

E.饮食疗法开始得越早,预后愈好

7. 1 岁零 6 个月患儿,因生长发育落后而就诊,至今不认识父母,不能独坐,常发生抽搐,表情呆滞,皮肤白皙,头发黄褐色,尿有鼠臭味。诊断考虑为（　　）。

A.呆小病　　　　　　　　B.21-三体综合征　　　　　　C.癫痫

D.脑性瘫痪　　　　　　　E.苯丙酮尿症

8. 一患儿生后即有特殊外貌,眼距宽,鼻梁平,舌常伸出口外,通贯掌,合并先天性心脏病。最可能的诊断为（　　）。

A.先天性甲状腺功能减低症　　　　　B.21-三体综合征

C.18-三体综合征　　　　　　　　　D.苯丙酮尿症

E.13-三体综合征

（汪慕蓉）

第十六章　传染病患儿的护理

第一节　小儿传染病的护理管理

（一）传染过程

传染是病原体进入人体后，与人体相互作用、相互斗争的过程，产生五种不同的结局。

1. 病原体被清除　病原体侵入人体后，被人体的非特异性免疫或特异性免疫消灭或排出体外，不引起病理变化和临床症状。

2. 隐性感染　又称亚临床感染，是指病原体侵入人体后，机体仅发生特异性免疫应答和轻微组织损伤，不出现临床症状、体征，只有免疫学检查才发现异常。隐性感染后可获得对该病的特异性免疫力，其结局多数为病原体被清除，部分成为病原携带状态。

3. 显性感染　又称临床感染，指病原体侵入人体后，引起机体发生免疫应答，导致组织损伤和病理改变，出现临床表现。显性感染后可获得特异性免疫力，其结局大多数为病原体被清除，仅部分成为病原携带状态。

4. 病原携带状态　包括带菌、带病毒和带虫的状态，病原体在人体内生长繁殖，但不出现疾病的临床表现。由于携带者向外排出病原体，成为传染病的重要传染源。

5. 潜在性感染　病原体侵入人体后寄生于机体某个部位，机体的免疫功能使病原体局限而不发病，但不能清除病原体，病原体潜伏在体内。只有当机体防御机能降低时，病原体才繁殖，引起发病。

（二）传染病的特点

1. 传染病的基本特征　传染病具有病原体、传染性免疫性，以及流行性、季节性、地方性、周期性。

2. 传染病的临床特点　病程发展有阶段性。①潜伏期：病原体侵入人体至出现临床症状之前。②前驱期：起病至出现明显症状为止。③症状明显期：前驱期后出现该传染病特有的症状和体征。④恢复期：患儿症状和体征基本消失，多为痊愈而终结，少数可留有后遗症。

3. 传染病的流行环节　传染病的传播必须具备三个基本环节。①传染源：体内带有病原体，并不断地向体外排出病原体的人和动物。包括患者、隐性感染者、病原携带者、受感染的动物。②传播途径：病原体离开传染源后到达另一个易感者所经历的途径。有呼吸道传播、消化道传播、虫媒传播、接触传播、血液传播等方式。③人群易感性：人群对某种传染病病原体的易感程度或免疫水平。人群易感性越高，传染病越易发生、传播和流行。

（三）影响流行过程的因素

1. 自然因素　包括地理、气候、温度、湿度因素。大部分虫媒传染病和某些自然疫源性传染病，有地区性和季节性。寒冷季节易发生呼吸道传染病，夏秋季易发生消化道传染病。

2. 社会因素　包括社会制度、经济和生活条件、文化水平等，对传染病流行过程有决定性的影响。我国建立了各级卫生防疫机构，颁布了《传染病防治法》，制定了各项卫生管理法，实行计划免疫等，有效地控制了传染病的流行。

（四）传染病的分类

1. 甲类传染病　包括鼠疫、霍乱两种，城镇要求 2 h 内上报，农村不超过 6 h。

2. 乙类传染病　包括传染性非典型肺炎、艾滋病、病毒性肝炎、脊髓灰质炎、人感染高致病性禽流感、麻疹、流行性出血热、狂犬病、流行性乙型脑炎、登革热、炭疽、细菌性和阿米巴性痢疾、肺结核、伤寒和副伤寒、流行性脑脊髓膜炎、百日咳、白喉、新生儿破伤风、猩红热、布鲁斯菌病、淋病、梅毒、钩端螺旋体病、血吸虫病、疟疾、甲型流感等 26 种，城市要求 12 h 内上报，农村不超过 24 h。对乙类传染病中传染性非典型肺炎、炭疽中的肺炭疽和人感染高致病性禽流感，采取甲类传染病的预防、控制措施。

3. 丙类传染病　包括流行性感冒、流行性腮腺炎、风疹性出血性结膜炎、麻风病、流行性和地方性斑疹伤寒、黑热病、丝虫病、手足口病，除霍乱、细菌性和阿米巴性痢疾、伤寒和副伤寒以外的感染性腹泻等 11 种，在监测点内按乙类传染病方法报告。

（五）传染病的预防

1. 控制传染源　对传染病患者、病原携带者管理应做到"五早"：早发现、早诊断、早报告、早隔离、早治疗；对传染病接触者应进行检疫，检疫期限为最后接触日至该病的最长潜伏期。

2. 切断传播途径　不同传染病传播途径不同，采取的措施也不一样。如消化道传染病，注意管理水源、饮食、粪便、灭苍蝇、蟑螂，环境消毒；呼吸道传染病，注意空气消毒、通风换气、戴口罩；虫媒传染病，注意杀虫防虫。

3. 保护易感人群　包括增强非特异性和特异性免疫力、药物预防，其中预防接种是预防传染病的最有力武器。

（六）小儿传染病的护理管理

1. 传染病的隔离

隔离分 A 系统和 B 系统两类，A 系统以类别特点分类，B 系统以疾病分类。目前我国大多数医院实行 A 系统隔离法：①呼吸道隔离（蓝色标志），适用于经空气传播的呼吸道传染病；②消化道隔离（棕色标志），适用于消化道传染病；③严密隔离（黄色标志），适用于有高度传染性及致死性传染病；④接触隔离（橙色标志），适用于预防高度传染性及有重要流行病学意义的感染；⑤血液（体液）隔离（红色标志），适用于因直接或间接接触感染的血液及体液引起的传染病；⑥脓汁（分泌物）隔离（绿色标志），适用于因直接或间接接触感染部位的脓液或分泌物引起的感染；⑦结核菌隔离（灰色标志），适用于肺结核痰涂片阳性者或 X 线检查为活动性肺结核者。

2. 传染病的消毒

（1）消毒种类　包括预防性消毒和疫源地消毒。前者指未发现传染源，对可能受病原体污染的场所、物品和人体进行消毒；后者是指对目前存在或曾经存在传染源的地方进行消毒，可分为随时消毒(对传染源的排泄物、分泌物及被污染的物品和场所随时进行消毒)和终末消毒(传染病患者出院、转科或死亡后,对患者、病室及用物进行一次彻底的消毒)。

（2）消毒方法　包括物理消毒和化学消毒。前者是利用机械、热、光、微波、辐射等方法将病原体消除或杀灭;后者是应用 2.5％碘酊、戊二醛、过氧乙酸、乙醇等化学消毒剂使病原体的蛋白质凝固变性或失去活性。

3.　小儿传染病的一般护理

（1）建立预诊制度　门诊预诊能及早发现传染病患儿,避免和减少交叉感染。

（2）严格执行隔离消毒制度　隔离与消毒是防止传染病播散的重要措施。应根据具体情况采取相应的隔离消毒措施,控制传染源、切断传播途径、保护易感人群。

（3）及时报告疫情　护理工作者是传染病的法定报告人之一,发现传染病后应及时填写"传染病疫情报告卡",并按国家规定的时间向防疫部门报告,以便采取措施进行疫源地消毒,防止播散。

（4）密切观察病情　传染病病情重、进展快,护理人员应仔细观察病情变化、服药反应、治疗效果、有无并发症等。正确作出护理诊断,采取有效护理措施,做好各种抢救的准备工作。

（5）指导休息,做好生活护理　急性期应绝对卧床休息,症状减轻后可逐渐下床活动;小儿生活自理能力差,应做好日常生活护理。

（6）保证营养供给　供给营养丰富易消化的流质、半流质或软食,鼓励患儿多饮水,维持水、电解质平衡和促进体内毒素排泄。不能进食者可鼻饲或静脉补液。

（7）加强心理护理　传染病患儿需要单独隔离,易产生孤独、紧张、恐惧心理,护理人员应多给予关心,鼓励患儿适量活动,保持良好情绪,促进疾病康复。

（8）开展健康教育　卫生宣教是传染病护理的重要环节。护理人员应向患儿及家属宣讲传染病的防治知识,使其认真配合医院的隔离消毒工作,控制院内交叉感染。

第二节　麻　疹

临床病例

患儿,男,5 岁,因高热 3～4 天,头痛、咳嗽、流涕而入院。查体:患儿畏光流泪、结膜充血、颊黏膜出现白色斑点,周围有红晕,耳后、颈部开始出疹,为红色斑丘疹,疹间皮肤不充血。

1. 该患儿最可能的医疗诊断是什么?

2. 作为一名护士,你应该从哪些方面对患儿及家庭进行护理评估?

3. 该患儿的主要护理诊断是什么?

4. 叙述护理措施。

　　麻疹是由麻疹病毒引起的一种急性出疹性呼吸道传染病，临床以发热、上呼吸道炎、口腔麻疹黏膜斑、全身斑丘疹及疹退后遗留色素沉着伴糠麸样脱屑为特征。本病传染性强，几乎所有未接受免疫的儿童接触麻疹后都会发病。

【病原学及流行病学】

　　几种常见传染病病原学及流行病学特点见表 16-1。

表 16-1　几种常见传染病病原学及流行病学特点

项　目	麻　疹	水　痘	猩　红　热	流行性腮腺炎	中毒型细菌性痢疾	手足口病
好发季节	冬春季	冬春季	冬春季	冬春季	夏秋季	春夏季
病原体	麻疹病毒	水痘-带状疱疹病毒	A 组 β 溶血性链球菌	腮腺炎病毒	痢疾杆菌（我国以福氏志贺菌多见）	柯萨奇病毒 A 组 16 型和肠道病毒 71 型
传染源	麻疹患者	水痘患者	患者及带菌者	患者及隐性感染者	患者及带菌者	患者和隐性感染者
传染期及隔离期	潜伏期末至出疹后 5 天；并发肺炎者至出疹后 10 天	出疹前 1～2 天至疱疹结痂	隔离至咽拭子培养 3 次阴性，一般为 1 周	腮腺肿大前 1 天至消肿后 3 天	隔离至症状消失后 1 周或大便培养 3 次阴性	患者和隐性感染者
传播途径（主要）	呼吸道	呼吸道及接触传播	呼吸道	呼吸道	消化道	粪口途径
易感人群	6 个月至 5 岁儿童	婴幼儿、学龄前儿童	3～7 岁儿童	5～14 岁儿童	3～5 岁体格健壮儿童	婴幼儿
病后免疫力	持久免疫	持久免疫	获得同一菌型抗菌免疫和同一外毒素抗毒免疫	持久免疫	病后免疫力短暂，不同菌群与血清型间无交叉免疫	感染后获得免疫力，但持续时间尚不明确

【临床表现】

1. 典型麻疹

　　(1) 潜伏期　一般为 6～18 天，平均 10 天左右，可有低热及全身不适。

　　(2) 前驱期　亦称出疹前期，一般为 3～4 天，主要表现如下：①中度以上发热；②上呼吸道炎：咳嗽、流涕、喷嚏、咽部充血；③眼结合膜炎：结膜充血、畏光流泪、眼睑水肿；④麻疹黏膜斑（柯氏斑 Koplik's spots），为本期的特异性体征，有诊断价值。为第二磨牙相对应的颊黏膜上出现的直径 0.5～1 mm 大小的白色小点（图 16-1），周围有红晕，出疹前 1～2 天出现，出疹后 1～2 天迅速消失。

　　(3) 出疹期　一般为 3～5 天。皮疹先出现于耳后发际，渐延及额、面、颈部，再自上而下

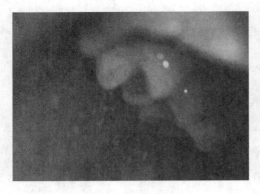

图 16-1　麻疹黏膜斑

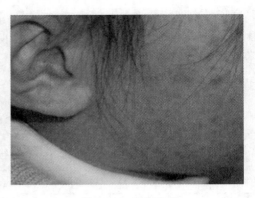

图 16-2　麻疹皮疹

蔓延至躯干、四肢,最后达手掌足底。皮疹初为淡红色斑丘疹(图 16-2),直径 2~4 mm,略高出皮面,压之退色,疹间皮肤正常,继之转为暗红色,可融合成片。此期发热、呼吸道症状达高峰,肺部可闻及湿啰音,伴有全身浅表淋巴结及肝脾肿大。

(4) **恢复期**　一般为 3~5 天。皮疹按出疹顺序消退,疹退处有米糠样脱屑及褐色色素沉着。体温下降,全身症状明显好转。

2. 非典型麻疹　少数患者呈非典型麻疹。有一定免疫力者呈轻型麻疹,症状轻,无黏膜斑,皮疹稀且色淡,疹退后无脱屑和色素沉着;体弱、有严重继发感染者呈重型麻疹,持续高热,中毒症状重,皮疹密集融合,有并发症或皮疹骤退、四肢冰冷、血压下降等循环衰竭表现;注射过麻疹减毒活疫苗的患儿可出现皮疹不典型的异型麻疹。

3. 并发症　肺炎为最常见并发症,其次为喉炎、心肌炎、脑炎等。

【辅助检查】

1. 血常规　白细胞总数减少,淋巴细胞相对增多;若白细胞总数及中性粒细胞增多,提示继发细菌感染。

2. 病原学检查　从呼吸道分泌物中分离或检测到麻疹病毒可作出特异性诊断。

3. 血清学检查　用酶联免疫吸附试验检测血清中特异性 IgM 抗体,有早期诊断价值。

【治疗原则】

1. 一般治疗　卧床休息,保持眼、鼻及口腔清洁,避光,补充维生素 A 和 D。

2. 对症治疗　降温,止咳祛痰,镇静止惊,维持水、电解质及酸碱平衡。

3. 并发症治疗　有并发症者给予相应治疗。

【护理诊断及合作性问题】

(1) **体温过高**　与病毒血症及继发感染有关。

(2) **有皮肤完整性受损的危险**　与皮疹有关。

(3) **营养失调:低于机体需要量**　与消化吸收功能下降、高热消耗增多有关。

(4) **潜在并发症**　肺炎、喉炎、心肌炎、脑炎。

(5) **有传播感染的危险**　与患儿排出有传染性的病毒有关。

【护理措施】

1. 维持正常体温

(1) 卧床休息至皮疹消退、体温正常;出汗后及时更换衣被,保持干燥。

(2) 监测体温,观察热型;处理高热时要兼顾透疹,不宜用药物或物理方法强行降温,忌用冷敷及酒精擦浴,以免影响透疹;体温超过 40 ℃时可用小剂量退热剂或温水擦浴,以免发生惊厥。

2. 保持皮肤黏膜的完整性

（1）加强皮肤护理　保持床单清洁干燥和皮肤清洁,每日温水擦浴更衣 1 次;勤剪指甲,避免抓伤皮肤继发感染;如出疹不畅,可用中药或鲜芫荽煎水服用并抹身,帮助透疹。

（2）加强五官护理　用生理盐水清洗双眼,滴抗生素眼药水或涂眼膏,并加服鱼肝油预防干眼病;防止眼泪及呕吐物流入外耳道,引起中耳炎;及时清除鼻痂,保持鼻腔通畅;多喂开水,用生理盐水或 2‰硼酸溶液含漱,保持口腔清洁。

3. 保证营养供给　给予清淡易消化的流质、半流质饮食,少量多餐;多喂开水及热汤,利于排毒、退热、透疹;恢复期应添加高蛋白质、高热量、高维生素食物。

4. 密切观察病情,及早发现并发症　出疹期如出现持续高热不退、咳嗽加剧、发绀、呼吸困难、肺部湿啰音增多等为并发肺炎的表现;出现声嘶、气促、吸气性呼吸困难、三凹征等为喉炎的表现;出现嗜睡、昏迷、惊厥、前囟饱满等为脑炎表现。出现上述表现应给予相应处理。

5. 预防感染的传播

（1）控制传染源　隔离患儿至出疹后 5 天,并发肺炎者延至出疹后 10 天。密切接触的易感儿隔离观察 3 周。

（2）切断传播途径　病室通风换气并用紫外线照射;患儿衣被及玩具曝晒 2 h,减少不必要的探视,预防继发感染。

（3）保护易感人群　流行期间不带易感儿童去公共场所;8 个月以上未患过麻疹者应接种麻疹减毒活疫苗,7 岁时复种;对未接种过疫苗的体弱及婴幼儿接触麻疹后,应尽早注射人血丙种球蛋白,可预防发病和减轻症状。

6. 健康教育　向家长宣传控制传染源的知识,说明患儿隔离的时间;指导切断传播途径的方法,如通风换气、定期消毒、用物曝晒;指导家长对患儿进行皮肤护理、饮食护理及病情观察。

第三节　水　痘

 临床病例

患儿,女,5 岁,发热 1 天后出现红色斑丘疹,躯干多,四肢少,数小时后变成小水疱,瘙痒明显,临床诊断为水痘,建议隔离治疗。思考:

1. 该患儿皮疹特点是什么?

2. 该患儿需隔离多长时间?

　　水痘是由水痘-带状疱疹病毒引起的急性出疹性传染病,临床上以皮肤黏膜相继出现和同时存在斑疹、丘疹、疱疹及结痂为特征。

【病原学及流行病学】

病原学及流行病学特点见表 16-1。

【临床表现】

1. 潜伏期 一般为 2 周左右。

2. 前驱期 一般为 1～2 天。婴幼儿多无明显前驱症状,年长儿可有低热、头痛、不适、食欲不振等。

3. 出疹期 ①皮疹分批出现,可见斑疹、丘疹、疱疹及结痂同时存在(图 16-3),为水痘皮疹的重要特征。最初的皮疹为红色斑疹和丘疹,继之变为透明饱满的水疱(图 16-4),24 h 后水疱混浊并呈中央凹陷,2～3 天迅速结痂。脱痂后一般不留瘢痕。常伴瘙痒使患儿烦躁不安。②皮疹呈向心性分布,主要位于躯干,其次为头面部,四肢较少,为水痘皮疹的另一特征。③黏膜疱疹可出现在口腔、咽、结膜、生殖器等处,易破溃形成溃疡。

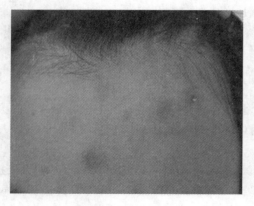

图 16-3　水痘

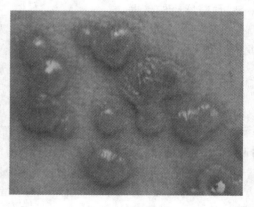

图 16-4　水疱疹

4. 并发症 以皮肤继发细菌感染常见,少数并发血小板减少、肺炎、脑炎、心肌炎等。水痘多为自限性疾病,10 天左右自愈。

　　除上述典型水痘外,可有疱疹内出血的出血型重症水痘,多发生于免疫功能低下者,常因并发血小板减少或弥漫性血管内凝血而危及生命,病死率高;此外,孕母患水痘可感染胎儿,导致先天性水痘。

【辅助检查】

1. 血常规 白细胞总数正常或稍低,继发细菌感染时可增高。

2. 疱疹刮片 可发现多核巨细胞和核内包涵体。

3. 血清学检查 补体结合抗体高滴度或双份血清抗体滴度 4 倍以上升高可明确病原。

【治疗原则】

1. 抗病毒治疗 首选阿昔洛韦,但须在水痘发病 24 h 内应用效果更佳。此外,也可用无环鸟苷及干扰素。

2. 对症治疗 高热时用退热剂,皮疹瘙痒时可局部应用炉甘石洗剂或口服抗组胺药,疱疹溃破后可涂 1% 甲紫或抗生素软膏,有并发症时进行相应对症治疗。水痘患儿忌用肾上腺皮质激素。

【护理诊断及合作性问题】

（1）体温过高　与病毒血症及继发细菌感染有关。

（2）皮肤完整性受损　与水痘病毒引起的皮疹及继发细菌感染有关。

（3）潜在并发症　皮肤继发细菌感染、脑炎、肺炎等。

（4）有传播感染的危险　与患儿排出有传染性的病毒有关。

【护理措施】

1. 维持正常体温

（1）卧床休息至热退，症状减轻；出汗后及时更换衣服，保持干燥。

（2）监测体温，观察热型；高热时可用物理降温或退热剂，但忌用酒精擦浴，忌阿司匹林（以免增加瑞氏综合征的危险）；鼓励患儿多饮水。

2. 促进皮肤完整性恢复

（1）室温适宜，衣被不宜过厚，以免增加痒感。

（2）勤换内衣，保持皮肤清洁，防止继发感染。

（3）剪短指甲，婴幼儿可戴并指手套，以免抓伤皮肤。

（4）皮肤瘙痒时，可温水洗浴，口服抗组胺药物；疱疹无溃破者，涂炉甘石洗剂或5％碳酸氢钠溶液；疱疹溃破者涂1％甲紫或抗生素软膏防止继发感染，必要时给予抗生素。

3. 病情观察　注意观察病情，及早发现皮肤继发性感染、肺炎、心肌炎等并发症，并予以相应的治疗及护理。

4. 预防感染的传播

（1）控制传染源　患儿应隔离至疱疹全部结痂或出疹后7天；密切接触的易感儿隔离观察3周。

（2）切断传播途径　保持室内空气新鲜，托幼机构应做好晨检和空气消毒。

（3）保护易感人群　避免易感者接触，对体弱、免疫功能低下及应用大剂量激素者尤应加强保护，应在接触水痘后72 h内肌注水痘-带状疱疹免疫球蛋白，可起到预防或减轻症状的作用。

5. 健康教育　向家长宣传控制传染源的知识，说明患儿隔离的时间；指导切断传播途径的方法，如通风换气、定期消毒、用物曝晒；指导家长对患儿进行皮肤护理，防止继发感染；加强预防知识教育，流行期间避免易感儿去公共场所。

第四节　猩　红　热

 临 床 病 例

患儿，男，7岁，发热、咽喉痛2天，出疹1天来诊。查体：体温39.5 ℃，自颈部以下至躯干、四肢、皮肤可见弥漫性针尖大小皮疹，指压褪色，颌下淋巴结肿大，面色潮

红,口周苍白。咽部充血,扁桃体Ⅱ度肿大。思考:

    1. 该患者的诊断是什么?
    2. 该患者的护理措施是什么?

    猩红热是由 A 组 β 溶血性链球菌引起的急性呼吸道传染病,临床上以发热、咽峡炎、杨梅舌、全身弥漫性红色皮疹及疹退后皮肤脱屑为特征。多见于 3～7 岁小儿,少数患儿在病后2～3 周可发生风湿热或急性肾小球肾炎。

【病原学及流行病学】

病原学及流行病学特点见表 16-1。

【临床表现】

1. 潜伏期　一般为 2～3 天,外科型 1～2 天。

2. 前驱期　起病急,有畏寒、高热、头痛、咽痛、恶心、呕吐等。咽部及扁桃体充血,颈及颌下淋巴结肿大及压痛。

3. 出疹期　①出疹顺序:发病后 1～2 天出疹,先耳后、颈部、腋下和腹股沟,然后迅速蔓延至躯干及上肢,最后至下肢,24 h 波及全身。②皮疹形态:为弥漫性针尖大小、密集的点状红色皮疹,压之褪色,有砂纸感,疹间无正常皮肤,伴瘙痒。③贫血性皮肤划痕:疹间皮肤以手按压红色可暂时消退数秒钟,出现苍白的手印,为猩红热特征之一。④帕氏线:肘窝、腋窝、腹股沟等皮肤皱褶处,皮疹密集成线压之不退,为猩红热特征之二。⑤杨梅舌(图 16-5):病初舌面有灰白苔,边缘充血水肿,2～3 天后白苔脱落,舌面呈牛肉样深红色,舌乳头红肿突起,称杨梅舌,为猩红热特征之三。⑥环口苍白圈(图 16-6):口周皮肤与面颊部发红的皮肤比较相对苍白。

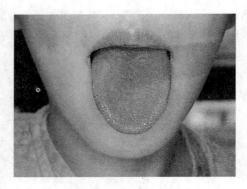

图 16-5　杨梅舌

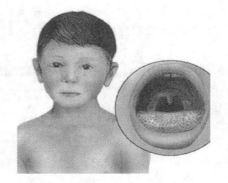

图 16-6　环口苍白圈、杨梅舌

4. 恢复期　1 周后皮疹按出疹顺序开始脱皮,皮疹越多,脱屑越明显,轻者呈糠屑样,重者呈大片状脱皮,以指(趾)部明显。

5. 并发症　急性肾小球肾炎、风湿热。

除上述普通型外,还可出现中毒型、脓毒型、外科型猩红热。

【辅助检查】

1. 血常规　白细胞总数增高,中性粒细胞可达 80% 以上,严重者可有中毒颗粒。

2. 细菌培养　鼻咽拭子培养出 A 组 β 溶血性链球菌为诊断的"金标准"。

3. 抗链球菌溶血素"O"　滴度明显增高提示 A 组链球菌近期感染。

【治疗原则】

1．一般治疗　卧床休息,供给充分的水分及营养;保持皮肤清洁,防止继发感染;高热者给予物理降温或退热剂。

2．抗生素治疗　首选青霉素,剂量每日5万U/kg,分2次肌注,严重感染者10万～20万U/kg静滴,疗程7～10天。如青霉素过敏,可选用红霉素、头孢菌素等药物。

【护理诊断及合作性问题】

（1）体温过高　与细菌感染及外毒素血症有关。

（2）皮肤完整性受损　与皮疹脱皮有关。

（3）潜在并发症　急性肾小球肾炎、风湿热。

（4）有传播感染的危险　与患儿排出有致病性的病原菌有关。

【护理措施】

1．维持正常体温

（1）卧床休息2～3周;出汗后及时更换衣服,保持干燥。

（2）高热时给予物理降温或退热剂,鼓励患儿多饮水,并用生理盐水漱口。

（3）给予营养丰富、易消化的流质、半流质饮食。

（4）遵医嘱使用青霉素抗感染。

2．促进皮肤完整性恢复

（1）观察皮疹及脱皮情况,勤换内衣,用温水清洗皮肤,保持皮肤清洁。

（2）剪短指甲,婴幼儿可戴并指手套,避免抓伤皮肤。

3．病情观察　密切观察病情变化,若出现眼睑水肿、少尿、血尿、高血压等,提示并发急性肾炎;若出现心率增快、心脏杂音、游走性关节肿痛、舞蹈病等,提示风湿热,均应及时进行相应处理。

4．预防感染的传播

（1）控制传染源　呼吸道隔离至症状消失后1周,咽拭子培养连续3次阴性。有化脓性并发症者应隔离至治愈为止。

（2）切断传播途径　通风换气,并用紫外线消毒,鼻咽分泌物须以2%～3%氯胺或漂白粉澄清液消毒,患者分泌物所污染物品,可采用消毒液浸泡、擦拭、蒸煮或日光曝晒等。

（3）保护易感人群　接触者观察7天,用青霉素或磺胺类药物预防。

5．健康教育　向家长宣传控制传染源的知识,说明患儿隔离的时间,不需住院者指导在家隔离治疗;指导切断传播途径的方法,如通风换气、定期消毒、用物曝晒;加强预防知识教育,流行期间避免易感儿去公共场所,托幼机构加强晨检。

第五节　流行性腮腺炎

流行性腮腺炎是由腮腺炎病毒引起的急性呼吸道传染病,临床上以腮腺非化脓性肿胀、疼痛为特征,大多有发热、咀嚼受限,并可累及其他腺体及脏器,预后良好。

【病原学及流行病学】

病原学及流行病学特点见表 16-1。

【临床表现】

1. 潜伏期 一般为 14～25 天,平均 18 天。

2. 前驱期 此期可无或很短,一般为数小时至 1～2 天。可有发热、头痛、乏力、纳差、恶心、呕吐等症状。

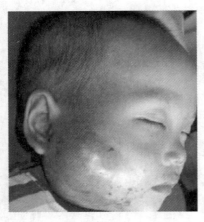

图 16-7 腮腺肿大

3. 腮腺肿胀期 通常一侧腮腺先肿大,2～4 天内累及对侧,也可双侧同时肿大或始终局限于一侧(图 16-7)。腮腺肿大以耳垂为中心,向前、后、下发展,边缘不清,表面热而不红,触之有弹性感,伴有疼痛及压痛,张口、咀嚼、食酸性食物时胀痛加剧。腮腺管口可有红肿,但压之无脓液流出。腮腺肿大 1～3 天达高峰,一周左右消退。颌下腺、舌下腺可同时受累。

4. 并发症 脑膜脑炎(最常见)、睾丸炎及卵巢炎、急性胰腺炎、心肌炎等。

【辅助检查】

1. 血常规 白细胞总数正常或稍高,淋巴细胞相对增多。

2. 血清及尿淀粉酶测定 90%患儿发病早期血清及尿淀粉酶增高,常与腮腺肿胀程度平行。血脂肪酶增高,有助于胰腺炎的诊断。

3. 血清学检查 血清特异性 IgM 抗体阳性提示近期感染。

4. 病毒分离 患儿唾液、脑脊液、血及尿中可分离出病毒。

【治疗原则】

主要为对症处理。急性期注意休息,补充水分和营养,避免摄入酸性食物;高热者给予物理降温或退热剂;腮腺肿痛严重时可酌情使用止痛药;并发睾丸炎者局部给予冷敷,并将阴囊托起以减轻疼痛;并发重症脑膜脑炎、睾丸炎或心肌炎者可用中等剂量的糖皮质激素治疗 3～7 天。此外,也可采用中医中药内外兼治。

【护理诊断及合作性问题】

(1) 疼痛 与腮腺非化脓性炎症有关。

(2) 体温过高 与病毒感染有关。

(3) 潜在并发症 脑膜脑炎、睾丸炎、胰腺炎等。

(4) 有传播感染的危险 与患儿排出有传染性的病毒有关。

【护理措施】

1. 减轻疼痛

(1) 饮食护理 给予富营养、易消化的半流质食物或软食,忌酸、辣、干、硬食物,以免因唾液分泌增多及咀嚼食物使疼痛加剧。

(2) 减轻腮腺肿痛 局部冷敷收缩血管,以减轻炎症充血及疼痛。也可用中药如意金黄散、青黛散调食醋局部涂敷,或采用氦氖激光局部照射。

(3) 口腔护理 用温盐水漱口,多饮水,以保持口腔清洁,防止继发感染。

2. 降温 监测体温,高热者给予冷敷、温水擦浴等物理降温或服用适量退热剂;发热伴有并发症者应卧床休息至热退;在发热早期遵医嘱给予利巴韦林、干扰素或板蓝根抗病毒治疗;鼓励患儿多饮温开水以利于汗液蒸发散热。

3. 密切观察病情,及时发现和处理并发症

(1)若患儿出现高热、头痛、呕吐、颈强直、抽搐、昏迷等,提示已发生脑膜脑炎,应立即行脑脊液检查,并给予降低颅内压、止惊等处理。

(2)若患儿出现睾丸肿胀疼痛,提示并发睾丸炎,可用丁字带托起阴囊消肿,局部冰袋冷敷止痛。

(3)若患儿出现上腹痛、发热、寒战、呕吐、腹胀、腹泻等,提示并发胰腺炎,应给予禁食、胃肠减压等处理。

4. 预防感染的传播

(1)控制传染源 呼吸道隔离至腮腺肿大消退后3天;密切接触的易感儿隔离观察3周;流行期间应加强托幼机构的晨检。

(2)切断传播途径 居室应空气流通,对患儿呼吸道分泌物及其污染物应进行消毒。

(3)保护易感人群 易感儿接种减毒腮腺炎活疫苗。

5. 健康教育 向家长宣传控制传染源的知识,说明患儿隔离的时间,不需住院者指导在家隔离治疗;指导切断传播途径的方法,如通风换气、定期消毒、用物曝晒;加强预防知识教育,流行期间避免易感儿去公共场所,托幼机构加强晨检;指导家长学会观察病情,有并发症时应即时就诊,并介绍减轻疼痛的方法。

第六节 中毒型细菌性痢疾

 临床病例

患儿,突发寒战高热,伴腹痛,腹泻,腹泻10余次,粪便质少,为黏液脓血便,大便细菌培养痢疾杆菌阳性。大便常规:脓液(＋＋),红细胞6个/HP,白细胞满视野。

思考:

1. 该患儿的医疗诊断是什么?

2. 该患儿的护理诊断是什么?

3. 该患儿的隔离时间是什么?

中毒型细菌性痢疾是急性细菌性痢疾的危重型,是由志贺菌属引起的肠道传染病,起病急骤,临床上以突然高热、嗜睡、惊厥、迅速发生休克和昏迷为特征,根据表现分为休克型、脑型及肺型三型。病死率高,必须积极抢救。

【病原学及流行病学】

病原学及流行病学特点见表16-1。

【临床表现】

潜伏期多为数小时,有的为1～2天。起病急骤,数小时内即可出现严重中毒症状,如高热(可达40℃以上)、惊厥、休克、昏迷等,腹泻、解黏液脓血便、里急后重等肠道症状往往在数小时或数十小时后出现,故常被误诊为其他热性疾病。根据其主要表现分为以下四种类型。

1. 休克型(皮肤内脏微循环障碍型) 主要表现为感染性休克。患儿出现精神萎靡、面色苍白或发灰、四肢厥冷、脉搏细速、皮肤花纹、血压下降、心音低钝、少尿或无尿等。

2. 脑型(脑微循环障碍型) 主要表现为颅内压增高、脑水肿和脑疝。患儿出现头痛、呕吐、嗜睡、血压增高、反复惊厥、昏迷等;严重者出现脑疝,表现为两侧瞳孔大小不等、对光反射迟钝或消失,呼吸节律不齐,甚至呼吸停止。此型较重,病死率高。

3. 肺型(肺微循环障碍型) 主要表现为呼吸窘迫综合征。以肺微循环障碍为主,此型少见,常由休克型或脑型发展而来,病情危重,病死率高。

4. 混合型 上述两型或三型同时或先后出现,最为凶险。

【辅助检查】

1. 血常规 白细胞总数及中性粒细胞增高,可见核左移。有DIC时,血小板减少。

2. 大便常规 有黏液脓血便者,镜检可见大量脓细胞、红细胞和吞噬细胞。尚无腹泻的早期病例,可用生理盐水灌肠后做大便检查。

3. 大便培养 分离出志贺菌属痢疾杆菌,有助于确诊。

4. 免疫学检测 可用免疫荧光抗体等方法检测大便的细菌抗原,有助于早期诊断,但应注意假阳性。

5. 血清电解质及二氧化碳结合力测定 血清钠、血钾及二氧化碳结合力等多偏低。

【治疗原则】

1. 对症治疗 高热时用物理、药物或亚冬眠疗法降温;惊厥者给予地西泮、苯巴比妥钠、10%水合氯醛等止惊。

2. 控制感染 通常选用两种痢疾杆菌敏感的抗生素静脉滴注。常用丁胺卡那霉素、头孢哌酮、头孢噻肟钠、头孢曲松钠等。

3. 抗休克治疗 扩充血容量,纠正酸中毒,维持水、电解质及酸碱平衡;在充分扩容基础上应用多巴胺、酚妥拉明等血管活性药物改善微循环;及早应用地塞米松静滴。

4. 降低颅内压、防治脑水肿及脑疝 首选20%甘露醇,每次0.5～1 g/kg,每6～8 h一次,必要时与利尿剂交替使用。呼吸衰竭时应保持呼吸道通畅,给予吸氧及呼吸兴奋剂,使用呼吸机。

【护理诊断及合作性问题】

(1)体温过高 与痢疾杆菌感染及内毒素血症有关。

(2)组织灌注量改变 与机体高敏状态和毒血症致微循环障碍有关。

(3)潜在并发症 颅内压增高。

(4)有皮肤完整性受损的危险 与腹泻时大便刺激臀部皮肤有关。

(5)有传播感染的危险 与患儿排出有传染性的细菌有关。

【护理措施】

1. 降低体温 保持室内通风,卧床休息;监测体温变化,高热时给予物理降温或药物降温,持续高热不退甚至惊厥者采用亚冬眠疗法,控制体温在 37 ℃左右;供给营养丰富、易消化流质或半流质饮食;遵医嘱给予敏感抗生素控制感染。

2.维持有效的血液循环　每 15～30 min 监测生命体征一次,观察神志、面色、肢端肤色、尿量等,适当保暖,改善周围循环;休克患儿应迅速建立静脉通道,遵医嘱用 2:1 等张含钠液、低分子右旋糖酐等扩充血容量,给予抗休克治疗,并保证输液通畅,注意输液速度。

3.降低颅内压、控制惊厥,防治脑水肿及脑疝

(1)遵医嘱用 20%甘露醇降低颅内压,必要时配合使用呋塞米及肾上腺皮质激素,以减轻脑水肿、防止脑疝发生。

(2)遵医嘱用地西泮、苯巴比妥钠、10%水合氯醛等止惊,并注意防止外伤和窒息。

(3)密切观察病情变化,当出现两侧瞳孔不等大、对光反射迟钝或消失、呼吸节律不规则甚至呼吸停止时,应考虑脑疝及呼吸衰竭的存在,立即用脱水剂快速降低颅压,同时保持呼吸道通畅,给予吸氧和呼吸兴奋剂,使用呼吸机维持呼吸。

4.预防疾病的传播

(1)控制传染源　患儿应消化道隔离至症状消失后 1 周或大便培养 3 次阴性;密切接触者应隔离观察 7 天;对饮食行业及托幼机构的工作人员应定期做大便培养,及早发现带菌者并积极治疗。

(2)切断传播途径　加强对饮食、饮水、粪便的管理及消灭苍蝇;加强卫生教育,注意个人卫生和饮食卫生,如饭前便后洗手、不喝生水、不吃变质及不洁食物。

(3)保护易感人群　菌痢流行期间口服痢疾减毒活菌苗。

5.健康教育　向家长宣传控制传染源的知识,说明患儿隔离的时间;指导切断传播途径的方法,对患儿的排泄物及污染物进行消毒;加强预防知识教育,注意饮食卫生,不吃生冷及不洁食品,养成饭前便后洗手的良好卫生习惯。

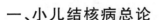

第七节　结核病患儿的护理

一、小儿结核病总论

结核病是由结核杆菌感染引起的一种慢性传染病。全身各脏器均可受累,小儿时期以原发型肺结核最常见,严重病例可引起血行播散而发生粟粒型结核或结核性脑膜炎,后者是小儿结核病致死的主要原因。小儿时期的结核感染常是成人结核的诱因。由于人类免疫缺陷病毒(HIV)的流行和耐药结核菌株的产生,许多国家结核病发病率有所回升,因此,1997 年开始WHO 将每年的 3 月 24 日定为"世界结核病防治日"。

【病因及发病机制】

1.病原学　结核杆菌属分枝杆菌,革兰氏染色阳性,抗酸染色呈红色。对人类致病的主要是人型和牛型结核杆菌,其中以人型较多见。

2.流行病学　①传染源:开放性肺结核患者为主要传染源。②传播途径:呼吸道为主要传播途径,其次为消化道,经皮肤或胎盘传播者少见。③易感人群:小儿结核病的感染率随年龄增长而升高,患病率则年龄越小越高,新生儿对结核菌非常易感。

3. 发病机制 小儿初次感染结核杆菌后是否发病,主要取决于结核杆菌的数量、毒力及机体抵抗力的强弱。机体感染结核杆菌4~8周后,通过致敏的T淋巴细胞产生迟发型变态反应(Ⅳ型变态反应)和免疫力,结核变态反应和免疫力是同一细胞免疫过程中的两种不同表现。免疫力能将结核杆菌杀灭或使病灶局限。若小儿免疫力较强,感染的结核杆菌毒力较弱,可不发病;若免疫力低下或感的结核杆菌毒力较强则可致病。结核变态反应对免疫的影响为双重作用:适度变态反应时机体抵抗力最强;变态反应过弱时机体反应性差,结核病发病较多,病情较重,死亡率高;变态反应过强时,表现为干酪坏死或结核播散。

【辅助检查】

1. 结核菌素试验 可测定受试者是否感染过结核杆菌。小儿感染结核杆菌4~8周后结核菌素试验呈阳性反应,属迟发型变态反应(Ⅳ型变态反应)。

(1)试验方法 常用的抗原制品有两种,即旧结核菌素(OT)和结核菌纯蛋白衍化物(PPD)。临床上常用PPD 0.1 mL(含结核菌素5单位)在左前臂掌侧中、下1/3交界处皮内注射,使之形成直径6~10 mm的皮丘。若患儿结核变态反应强烈如患结节性红斑、疱疹性结膜炎、一过性多发结核过敏性关节炎等,宜用1个结核菌素单位的PPD试验,以防局部过度反应及可能的病灶反应。

(2)结果判断 48~72 h后观察反应结果,一般以72 h为准。以局部硬结的直径大小(横、纵两径的平均值)来判断反应强度,见表16-2。

(3)临床意义 阳性反应:①接种卡介苗后;②年长儿无明显临床症状仅呈一般阳性反应,表示曾感染过结核杆菌,但不一定有活动病灶;③3岁以下尤其是1岁以内未接种过卡介苗者,阳性反应多表示体内有新的结核病灶,年龄愈小,活动性结核可能性愈大;④强阳性反应者,表示体内有活动性结核病;⑤由阴性转为阳性,或反应强度从原直径的不足10 mm增至10 mm以上,且增幅超过6 mm,表示新近有感染。阴性反应:①未感染过结核;②结核变态反应初期(初次感染后4~8周内);③机体免疫反应受抑制呈假阴性反应,如重症结核病、急性传染病(麻疹、水痘、百日咳等)、体质极度衰弱者(重度营养不良、重度脱水等)、原发或继发免疫缺陷病、应用糖皮质激素或免疫抑制剂治疗时;④技术误差或结核菌素失效。

表16-2 结核菌素试验结果判断

结　　果	判断符号	反　应　强　度
阴性	－	硬结平均直径<5 mm
阳性	＋	硬结平均直径5~9 mm
中度阳性	＋＋	硬结平均直径10~19 mm
强阳性	＋＋＋	硬结平均直径≥20 mm
极强阳性	＋＋＋＋	局部有水疱、破溃、淋巴管炎及双圈反应等

知识拓展

接种卡介苗后与自然感染阳性反应的主要区别见表16-3。此外,非结核分枝杆菌感染也可致 PPD 皮试阳性。

表 16-3　接种卡介苗与自然感染阳性反应的主要区别

区 别 项 目	接种卡介苗后	自 然 感 染
硬结直径	多为 5～9 mm	多为 10～15 mm
硬结颜色	浅红色	深红色
硬结质地	较软,边缘不整	较硬、边缘清楚
阳性反应持续时间	较短,2～3 天即消失	较长,可达 7～10 天
阳性反应的变化	有较明显的逐年减弱的倾向,一般于 3～5 年内逐渐消失	短时间内反应无减弱倾向,可持续若干年,甚至终生

2. 实验室检查

(1) 结核杆菌检查　从痰、胃液、脑脊液、浆膜腔液中找到结核杆菌即可确诊。

(2) 免疫学诊断及分子生物学诊断　可用聚合酶链反应来检测结核杆菌,酶联免疫吸附试验来检测结核杆菌特异性抗体。

(3) 血沉　血沉增快提示结核病活动性,但无特异性。

3. X 线检查　胸部 X 线检查是筛查小儿结核病的重要手段,可检出病灶的部位、范围、性质、类型、活动及发展情况。必要时进行 CT 检查。

4. 其他检查　如纤维支气管镜检查、淋巴结活组织检查、眼底镜检查等。

【预防】

1. 控制传染源　早期发现及合理治疗结核菌涂片阳性患者,是预防小儿结核病的根本措施。

2. 接种卡介苗　预防小儿结核病的有效措施。接种对象为新生儿和结核菌素试验阴性的小儿。下列情况禁止接种卡介苗:①先天性胸腺发育不全或严重联合免疫缺陷病患者;②急性传染病恢复期;③注射局部有湿疹或患全身性皮肤病;④结核菌素试验阳性。

3. 预防性服药　异烟肼每日 10 mg/kg,疗程 6～12 个月。指征:①密切接触家庭内开放性肺结核者;②3 岁以下婴幼儿未接种卡介苗而结核菌素试验阳性者;③结核菌素试验新近由阴性转为阳性者;④结核菌素试验阳性伴结核中毒症状者;⑤结核菌素试验阳性,新近患麻疹、百日咳等急性传染病者;⑥结核菌素试验阳性而需较长时间使用肾上腺皮质激素或其他免疫抑制剂者。

【治疗原则】

主要应用抗结核药物治疗,以杀灭病灶中的结核菌、防止血行播散,原则为:"早期"、"适量"、"联合"、"规律"、"全程"、"分段"。

1. 常用抗结核药物　可分为杀菌药和抑菌药两类(表16-4)。

表 16-4 小儿常用抗结核药物

药物		每日剂量/(mg/kg)	副作用及注意事项
全杀菌药	异烟肼 （INH/H）	10～20 （≤300 mg/d）	肝毒性、末梢神经炎、过敏、皮疹；加服维生素 B₆ 预防末梢神经炎，每月查肝功能
	利福平 （RFP/R）	10～15 （≤450 mg/d）	肝毒性、胃肠道及过敏反应；与异烟肼合用可增加对肝脏毒性，多在治疗头 2 个月出现；每月查肝功能
半杀菌药	链霉素（SM/S）	20～30 （≤0.75 g/d）	耳、肾毒性、过敏、皮疹；细心观察前庭和听力功能，定期查肾功能
	吡嗪酰胺 （PZA/Z）	20～30 （≤0.75 g/d）	肝毒性、高尿酸血症、关节痛等；每月查肝功能，适时查血尿酸
抑菌药	乙胺丁醇 （EMB/E）	15～25	视神经炎、皮疹；每月查视力、视野及辨色力
	乙硫异烟肼 （ETH）	10～15	肝毒性、胃肠道反应、过敏、皮疹、末梢神经炎；定期查肝功能

（1）杀菌药 ①全杀菌药：异烟肼（INH）和利福平（RFP），能杀灭在酸性和碱性环境中生长的细胞内、外的结核菌。②半杀菌药：链霉素（SM）和吡嗪酰胺（PZA）。SM 能杀灭在碱性环境中生长的细胞外结核菌；PZA 能杀灭在酸性环境中生长的细胞内结核菌。

（2）抑菌药 常用乙胺丁醇（EMB）和乙硫异烟肼（ETH）。

目前国内第一线抗结核药物为异烟肼、利福平、链霉素和吡嗪酰胺。

2. 化疗方案

（1）标准疗法 一般用于无明显自觉症状的原发型肺结核。每日服用 INH、RFP 和（或）EMB，疗程 9～12 个月。

（2）两阶段疗法 用于活动性原发型肺结核、急性粟粒型肺结核和结核性脑膜炎。①强化治疗阶段：联用 3～4 种杀菌药物，在长程疗法时，此阶段一般需 3～4 个月；短程疗法时一般为 2 个月。②巩固治疗阶段：联用 2 种抗结核药物，用长程疗法时，此阶段可长达 12～18 个月；用短程疗法时一般为 4 个月。

（3）短程疗法 结核病现代疗法的重大进展，疗程 6 个月，可选用下列几种方案：①2 HRZ/4 HR；②2 SHRZ/4 HR；③2EHRZ/4 HR（数字表示月数）。若无 PZA，则将疗程延长至 9 个月。

二、原发型肺结核

临床病例

患者，男，3 岁，因普查 PPD 试验阳性就诊。患儿平时易"感冒"，间有干咳，未予以注意。无其他自觉症状。出生时已接种卡介苗，无明显结核病接触史。

体格检查：体温 36 ℃，脉搏 100 次/分，呼吸 26 次/分，体重 13.5 kg，发育营养欠佳，面色稍苍白。右颈后可扪及一肿大淋巴结 1.0 cm×0.8 cm，质中等，表面光滑，活动可,无压痛。心肺腹无异常发现。

实验室检查:Hb102 g/L,ESR28 mm/h,血 PPD-IgG 阳性。PPG 皮试 17×18 mm(第 3 天),16×16 mm(第 5 天)。胸片:右肺门阴影较对侧大,右肺门角消失,隐约可见结节状阴影。请问:

1. 该患儿最可能的疾病是什么?

2. 列出主要的护理诊断。

3. 对该患儿及家长进行健康指导。

原发型肺结核是结核杆菌初次侵入肺部后发生的原发感染,是小儿结核的最常见类型,包括原发综合征与支气管淋巴结结核。原发综合征由肺原发病灶、局部淋巴结病变和两者相连的淋巴管炎组成,支气管淋巴结结核以胸腔内肿大淋巴结为主。此型一般预后良好,但亦可进展甚至恶化,导致干酪性肺炎、急性粟粒型结核或结核性脑膜炎。

【临床表现】

轻症可无症状,仅在胸部 X 线检查时发现。一般缓慢起病,有低热、盗汗、纳差、消瘦、疲乏等结核中毒症状。婴幼儿及症状较重者可急性高热起病,2～3 周后转为低热,并伴有结核中毒症状。若胸内淋巴结高度肿大可产生压迫症状,出现类似百日咳样痉咳、喘鸣、声音嘶哑。部分患儿可有疱疹性结膜炎、皮肤结节性红斑或一过性多发性关节炎等结核变态反应表现。体检可见周围淋巴结不同程度肿大,婴儿可伴肝脾肿大,肺部体征不明显。

【辅助检查】

1. 胸部 X 线检查　①原发综合征:呈典型哑铃状双极影(图 16-8)。②支气管淋巴结结核分三种类型:肺门部肿大淋巴结阴影,边缘模糊者为炎症型;肺门区域圆形或卵圆形致密阴影,边缘清楚,突向肺野者为结节型;肺纹理紊乱,肺门形态异常,肺门周围呈小结节状及小点片状模糊阴影者为微小型。

2. 结核菌素试验　呈强阳性或由阴性转为阳性。

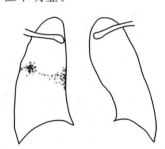

图 16-8　原发综合征哑铃状双极影

【护理诊断及合作性问题】

(1) 营养失调:低于机体需要量　与纳差及疾病消耗过多有关。

(2) 体温过高　与结核杆菌感染有关。

(3) 活动无耐力　与结核杆菌感染引起中毒症状有关。

(4) 潜在并发症　化疗药物的副作用。

(5) 有传播感染的危险　与患儿排出有传染性的结核杆菌有关。

(6) 知识缺乏　与家长及患儿缺乏隔离、服药的知识有关。

【护理措施】

1. 加强饮食护理,供给充足营养　给予高能量、高蛋白质、高维生素饮食,以增强抵抗力,促进机体修复和病灶愈合;尽量供给患儿喜爱的食物,并注意色、香、味、形,以增加食欲。

2. 维持体温正常　观察体温变化,给予降温处理;发热是由于结核杆菌毒素的作用,遵医嘱正确使用抗结核药物,一般 1～2 周后体温即可控制。

3. 建立合理生活制度　注意休息,保证充足睡眠,减少体力消耗,促进活动耐力恢复。

4. 用药护理

（1）合理用药　异烟肼和利福平宜在晨起时顿服，利于吸收；使用异烟肼时加服维生素 B_6，可预防末梢神经炎，但两者服药时间要分开（因维生素 B_6 可降低异烟肼的抗菌力）。

（2）观察药物副作用　抗结核药物大多有胃肠道反应，应注意观察患儿食欲变化；异烟肼、利福平、吡嗪酰胺、乙硫异烟胺对肝脏有损害，用药期间应定期查肝功能；注意患儿用异烟肼期间有无手足麻木、刺激、烧灼感，用乙胺丁醇期间有无视力减退、视野缺损及红绿色盲，用吡嗪酰胺期间有无关节痛、皮疹，用链霉素期间有无耳鸣、耳聋及肾功能损害等。一旦发现上述表现及时报告医生，以决定是否停药。

5. 预防传播感染　活动性原发型肺结核患儿应采取呼吸道隔离，对患儿呼吸道分泌物、食具、痰杯及污染的衣物等进行消毒处理，以防疾病传播。

6. 健康教育　向患儿和家长介绍结核病的病因、传播途径及消毒隔离措施，指导家长对患儿居室、痰液、痰杯、食具等进行消毒处理；指导正确服用抗结核药物、观察药物副作用，嘱定期复查肝、肾功能等；指导家长做好患儿的日常生活护理和饮食护理。

三、急性粟粒型肺结核

急性粟粒型肺结核或称急性血行播散型肺结核，是结核杆菌经血行播散而引起的肺结核，常是原发型肺结核发展的结果，多在原发感染后 6 个月以内发生，婴幼儿多见。

【病因及发病机制】

结核杆菌经肺动脉播散引起急性粟粒型肺结核；如结核杆菌进入肺静脉，通过体循环播散到全身各个脏器，则引起全身性粟粒型结核，可累及肺、脑、脑膜、心、肝、脾、肾、腹膜、肠、肠系膜淋巴结等。

【临床表现】

多数为急性发病，突然高热（39～40 ℃），伴有寒战、盗汗、食欲减退、面色苍白、咳嗽、气促、发绀等严重中毒症状。肺部可闻及细湿啰音而被误诊为肺炎；部分患儿可伴肝脾及浅表淋巴结肿大，临床上易与伤寒、败血症等混淆。

【辅助检查】

胸部 X 线检查对诊断有决定性意义，一般于发病后 2～3 周摄片，两肺可见分布均匀、大小一致的粟粒状阴影（图 16-9）；结核菌素试验阳性，重症患儿可呈假阴性；痰或胃液中可查到结核杆菌。

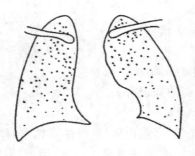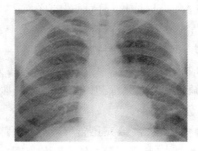

图 16-9　粟粒型肺结核

【护理诊断及合作性问题】

（1）体温过高　与结核杆菌感染、血行播散有关。

（2）营养失调：低于机体需要量 与食欲减退、摄入量减少及机体消耗过多有关。

（3）气体交换受损 与肺部广泛粟粒结核病灶影响呼吸有关。

（4）潜在并发症 化疗药物的副作用。

（5）有传播感染的危险 与患儿排出有传染性的结核杆菌有关。

（6）知识缺乏 与家长及患儿缺乏隔离、服药的知识有关。

【护理措施】

"改善肺部通气、换气功能"措施详见肺炎护理，其他措施见原发型肺结核。

第八节 结核性脑膜炎

临床病例

陈××，男，1岁，因发热18天，抽搐1次入院。患儿于18天前开始发热，体温39℃左右，伴有咳嗽、头痛，出现呕吐4～5次/日，为胃内容物，呈喷射性，入院当日突然四肢抽搐，双目凝视，牙关紧闭，持续2～3 min，抽搐停止后入睡，大小便正常。既往无传染病接触史，出生后接种过卡介苗。

体格检查：体温39℃，脉搏120次/分，呼吸40次/分，血压84/58 mmHg，发育、营养可，神志模糊，烦躁不安，前囟1.5 cm×1.5 cm，稍隆起，张力高，口唇轻度发绀，咽稍红，颈抗（＋），双肺呼吸音粗糙，未闻及干湿啰音，心无异常，腹软，布氏征（＋），双侧克氏征（＋），巴氏征（＋），双侧踝阵挛（＋）。

实验室检查：白细胞 $14.4×10^9$/L，中性粒细胞0.85，淋巴细胞0.15。脑脊液检查：压力220 mmH$_2$O，外观呈毛玻璃样，白细胞数 $500×10^6$/L，以淋巴细胞为主；糖1.09 mmol/L，氯化物98.7 mmol/L，蛋白质2.25 g/L。涂片检查检出结核杆菌。胸片：右心膈区有小片状阴影，右肺肺门阴影增大。请问：

1. 该患儿最可能的疾病是什么？

2. 列出主要的护理诊断。

3. 列出主要护理措施。

结核性脑膜炎简称结脑，是由结核杆菌侵入脑膜而引起的炎症，常为血行播散所致的全身性粟粒型结核的一部分，是小儿结核病最严重的一种类型和致死的主要原因。多在初染结核后6个月内发生，婴幼儿多见。

【病因及发病机制】

由于小儿神经系统发育不成熟、血-脑屏障功能不完善、免疫功能低下，入侵的结核杆菌易通过血行播散而引起结核性脑膜炎。结核杆菌使软脑膜呈弥漫性充血、水肿、炎性渗出，并形成许多结核结节。大量炎性渗出物积聚于脑底部,包围挤压颅神经可引起颅神经损害;脑底部渗出物若发生机化、粘连可使脑脊液循环受阻导致脑积水;脑部血管在早期主要表现为急性动脉炎,后期可见栓塞性动脉内膜炎,严重者引起脑组织缺血软化而致偏瘫。

【临床表现】

典型结脑起病缓慢,临床表现分为三个时期。

1. 早期(前驱期) 1~2周,主要症状为性格改变,如精神呆滞、少言懒动、喜哭易怒、烦躁易倦等,同时有低热、纳差、消瘦、盗汗、呕吐、便秘等,年长儿可诉头痛。

2. 中期(脑膜刺激征期) 1~2周,因颅内压增高出现剧烈头痛、喷射性呕吐、嗜睡、惊厥,脑膜刺激征阳性,幼婴儿以前囟饱满、骨缝裂开为主。此期还可出现面神经、动眼神经、外展神经瘫痪。

3. 晚期(昏迷期) 1~3周,上述症状逐渐加重,由意识朦胧、半昏迷进入昏迷,阵挛性或强直性惊厥频繁发作。患儿极度消瘦,呈舟状腹,常伴水、盐代谢紊乱。最终可因颅内压急剧增高导致脑疝死亡。

【辅助检查】

1. 脑脊液检查 压力增高,外观透明或呈毛玻璃样,静置 12~24 h 后可有蜘蛛网状薄膜形成,取之涂片可查到结核杆菌;白细胞总数$(50\sim500)\times10^6/L$,分类以淋巴细胞为主,糖和氯化物含量均降低(为结脑典型改变),蛋白质定量增加;脑脊液结核杆菌培养阳性即可确诊。

2. 胸部 X 线检查 85%结脑患儿胸片有结核病改变,其中 90%为活动性结核;胸片证明有血行播散性结核病对确诊结脑有重要意义。

3. 结核菌素试验 阳性对诊断有帮助,但高达 50%的患儿可呈假阴性。

【治疗原则】

抗结核药物治疗;降低颅内压、降温、止惊、维持水和电解质平衡。

【护理诊断及合作性问题】

(1)体温过高 与结核杆菌感染有关。

(2)营养失调:低于机体需要量 与呕吐、摄入不足及消耗增多有关。

(3)有皮肤完整性受损的危险 与意识障碍、长期卧床有关。

(4)潜在并发症 颅内高压症。

(5)有传播感染的危险 与患儿排出有传染性的结核杆菌有关。

(6)焦虑 与病程较长、疾病预后较差有关。

【护理目标】

(1)患儿体温降至正常。

(2)摄入的营养能满足机体需要量。

(3)患儿皮肤保持完整,无压疮发生。

(4)患儿无颅内高压症发生或发生时能及时处理。

(5)患儿痰液、食具等能正确消毒处理,无传播感染发生。

(6)患儿及家长情绪平稳,能积极配合医疗和护理。

【护理措施】

1. 维持体温正常 见原发型肺结核。

2. 保证营养供给 给予高能量、高蛋白质、高维生素、易消化饮食,少量多餐,耐心喂养,以增强机体抵抗力;对昏迷者可行鼻饲和静脉营养,以维持水、电解质平衡和保证能量供应。

3. 维持皮肤、黏膜的完整性 保持床铺清洁、平整；大、小便后及时更换尿布并清洗，保持臀部皮肤清洁、干燥；呕吐后及时清除颈部、耳部残留物质；对昏迷及瘫痪患儿，每 2 h 翻身、拍背一次，骨突处垫海绵或气垫并按摩局部，促进血液循环，以防压疮发生；对昏迷眼不能闭合者，可涂眼膏并用纱布覆盖，保护角膜；每日口腔护理 2～3 次，以防口腔炎发生。

4. 密切观察病情变化，防止颅内压增高

（1）保持室内安静，避免一切不必要刺激，治疗及护理操作尽量集中进行，避免哭闹。

（2）抬高患儿头肩 15°～30°侧卧位，以利于头部血液回流，降低颅内压力，同时可避免呕吐造成窒息。

（3）反复惊厥会使脑水肿加重，故发作时遵医嘱应用止惊药，并在上下臼齿之间放置牙垫，以防舌咬伤。

（4）密切观察生命体征、前囟、神志、瞳孔等变化，及时发现颅内高压或脑疝，一旦发生，遵医嘱立即给予 20%甘露醇降低颅内压，可加用利尿剂（乙酰唑胺）和糖皮质激素。

5. 预防传播感染 见原发型肺结核。

6. 心理护理 结脑病情重、病程长，疾病和治疗给患儿带来不少痛苦。应加强和患儿及家长沟通，及时了解他们的心理需求，给予耐心解释、关怀体贴，使其克服焦虑心理，树立战胜疾病的信心，积极配合治疗和护理。

7. 健康教育 见原发型肺结核。

【护理评价】

患儿体温是否恢复正常；营养是否改善；皮肤是否保持完整性，有无压疮发生；有无颅内高压症发生或发生时能否及时处理；有无传播感染发生；患儿及家长情绪是否平稳，能否积极配合医疗和护理。

第九节 手足口病

手足口病（hand foot mouth disease，HFMD）是由肠道病毒引起的传染病，多见于 5 岁以下的婴幼儿。主要通过消化道、呼吸道和密切接触等途径传播。临床上主要表现为发热和手、足、口腔等部位的斑丘疹和疱疹，少数患儿可出现循环障碍、肺水肿、脑膜脑炎等并发症，致死原因主要为脑干脑炎及神经源性肺水肿。由于病毒传染性很强，常常在托幼机构造成流行。

【病原学及流行病学】

手足口病主要由肠道病毒引起，我国以柯萨奇 A 组 16 型病毒和肠道病毒 71 型多见，重症病例多由肠道病毒 71 型感染引起。患者和隐性感染者均为传染源。主要通过粪口途径传播，亦可经过飞沫传播或密切接触传播。人群对肠道病毒普遍易感，但成人大多通过隐性感染获得相应的抗体，因此临床上以儿童患者为主，尤其见于在托幼机构的儿童。感染后获得免疫力，但持续时间尚不明确。发病前数天，感染者咽部分泌物与粪便中就可检出病毒，粪便中排出病毒的时间可长达 3～5 周。

【临床表现】

手足口病的临床表现复杂而多样,根据临床病情的轻重程度,分为普通病例和重症病例。

1. 普通病例　急性起病,大多有发热,可伴有咳嗽、流涕、食欲不振等症状。口腔内可见散发性的疱疹或溃疡,多位于舌、颊黏膜和硬腭等处,引起口腔疼痛,导致患儿拒食、流涎。手、足和臀部出现斑丘疹和疱疹,偶见于躯干,呈离心性分布。皮疹消退后不留瘢痕或色素沉着,多在1周内痊愈,预后良好。

2. 重症病例　少数病例病情进展迅速,在发病1~5天出现脑膜炎、脑炎、脑脊髓膜炎、肺水肿、循环障碍等,极少数病例病情危重,可致死亡,存活病例可留有后遗症。

(1) 神经系统表现　多出现在病程1~5天内,患儿可持续高热,出现中枢神经系统损害表现,如精神萎靡、嗜睡或激惹、易惊、头痛、恶心、呕吐、食欲不振、瞻望甚至昏迷;肢体抖动、肌阵挛。眼球震颤、共济失调、眼球运动障碍;肌无力或急性弛缓性瘫痪、惊厥等。颈项强直在大于2岁的儿童中较为明显,腱反射减弱或消失,Kernig征和Brudzinski征阳性。

(2) 呼吸系统表现　呼吸增快并浅促、呼吸困难或呼吸节律改变,口唇发绀,咳嗽加重,咳白色、粉红色或血性泡沫样痰液,肺部可闻及湿啰音或痰鸣音。

(3) 循环系统表现　心率增快或减慢,面色灰白、皮肤花纹、四肢发凉、出冷汗。指(趾)端发绀;持续血压降低,毛细血管充盈时间延长。

【辅助检查】

1. 血常规　白细胞计数多正常或降低,病情危重者白细胞计数可明显升高。

2. 病原学检查　鼻咽拭子、气道分泌物、疱疹液或粪便标本中CoxAl6、EV71等肠道病毒特异性核酸阳性或分离到肠道病毒可以确诊。

3. 血清学检查　急性期与恢复期血清CoxAl6、EV71等肠道病毒中和抗体有4倍以上的升高亦可确诊。

4. 脑脊液检查　神经系统受累时可表现为外观清亮,压力增高,细胞计数增多(以单核细胞为主),蛋白质正常或轻度增高,糖和氯化物正常。

【治疗原则】

1. 普通病例　注意隔离避免交叉感染。适当休息,清淡饮食,做好口腔和皮肤护理。

2. 重症病例　使用甘露醇等脱水利尿剂降低颅内高压;适当限制入量;及时使用血管活性药物,同时给予氧疗和呼吸支持,酌情使用丙种球蛋白、糖皮质激素;酌情使用呼吸机,进行正压通气和高频通气。

3. 恢复期治疗　①促进各脏器功能恢复;②功能康复治疗;③中西医结合治疗。

【护理诊断及合作性问题】

(1) 体温过高　与病毒感染有关。

(2) 潜在并发症　循环障碍、肺水肿、脑膜脑炎等。

(3) 有皮肤完整性受损的危险　与手、足、口腔等部位的斑丘疹和疱疹有关。

(4) 有传播感染的危险　与患儿排出有传染性的病毒有关。

【护理措施】

1. 维持正常体温　保持室内适宜温湿度,及时更换汗湿的衣被,鼓励患儿多饮水;密切监测患儿体温,及时采取物理降温或药物降温。

2. 口腔、饮食护理　给予患儿营养丰富、易消化、流质或半流质饮食,以减少对口腔黏膜的刺激。保持口腔清洁,进食前后用生理盐水漱口。有口腔溃疡的患儿可将维生素B_2粉剂直接涂于口腔糜烂部位,或涂以碘甘油,以消炎止痛,促进溃疡面愈合。

3. 皮肤护理　保持患儿衣被清洁,剪短患儿指甲以免抓破皮疹。手足部疱疹涂炉甘石洗剂或5%碳酸氢钠溶液;疱疹已破溃者、有继发感染者,局部用抗生素软膏。臀部有皮疹的患儿,保持臀部清洁干燥,及时清理患儿的大小便。

4. 病情观察　密切观察病情,尤其是重症患儿。当患儿出现烦躁不安、嗜睡、肢体抖动、呼吸及心率增快等表现时,提示有神经系统受累或心肺功能衰竭的表现,应立即通知医生,并积极配合治疗,给予相应护理。

5. 消毒隔离　病房每天开窗通风2次,并定时消毒病房内空气及患儿用物。医护人员接触患儿前后均要消毒双手。尽量减少陪护及探视人员,并做好陪护宣教,要求勤洗手、戴口罩等。

6. 预防疾病的传播

(1)控制传染源　隔离至症状消失后两周。

(2)切断传播途径　加强对饮食、饮水、粪便的管理;加强卫生教育,注意个人卫生和饮食卫生,如饭前便后洗手、不喝生水、不吃变质及不洁食品。

(3)保护易感人群　避免易感者接触。

7. 健康教育　应向家长介绍手足口病的流行特点、临床表现及预防措施。不需住院治疗的患儿可在家中隔离,教会家长做好口腔护理、皮肤护理及病情观察,如有病情变化应及时到医院就诊。流行期间不要带孩子到公共场所,并教会孩子养成良好的卫生习惯,加强锻炼,增强机体抵抗力。

目标检测

1. 属于甲类传染病的疾病是(　　)。

A. 传染性非典型肺炎　　　　　B. 猩红热　　　　　　　　C. 肺结核

D. 霍乱　　　　　　　　　　　E. 伤寒

2. 按照甲类传染病管理的乙类传染病是(　　)。

A. 乙型肝炎　　B. 艾滋病　　C. 登革热　　　D. 霍乱　　　　E. 肺炭疽

3. 麻疹患者在出疹期首先出现皮疹的部位是(　　)。

A. 前额、面、颈　　　　　　　B. 耳后、发际　　　　　　C. 胸、背

D. 胸、腹　　　　　　　　　　E. 四肢

4. 患儿,2岁。高热4~5天,1天来全身出现皮疹,为红色粟粒大小斑丘疹,疹间皮肤不充血,精神、食欲差,伴有流涕、畏光,咳嗽重,最可能的诊断是(　　)。

A. 麻疹　　　　B. 风疹　　　　C. 幼儿急疹　　D. 猩红热　　　E. 水痘

5. 无并发症的水痘患儿应隔离至(　　)。

A. 体温正常　　　　　　　　　B. 发病后1周　　　　　　C. 出疹后3天

D. 疱疹开始结痂　　　　　　　E. 疱疹全部结痂

6. 某学校出现一例水痘患儿,护士在为家长做健康教育时,叙述不正确的是(　　)。

A. 水痘是由水痘-带状疱疹病毒引起的疾病

B. 主要通过空气、飞沫传播

C. 感染水痘后一般可持久免疫,但可发生带状疱疹

D. 水痘痂皮有传染性

E. 四季可发病,以冬、春季为主

7. 流行性腮腺炎应隔离至(　　)。

A. 体温恢复正常

B. 腮肿完全消退

C. 腮肿完全消退,再观察 7 天

D. 腮肿完全消退,再观察 9 天

E. 发病后 3 周

8. 患儿,男,6 岁。因腮腺炎入院,给予对症治疗。该患儿特别害怕打针,为其输液时,下列措施不正确的是(　　)。

A. 待其睡眠后输液

B. 与患儿建立相互信赖的友好关系

C. 给患儿讲故事

D. 指导患儿深呼吸

E. 以鼓励的态度支持患儿

9. 猩红热患儿特有的体征是(　　)。

A. 口周苍白圈

B. 躯干糠皮样脱屑

C. 皮疹多在发热 2 天后出现

D. 疹间无正常皮肤

E. 多为持续性高热

10. 患儿,女,6 岁,诊断为猩红热,则其临床表现中不可能出现的是(　　)。

A. 皮疹间皮肤正常

B. 口周苍白圈

C. 杨梅舌

D. 帕氏线

E. 蜕皮后无色素沉着

11. 某学校班级中出现一名猩红热患儿,为保护班内其他易感人群,应当对其进行医学观察多少天(　　)。

A. 14 天　　　　B. 10 天　　　　C. 7 天　　　　D. 5 天　　　　E. 3 天

12. 患儿,男,8 岁。发热、咽部肿痛、颈部淋巴结肿大、全身弥漫充血性针尖大小的丘疹,压之褪色,诊断为"猩红热",患儿感染的病原体是(　　)。

A. 金黄色葡萄球菌

B. 肺炎克雷伯杆菌

C. 铜绿假单胞菌

D. A 组乙型溶血性链球菌

E. 溶血性链球菌

13. 典型急性菌痢患者的粪便呈(　　)。

A. 米汤水样便

B. 柏油样黑便

C. 少量黏液脓血便

D. 果酱样腥臭便

E. 灰陶土样便

14. 中毒型痢疾多见于(　　)。

A. 新生儿　　　B. 婴幼儿　　　C. 儿童　　　D. 青年　　　E. 成人

15. 患儿,女,3 岁。因高热、腹泻、进行性呼吸困难入院,考虑为中毒性细菌性痢疾,护士在为患儿留取粪便标本时应注意(　　)。

A. 在抗菌治疗后采集标本

B. 选择有黏液脓血部分的粪便送检

C. 留取部分成形粪便送检

D. 可多次采集标本,集中送检

E. 患者无大便时,用导泻剂后留取标本

16. 患者,女,28 岁。因"急性细菌性痢疾"入院,治疗的首选药物是(　　)。

A. 青霉素

B. 大环内酯类

C. 磺胺类

D. 喹诺酮类

E. 头孢类

（17～18 题共用题干）

患者，女，43 岁。以"发热、腹痛、腹泻 3 天"为主诉入院，每日排便次数可达 10 余次，体温 39.3 ℃，左下腹压痛明显。

17. 为明确诊断，该患者应进行的检查是（　　）。

A.粪培养　　　　B.尿培养　　　　C.血培养　　　　D.咽培养　　　　E.肥达反应

18. 经检查患者诊断为"细菌性痢疾"，护士为患者采取的护理措施不正确的是（　　）。

A.及时送检含黏液脓血的大便标本　　　　　　B.卧床休息

C.保持肛周清洁　　　　　　　　　　　　　　D.给予营养丰富的食物，如排骨汤

E.医护人员接触患者时应洗手

19. 患儿，男，1 岁半，PPD 试验硬结直径为 13 mm，未接种过卡介苗，护士考虑该患儿（　　）。

A.受过结核感染，但不一定有活动病灶　　　　B.新近有感染

C.曾经感染过结核　　　　　　　　　　　　　D.体内有新的结核病灶

E.有活动性结核病

（汪慕蓉　黄苏蓉）

第十七章 急症患儿的护理

第一节 小儿惊厥

临床病例

患儿，2岁5个月，因发热、咽痛1天，抽搐1次入院。查体可见扁桃体Ⅱ度肿大，巴宾斯基征(一)，脑膜刺激征(一)，对光反射存在。既往无类似发作史。血常规：白细胞为 $14.0×10^9/L$，中性粒细胞占0.87，淋巴细胞占0.13。请问：

1. 患儿最可能的诊断是什么？
2. 列出患儿存在的护理诊断，制定相应的护理措施。

惊厥俗称"惊风"或"抽风"，是指全身或局部骨骼肌群突然发生的不自主收缩，以强直性或阵挛性收缩为主要表现，常伴有意识障碍。惊厥是儿科常见的急症，发生率为成人的 $10\sim15$ 倍，婴幼儿多见，反复、持续惊厥易造成缺氧性脑损害。

【病因及发病机制】

惊厥根据病因分为热性惊厥和无热惊厥，或感染性和非感染性两大类（表17-1）。

表 17-1 小儿惊厥的病因

分 类		常 见 疾 病
感染性（热性惊厥）	颅内感染	脑炎、脑膜炎、脑脓肿、脑寄生虫病等
	颅外感染	高热惊厥、中毒性脑病、破伤风等
非感染性（无热惊厥）	颅内疾病	癫痫、颅脑损伤、脑积水、占位性病变、颅脑畸形等
	颅外疾病	代谢性、中毒性、心源性、肾源性疾病等

惊厥是一种暂时性神经系统功能紊乱，是由于小儿大脑皮层和神经髓鞘发育尚未完善，兴奋性冲动易于泛化，导致神经细胞突然大量异常反复放电所致。

【临床表现】

1. 惊厥　典型发作时表现为突然意识丧失,头向后仰,面部及四肢肌肉呈强直性或阵挛性抽搐,两眼凝视、上翻或斜视、口吐白沫,牙关紧闭,面色青紫。发作持续时间为数秒至数分钟或更长,停止后多入睡,部分患儿可有大小便失禁。少数患儿抽搐时意识可清楚,如手足搐搦症。

新生儿和小婴儿惊厥发作不典型,多为微小发作,如呼吸暂停,面色发绀或苍白,双眼凝视、眨眼,面肌及肢体局灶性或多灶性抽动等。

2. 惊厥持续状态　惊厥发作持续 30 min 以上或两次发作间歇期意识不能恢复者,为惊厥的危重型。多见于癫痫大发作、严重的颅内感染、破伤风、代谢紊乱、脑瘤等。由于惊厥时间过长,可引起高热、缺氧性脑损害、脑水肿,甚至死亡。

3. 热性惊厥　热性惊厥是儿童时期最常见的惊厥性疾病,其发作均与发热性疾病中体温骤然升高有关。发病年龄为 3 个月至 5 岁,体温在 38 ℃ 以上时突然出现惊厥,排除颅内感染和其他导致惊厥的器质性和代谢性疾病,既往没有无热惊厥史,即可诊断为热性惊厥。绝大多数 5 岁后不再发作。

根据发作特点和预后分为单纯性热性惊厥和复杂性热性惊厥两种类型,两者的鉴别特征见表 17-2。

表 17-2　单纯性热性惊厥与复杂性热性惊厥鉴别

项　目	单纯性热性惊厥	复杂性热性惊厥
占热性惊厥比例	70%	30%
起病年龄	6 个月至 5 岁	小于 6 个月,6 个月至 5 岁,大于 5 岁
发作形式	全身性发作	局限性或全身性发作
持续时间	短,数秒至 10 min	长,多为 10 min 以上
一次热程中发作次数	大多仅发作 1 次,偶有 2 次	24 h 内可反复多次
复发总次数	≤4 次	≥5 次
神经系统检查	正常	可不正常,如病理征,颅神经麻痹,偏瘫等
脑电图	热退 1~2 周后正常	热退 1~2 周后仍可异常
预后	良好	差,反复发作,癫痫、智力或行为异常等

【预后】

本病的预后与原发病有关,如单纯由于可纠正的代谢紊乱引起的惊厥预后良好。而脑或皮质发育异常者预后极差。由于窒息、颅内出血或脑膜炎引起的脑损伤,其预后取决于损伤的严重性和范围。

【辅助检查】

1. 大便镜检及大便培养　排除中毒型菌痢。

2. 血生化检查　查血糖、血钙、血钠、血尿素氮等,鉴别是否为代谢因素致病。

3. 脑脊液检查　主要鉴别有无颅内感染。

4. 眼底检查　若有视网膜下出血提示颅内出血;视乳头水肿提示颅内压增高。

5. 其他检查　脑电图检查有利于预后推测(主要用于癫痫);颅脑 B 型超声波检查主要查脑室内出血及脑积水;颅脑 CT、MRI 检查主要查颅内占位性病变和颅脑畸形。

【治疗原则】

1. 立即控制惊厥　常用止惊药物如下。①地西泮：首选，每次 0.1～0.3 mg/kg（最大剂量 10 mg）静注，生效快，但作用短暂，必要时 15 min 后重复使用。②苯巴比妥钠：新生儿惊厥时首选（新生儿破伤风仍首选地西泮），首次给负荷量 15～20 mg/kg 静脉注射，维持量为每日 5 mg/kg。③10％水合氯醛：每次 0.5 mL/kg（最大剂量 10 mL），由胃管给药或加等量生理盐水保留灌肠。以上药物无效时，可选用苯妥英钠或硫喷妥钠。

2. 对症治疗　高热者给予物理或药物降温，脑水肿者静脉注射 20％甘露醇、速尿等。

3. 病因治疗　针对不同病因，采取相应的治疗措施。

【护理诊断及合作性问题】

（1）有窒息的危险　与惊厥发作时呼吸肌、喉肌痉挛及意识障碍导致误吸有关。

（2）受伤的危险　与抽搐及意识障碍有关。

（3）体温过高　与感染或惊厥持续状态有关。

（4）潜在并发症　颅内压增高。

（5）知识缺乏　与家长缺乏惊厥的预防、护理和现场急救知识有关。

【护理措施】

1. 控制惊厥，防止窒息

（1）惊厥发作时应就地抢救，立即置患儿于去枕平卧头侧位，松解衣领；将舌轻轻向外牵拉，防止舌后坠堵塞气道；及时清除呼吸道分泌物及口腔呕吐物，保持呼吸道通畅。备好急救用品，如开口器、吸痰器、气管插管用具等。

（2）遵医嘱应用止惊药物如地西泮、苯巴比妥、10％水合氯醛等，观察用药反应并记录；按压人中（图 17-1）、合谷（图 17-2）、百会等穴位。

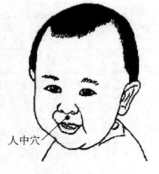

图 17-1　人中穴

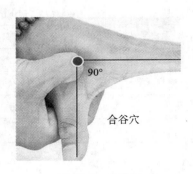

图 17-2　合谷穴

（3）协助医生尽快确定惊厥原因，进行病因治疗，如高热惊厥应退热，高血压脑病应降血压，低钙惊厥应补充钙剂等。

（4）保持安静，禁止一切不必要的刺激。

2. 防止受伤

（1）将纱布放在患儿手中或腋下，防止皮肤摩擦受损。牙关紧闭时，不要用力撬开，以避免损伤牙齿。

（2）床边设置防护床挡，在床栏杆处放置棉垫，同时移开床上一切硬物，防止坠床、摔伤、碰伤。

（3）惊厥发作时勿强行牵拉或按压患儿肢体，以免造成骨折或脱臼。

（4）专人守护，以防患儿发作时受伤。

3. 降温　密切监测体温变化，高热时及时采取降温措施，如冰袋冷敷、冷盐水灌肠、25％～50％酒精擦浴等物理降温，或遵医嘱给予药物降温；及时更换汗湿的衣服，保持口腔及皮肤清洁。

4. 预防脑水肿及颅内压增高

（1）密切观察生命体征、意识及瞳孔等变化。如患儿血压升高、脉率减慢、呼吸节律慢而不规则，提示颅内压增高；若出现两侧瞳孔大小不等，瞳孔对光反射迟钝或消失，呼吸节律不整，则提示已发生脑疝。应及时报告医生，遵医嘱用20％甘露醇迅速降颅压。

（2）吸氧：惊厥较重、时间较长者给予吸氧，可减轻脑水肿及缺氧性脑损伤。

（3）保持头部稳定，头部抬高15°～30°，以利于颅内血液回流，降低颅内压。

（4）保持安静，避免一切不必要的刺激，减少惊厥发作。

5. 健康教育

（1）因热性惊厥在今后发热时还可能发生，故应告诉家长及时控制体温是预防的关键。教给家长在患儿发热时及时进行物理降温和药物降温的方法。

（2）演示惊厥发作时急救的方法，如保持镇静，就地抢救，针刺或指压人中穴，指导如何防止外伤，发作缓解时迅速将患儿送往医院。

（3）指导家长给癫痫或反复发作患儿服药，不能随意停药。强调定期门诊随访的重要性，根据病情及时调整药物。

（4）对惊厥发作时间较长的患儿应指导家长今后用游戏的方式观察患儿有无神经系统后遗症，如耳聋、肢体活动障碍、智力低下等，如有应及时给予治疗和康复锻炼。

（5）经常和患儿及家长交流，解除其焦虑和自卑心理，建立战胜疾病的信心。

第二节　急性颅内压增高

 临床病例

　　患儿，男，8个月，因发热、呕吐3天，抽搐1次入院。抽搐时体温38.5 ℃，神志不清、双眼凝视、面肌抽动、前囟隆起、颈部有抵抗。初步诊断为化脓性脑膜炎。

　　通过评估你认为患儿现存哪些主要护理问题？针对此护理诊断如何实施护理措施？患儿抽搐停止后，你将如何安抚家长和患儿？

急生颅内压增高简称颅内高压，是指颅内容物即脑组织、脑脊液及血液中任何一种成分增加所导致的一种临床综合征，重者迅速发展成脑疝而危及生命。

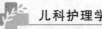

【病因】

急性颅内压增高的病因见表 17-3。

表 17-3　急性颅内压增高的病因

病　　因	常 见 疾 病
感染	颅内感染:各种脑膜炎、脑炎、脑脓肿、脑寄生虫病等
	颅外感染:败血症、重症肺炎、中毒型菌痢等
脑缺血缺氧	窒息、溺水、休克、呼吸衰竭、CO 中毒、癫痫持续状态等
颅内占位性病变	如颅内出血、硬膜下及硬膜外血肿、颅内肿瘤等
脑脊液循环障碍	如脑外伤、脑积水和颅脑畸形所致脑脊液产生过多或循环受阻等

【发病机制】

颅内压是指颅腔内各种结构产生的压力总和,即脑组织、脑血管系统及脑脊液所产生的压力总和。在正常情况下颅内压保持相对恒定(60～160 mmH$_2$O),当其中一种内容物体积在一定范围内增加时,其余内容物相应减少以维持颅内压相对稳定。当脑脊液压力超过 180 mmH$_2$O(1.67 kPa)时,称为颅内高压。其作用机制包括以下几点。

(1) 缺氧、感染、中毒等致使血管通透性增强,导致脑水肿,进而使得脑组织体积增大,导致颅内高压。

(2) 颅内占位性病变使得颅腔内容物体积增大,导致颅内高压。

(3) 脑脊液循环障碍使得脑积水、脑脊液量增加,导致颅内高压。

(4) 颅内压持续上升使得脑血流量减少,导致脑损伤,严重时迫使部分脑组织嵌入孔隙导致脑疝。

新生儿和小婴儿因前囟和颅骨缝尚未闭合,对颅内压增高具有一定的缓冲作用,可暂时避免颅内高压对脑的损伤。

【临床表现】

新生儿和小婴儿因前囟和骨缝尚未闭合,颅内高压所致的症状不典型,早期可仅表现为前囟隆起,骨缝增宽。典型表现如下。

1. 头痛　一般晨起较重,哭闹、用力或头位改变时可加重。婴儿因囟门未闭,对颅内高压有一定缓冲作用,故早期头痛不明显,仅有前囟紧张或隆起,出现头痛时表现为烦躁不安、尖叫或拍打头部,新生儿表现为睁眼不睡和尖叫,此时病情已较严重。

2. 呕吐　因呕吐中枢受刺激所致,呕吐频繁,多呈喷射性,晨起明显,常不伴有恶心。

3. 惊厥及四肢肌张力增高　颅内压增高刺激大脑皮质运动区可出现惊厥。脑干网状结构受刺激时出现肌张力增高。

4. 意识障碍　早期出现表情淡漠、反应迟钝、嗜睡或躁动,以后逐渐昏迷。

5. 眼部体征　复视、落日眼、视觉模糊、偏盲甚至失明及眼底视乳头水肿。

6. 头部体征　婴儿可见前囟紧张、隆起,骨缝增宽。1 岁内小儿有诊断价值。

7. 生命体征改变　在颅内压急剧增高时出现血压先升高,继而脉搏变慢、呼吸变慢且不规则。若不及时治疗,可发生脑疝。

8. 脑疝　小脑幕切迹疝表现为四肢肌张力增高,意识障碍加深,两侧瞳孔不等大,对光反射减弱或消失,去大脑强直等;枕骨大孔疝表现为颈项强直,四肢强直性抽搐,中枢性呼吸衰竭,两侧瞳孔先缩小后扩大,眼球固定,昏迷加深。

【预后】

弥漫性颅内压增高通常预后良好,压力解除后神经功能恢复较快;局部性颅内压增高压力解除后神经功能恢复较慢。

【辅助检查】

(1)血、尿、大便常规检查及肝、肾功能等血液生化检查。

(2)脑脊液检查　腰椎穿刺前应先用甘露醇降颅压,以免诱发脑疝。脑脊液应做常规检查和细胞学检查。

(3)头颅B超、CT、MRI检查,可发现脑室扩大、脑血管畸形及占位性病变。

【治疗原则】

1. 降低颅内压　首选20%甘露醇0.5～1 g/kg,快速静脉注入,每6～8 h一次。重症可合并使用呋塞米、地塞米松。

2. 对症治疗　如躁动或惊厥者给予地西泮止惊;有缺氧者吸氧;高热者头置冰帽降温,同时可降低脑代谢,减少对脑血流的需要。

3. 病因治疗　针对病因,采取相应治疗措施。如控制感染、穿刺放液或手术消除颅内占位性病变等。

【护理诊断及合作性问题】

(1)有窒息的危险　与惊厥发作时呼吸肌、喉肌痉挛及意识障碍导致误吸有关。

(2)有皮肤完整性受损的危险　与昏迷时长期卧床有关。

(3)潜在并发症　脑疝。

(4)恐惧　与患儿病情危重有关。

【护理措施】

1. 防止窒息　见本章第一节。

2. 预防压疮　勤擦洗,保持皮肤干燥、清洁;受压部位放气垫,定时翻身及按摩受压部位,以促进血液循环。

3. 预防脑疝

(1)避免颅内高压加重:保持安静,避免一切不必要的刺激,避免躁动和剧烈咳嗽;检查和治疗尽可能集中进行,动作轻柔,不要猛力转头和翻身;头部抬高15°～30°,以利于颅内血液回流,降低颅内压;限制液体入量及张力(一般为1/5张),以免加重脑水肿。

(2)降低颅内压:用20%甘露醇在15～30 min内静脉推注或快速静滴,每6～8 h一次,可合并使用呋塞米、地塞米松,注意监测电解质变化。

(3)密切观察生命体征、意识、瞳孔、肌张力等变化。若出现两侧瞳孔不等大、对光反射减弱或消失、呼吸节律不规则、意识障碍加深,提示已发生脑疝,应及时报告医生,遵医嘱用20%甘露醇迅速降颅压。

4. 心理护理　向家长介绍患儿的病情及预后,给予心理支持,鼓励他们树立战胜疾病的信心,配合医护人员抢救。

5. 健康教育　教会家长观察生命体征、意识及瞳孔变化;指导家长对患儿进行皮肤、口腔及眼护理;解释保持安静的重要性和抬高头部的意义;同时根据原发病,做好相应的健康指导。

第三节　急性呼吸衰竭

急性呼吸衰竭（AFR）简称呼衰，是指各种原因导致的中枢和（或）外周性的呼吸功能障碍，出现低氧血症或低氧血症伴高碳酸血症，并由此引起一系列生理功能和代谢紊乱的临床综合征，为儿科危重症抢救的主要问题。急性呼吸衰竭分类见表17-4。

表 17-4　急性呼吸衰竭分类

分类方法	种　类
血　气	Ⅰ型（低氧血症型）：$PaO_2 < 50$ mmHg（6.5 kPa），$PaCO_2$ 正常，见于呼衰早期和轻症
	Ⅱ型（高碳酸低氧血症型）：$PaO_2 < 50$ mmHg，$PaCO_2 > 50$ mmHg，见于呼衰晚期和重症
呼吸功能	中枢性呼衰：主要为限制性通气障碍
	周围性呼衰：限制性通气障碍、阻塞性通气障碍、换气障碍均可导致
原发病	通气功能衰竭和换气功能衰竭

【病因及发病机制】

缺氧与二氧化碳潴留是呼吸衰竭最基本的病理生理改变，并由此引起机体代谢紊乱和重要脏器功能障碍。

1. 病因　见表17-5。

表 17-5　急性呼吸衰竭常见病因

分　类	常　见　疾　病
周围性	上呼吸道疾病如喉炎、喉头水肿、异物阻塞；下呼吸道疾病如肺炎、新生儿肺透明膜病、肺不张、肺水肿、毛细支气管炎、哮喘、肺气肿、支气管异物
中枢性	颅内感染（脑炎、脑膜炎）、颅内出血、颅脑损伤、脑肿瘤、颅内压增高、新生儿窒息、新生儿缺氧缺血性脑病、中毒等
其　他	神经系统疾病如格林-巴利综合征、脊髓灰质炎伴呼吸肌麻痹；胸廓及胸腔疾病如胸廓病变、气胸、脓胸、血胸等

2. 发病机制

（1）通气功能障碍　任何疾病导致呼吸动力减弱、生理死腔气量增加、胸廓及肺扩张受限、气道阻力增加等，都可导致肺通气障碍、肺泡有效通气量降低，进而导致 PaO_2 降低、$PaCO_2$ 增高，导致低氧血症和高碳酸血症。

（2）换气功能障碍　任何疾病导致通气与血流比率失衡、氧弥散障碍、肺内动静脉分流等，都可导致肺换气障碍，出现 PaO_2 下降、$PaCO_2$ 正常而导致低氧血症。

【临床表现】

除原发病表现外，主要是呼吸系统症状及低氧血症、高碳酸血症引起的多脏器功能紊乱。

1. 原发病表现　如肺炎、脑炎等症状及体征。

2. 呼吸系统症状

（1）周围性呼吸衰竭　主要表现为呼吸频率改变（早期呼吸增快，之后呼吸无力及缓慢，逐渐呼吸停止）及辅助呼吸肌活动增强（三凹征和鼻翼扇动）。上呼吸道梗阻以吸气性呼吸困难为主，下呼吸道梗阻以呼气性呼吸困难为主，肺内病变则表现为混合性呼吸困难。

（2）中枢性呼吸衰竭　主要表现为呼吸节律改变。早期多为潮式呼吸，晚期出现叹息样呼吸、抽吸样呼吸、双吸气、下颌呼吸、呼吸暂停等。

3. 低氧血症和高碳酸血症表现

（1）发绀　一般 $SaO_2 < 80\%$ 时出现发绀，以唇、口周、甲床等处明显。

（2）循环系统　心率先增快后减慢，血压先升高后降低，严重时可出现心律失常。

（3）神经系统　烦躁、淡漠、嗜睡、意识模糊等，严重者可有昏迷、惊厥及颅内压增高和脑疝表现。

（4）泌尿系统　少尿或无尿，尿中可有蛋白质、红细胞、白细胞及管型，甚至肾衰竭。

（5）消化系统　食欲减退、恶心、腹胀，严重者出现消化道出血、肝功能受损。

（6）毛细血管扩张症状　四肢暖、口唇及皮肤红、眼结膜充血等。

【辅助检查】

（1）动脉血血气分析为重要诊断依据。测定 PaO_2、$PaCO_2$、SaO_2、pH、SB、BE、BB，以判断呼吸衰竭类型、程度及酸碱平衡紊乱程度。

（2）为明确原发病，可行血常规、脑脊液、胸片、头颅 CT 等相应检查。

【治疗原则】

1. 病因治疗　在抢救的同时对原发病和诱因进行有效治疗。

2. 一般治疗　将患儿置于舒适的体位。对于重症呼吸衰竭需要呼吸支持者，采用俯卧位可能对通气及患儿的预后更为有利。胸部物理治疗如翻身、拍背、湿化、雾化、吸痰，必要时使用支气管扩张剂，保持呼吸道通畅。给予营养支持，维持液体平衡。

3. 氧疗及呼吸支持　吸氧，严重者机械通气维持呼吸。目前，机械通气已成为呼吸衰竭治疗的主要手段。

4. 特殊呼吸支持　重症患儿在常规呼吸支持无效的情况下，给予特殊的呼吸或生命体征支持，如高频通气、NO 吸入等。

【护理诊断及合作性问题】

（1）气体交换受损　与肺通气和换气功能障碍有关。

（2）自主呼吸受损　与呼吸肌麻痹及呼吸功能衰竭有关。

（3）潜在并发症　重要脏器功能障碍、电解质紊乱、酸碱平衡失调。

（4）恐惧　与病情危重有关。

【护理措施】

1. 保持呼吸道通畅

（1）协助排痰　鼓励清醒患儿用力咳痰，对咳痰无力的患儿每 2 h 翻身一次，经常轻拍背部，边拍背边鼓励患儿咳嗽，使痰易于排出。

（2）吸痰　吸痰、咳嗽无力、昏迷、气管插管或气管切开的患儿，及时给予吸痰。吸痰前应充分给氧。吸痰时应取仰卧位，注意无菌操作，顺序吸出口、鼻、咽部、气管的痰液。吸痰时动作轻柔，负压不宜过大，吸引时间不宜过长，以防损伤气道黏膜和继发感染。

（3）湿化和雾化　可用加温湿化器，也可用超声雾化器湿化呼吸道，每日数次。湿化液中可同时加入解痉、化痰和抗炎药物，有利于通气和排痰。具体方法：将 60 ℃左右的温水放入吸入氧气的湿化瓶中使吸入的氧气温湿化，也可在气管插管或气管切开患儿吸痰前向气道滴入 3～5 mL 的生理盐水。

（4）使用扩张剂　按医嘱使用支气管扩张剂等缓解支气管痉挛和气道黏膜水肿。

2. 给氧　患儿常用鼻导管及面罩吸氧。对于新生儿和小婴儿，可采取头罩吸氧。主张低流量持续给氧。急性缺氧吸氧浓度为 40％～50％；慢性缺氧吸氧浓度为 30％～40％。吸纯氧时间为 4～6 h，以免氧中毒。

3. 机械通气的护理

（1）明确使用机械通气的指征　吸入 60％氧时，$PaO_2 < 50$ mmHg（6.7 kPa）或 $TcSO_2 < 85$％；$PaCO_2$ 介于 60～70 mmHg（8～9.33 kPa），伴 pH＜7.25；严重或药物治疗无效的呼吸暂停。具备任意一项即可应用。对患儿及家长做好解释工作。

（2）专人监护　在使用呼吸机的过程中应经常检查各项参数是否符合要求，观察胸部起伏、患儿面色和周围循环状况，注意防止导管脱落、堵塞和可能发生的气胸等情况；若患儿有自主呼吸，应观察是否与呼吸机同步，否则应进行调整。

（3）防止继发感染　做好病室空气和地面的消毒，有条件的可设置空气净化装置。限制探视人数。接触患儿前后应洗手。定期清洁、更换气管内呼吸管道、湿化器等物品，每日更换加温湿化器滤纸，雾化液要新鲜配制。

（4）撤机　当出现以下指征时，可考虑撤离呼吸机：①患儿病情改善，呼吸系统、循环系统功能稳定；②能维持自主呼吸 2～3 h 无异常；③吸入 50％氧时，$PaO_2 > 50$ mmHg（6.7 kPa），$PaCO_2 < 50$ mmHg（6.7 kPa）；④在间歇指令通气等辅助通气条件下，能以较低的通气条件维持血气正常。

长期使用呼吸机的年长患儿，虽进入恢复期，但因已习惯呼吸机的辅助呼吸，对自己的自主呼吸产生怀疑，担心停机后会出现呼吸困难，会产生对呼吸机的依赖心理。因此，应耐心做好解释工作，树立其自主呼吸的信心。应根据病情逐步撤离呼吸机，同时帮助患儿进行呼吸肌功能锻炼。

4. 病情观察　监测呼吸频率、节律、心率、心律、血压和意识变化，发现异常及时报告医师。监测的次数根据病情而定，重症患儿须连续 24 h 监测。除此之外，还须观察皮肤颜色、末梢循环、肢体温度、尿量等变化。昏迷患儿还须观察瞳孔、肌张力、腱反射及病理反射，受压部位是否有压疮等。观察患儿体温及周围血白细胞的变化，咳嗽、咳痰的性质，发现感染征象及时处理。

5. 饮食护理　危重患儿可通过鼻饲法供给营养，选择高热量、高蛋白质、易消化和富含维生素的饮食，以免产生负氮平衡。

6. 用药护理　遵医嘱使用呼吸兴奋剂、洋地黄类药物、血管活性药物、脱水剂、利尿剂等，密切观察药物的疗效及副作用。呼吸兴奋剂如尼可刹米、洛贝林等仅适用于呼吸道通畅而呼吸浅表或不规则患儿，对呼吸道严重梗阻、广泛肺部病变或有分泌物潴留患儿反而加重呼吸困难，对心搏骤停所致呼吸抑制患儿将加重脑缺氧。

7. 心理护理　关心患儿，向家长介绍患儿的病情、主要处理措施和预后；帮助调整心理状况和树立信心，使患儿及家长减轻恐惧心理，取得合作。

第四节　充血性心力衰竭

临床病例

患儿,男,1岁8个月,诊断室间隔缺损一年余。因发热、咳嗽、气促入院。体检:体温 38.8 ℃,呼吸 60 次/分,脉搏 176 次/分,口周青紫,两肺底部可闻及细湿啰音,心音低钝,胸骨左缘 3~4 肋间可闻及Ⅳ级粗糙的全收缩期杂音,并广泛传导,肝肋下 3.0 cm。考虑合并支气管肺炎、心力衰竭。

1. 列出该患儿的主要护理诊断。
2. 该患儿的主要护理措施有哪些?

充血性心力衰竭简称心衰,是指心脏泵血功能(心肌收缩或舒张功能)下降,心排血量不能满足全身组织代谢需要的病理状态。心力衰竭是小儿时期常见的危重症之一,1 岁以内发病率最高,其中以先天性心脏病引起者最多见。

【病因】

充血性心力衰竭的病因见表 17-6。

表 17-6　充血性心力衰竭的病因

病　因	常见疾病
心源性因素	先天性心脏病、风湿性心脏病、病毒性心肌炎、中毒性心肌炎、心内膜弹力纤维增生症、心包炎、心肌病、川崎病等
肺源性因素	肺炎、毛细支气管炎、哮喘性支气管炎、支气管哮喘等
肾源性因素	急性肾炎所致的急性期严重循环充血
其他诱因	输血或输液过多过快、重度贫血、营养不良、电解质紊乱、严重感染、严重心律失常、维生素 B_1 缺乏症、甲状腺功能亢进症等

【临床表现】

1. 心脏表现　心率增快,婴儿心率>180 次/分,幼儿心率>160 次/分;心音明显低钝或出现奔马律。

2. 呼吸表现　呼吸困难、青紫突然加重,呼吸增快达到 60 次/分。

3. 肝脏增大　肝脏在短期内较前迅速增大,达到 1.5 cm 以上或在肋下 3 cm 以上。

4. 其他表现　突然烦躁不安,面色苍白或发灰;尿少;双下肢水肿;颈静脉怒张,肝颈静脉回流征阳性。

上述前三项为临床诊断的主要依据,也可根据其他表现和 1～2 项辅助检查综合分析。

【辅助检查】

1. 胸部 X 线检查　心影呈普遍性扩大,搏动减弱,肺纹理增多,肺门或肺门附近阴影增加,肺部淤血。

2. 心电图检查　不能明确有无心衰,但有助于病因诊断及指导洋地黄的应用。

3. 超声心动图检查　可见心室腔和心房腔扩大,M 型超声显示心室收缩时间间期延长,射血分数降低;心脏舒张功能不全时,二维超声对诊断和病因判断有帮助。

【治疗原则】

去除病因,改善心功能,消除水钠潴留,降低氧耗和纠正代谢紊乱。

1. 一般治疗　卧床休息、限制水钠摄入、控制输液速度、镇静、给氧等。

2. 洋地黄制剂　能增强心肌收缩力,减慢心率,从而增加心搏出量,改善心功能。病情较重或不能口服者可选用西地兰或地高辛静注,首次给洋地黄化总量的 1/2,余量分 2 次,每隔 4～6 h 给药 1 次,多数可于 8～12 h 内达到洋地黄化。能口服者给予地高辛口服,首次给洋地黄化总量的 1/3 或 1/2,余量分 2 次,每隔 6～8 h 给药 1 次。洋地黄化后 12 h 开始给予维持量,按洋地黄化总量的 1/5 分 2 次口服,疗程视病情而定。小儿临床常用洋地黄制剂和剂量见表 17-7。

表 17-7　小儿临床常用洋地黄制剂

洋地黄制剂	给药方法	洋地黄化总量(mg/kg)
地高辛	口服	2 岁以下者 0.05～0.06,2 岁以上者 0.03～0.05,总量≤1.5 mg
	静脉	口服量的 1/2～2/3
毛花苷丙(西地兰)	静脉	2 岁以下者 0.03～0.04,2 岁以上者 0.02～0.03

3. 利尿剂　能促进水钠排出,减轻心脏负荷,改善心功能。急性心衰或肺水肿选用快速强效利尿剂如呋塞米、利尿酸;慢性心衰一般联合应用噻嗪类(如氢氯噻嗪)和保钾利尿剂(如螺内酯、氨苯蝶啶)。

4. 血管扩张剂　能扩张小静脉和小动脉,降低心脏前后负荷,降低心室充盈压,使肺充血症状缓解,同时增加心搏出量。常用药物有卡托普利、硝普钠、酚妥拉明等。

【护理诊断及合作性问题】

(1)心输出量减少　与心肌收缩力下降有关。

(2)活动无耐力　与心排血量减少致组织缺氧有关。

(3)体液过多　与静脉回流受阻及体内水钠潴留有关。

(4)气体交换受损　与肺淤血和肺水肿有关。

(5)潜在并发症　洋地黄中毒。

(6)焦虑　与病情危重有关。

【护理措施】

1. 减轻心脏负担,改善心功能

(1)休息:保持安静,避免烦躁、哭闹,减少不良刺激,必要时应用镇静药。体位宜抬高头肩 15°～30°斜卧,严重者可取半卧位或坐位。心衰Ⅰ度可起床活动,增加休息时间;心衰Ⅱ度限制活动,延长卧床时间;心衰Ⅲ度绝对卧床。

(2)限制水钠摄入,控制输液速度:低盐饮食,每日钠盐不超过 1 g;液体入量每日宜控制在 60～80 mL/kg,张力为 1/5 张;输液速度宜慢,以每小时不超过 5 mL/kg 为宜。

（3）少量多餐,防止过饱,保持大便通畅。

（4）遵医嘱应用洋地黄制剂、利尿剂及血管扩张剂:注意观察用药效果及副反应。

2. 给氧 呼吸困难、发绀者给予吸氧。急性肺水肿时吸入乙醇湿化的氧气。

3. 密切观察病情 监测生命体征变化;详细记录出入量,定时测量体重,了解水肿情况。

4. 防止洋地黄中毒反应

（1）使用前应详细询问近 2～3 周内是否用过洋地黄制剂以及使用方法、用量。

（2）新生儿、早产儿肝肾功能不完善,剂量宜偏小(按婴儿剂量减少 1/3～1/2);心肌炎、低血钾、肾功能不全、贫血、甲状腺功能减低症等对洋地黄较敏感,易发生中毒,剂量也应偏小。

（3）严格按剂量给药,为保证剂量准确,静脉用药时用 1 mL 注射器抽取药液。

（4）每次给药前应测量脉搏和心率,婴儿心率<90 次/分,年长儿心率<70 次/分应停止用药。

（5）密切观察中毒反应 ①心律失常:最常见,包括室性期前收缩、房室传导阻滞等。②消化道症状:食欲减退、恶心、呕吐、腹泻。③神经系统症状:头晕、嗜睡、昏迷、视力模糊等。发现中毒反应,应及时报告医生,并立即停用洋地黄制剂及排钾利尿剂,及时补充钾盐。

（6）用药期间应多进食含钾丰富食物,而钙对洋地黄有协同作用,应避免使用。

5. 心理护理及健康教育

（1）向患儿及家长介绍心力衰竭的原因及防治措施,指导家长进行病情观察如脉搏、呼吸、面色、尿量、水肿等,根据不同病情制定适当的休息及生活制度。

（2）心衰缓解后指导家长做好预防,积极治疗原发病,并针对不同病因进行相应的健康指导。

（3）对患儿和家长给予心理支持,减少焦虑和恐惧,使他们较好地配合治疗。

第五节　心跳呼吸骤停

心跳呼吸骤停(CPA)是指患儿突然呼吸及循环功能停止,心肺复苏(cardiopulmonary resuscitation,CPR)是在心跳呼吸骤停的情况下采取的一系列急救措施,使生命得以维持的方法。包括以下三个阶段。

1. 基本生命支持(basic life support,BLS) BLS 是心脏骤停后挽救生命的基础,主要是指徒手实施 CPR。BLS 的基本内容包括识别心脏骤停、呼叫急救系统、尽早开始 CPR、迅速使用除颤器 AED(体外自动除颤仪)除颤。

2. 高级生命支持(advanced life support,ALS) 心肺复苏的第二阶段,有经验的医护人员分工合作,协调处理胸外心脏按压、呼吸、辅助药物应用、输液、监护及必要的记录。

3. 稳定及复苏后的监护 为了使复苏后的患儿稳定而进行的进一步处理及监护。

【病因】

见表 17-8。

表 17-8 心跳呼吸骤停的病因

病 因	常 见 疾 病
窒息	各种原因所致窒息（是小儿心跳呼吸骤停的主要直接原因）
突发意外事件	电击、溺水、严重创伤、急性中毒、药物过敏、输血及输液反应等
感染性疾病	败血症、感染性休克、重症肺炎、中毒型菌痢等
循环系统疾病	病毒性心肌炎、心肌病、先天性心脏病、严重心律失常、心源性休克等
中枢神经系统疾病	颅内出血、脑膜炎、脑炎、颅内肿瘤、急性感染性多发性神经根炎等
电解质及酸碱平衡紊乱	高钾或低钾血症、低钙血症、严重酸中毒等
医源性因素	心导管检查、心血管造影术、先天性心脏病手术过程中，由于机械刺激、迷走神经过度兴奋引起心脏骤停

【临床表现】

(1) 突然意识丧失，出现昏迷，部分有一过性抽搐。

(2) 呼吸停止，听诊呼吸音消失，面色灰暗或发绀。

(3) 大动脉（颈、股动脉）搏动消失，听诊心音消失。

(4) 瞳孔散大，对光反射消失。

【辅助检查】

心电图显示：①心脏完全停跳，呈一水平直线或仅有 P 波；②缓慢而无效的心室波；③心室纤颤。

【诊断要点】

根据患儿突然出现昏迷及大动脉搏动消失即可作出诊断。紧急情况下，根据有无大血管搏动亦可拟诊 10 s 而不必反复触摸脉搏或听心音，以免延误抢救时机。

【急救和护理】

对于心跳呼吸骤停，现场抢救（first aid）十分必要，应争分夺秒地进行。心跳呼吸停止 4～6 min 即可导致脑细胞死亡，强调黄金 4 min，即在 4 min 内进行 BLS，并在 8 min 内进行 ALS。

知识链接

心脏骤停的严重后果以分秒计算

3～5 s······	黑蒙
5～10 s······	昏厥、意识丧失
15 s······	出现阿斯综合征
30～60 s······	瞳孔散大
4 min······	开始出现脑死亡
6 min······	开始出现脑细胞死亡
10 min······	脑死亡，植物状态

（一）基本生命支持(BLS)

1. 迅速评估和启动急救医疗服务体系　一旦发现患者没有反应,首先确认环境对抢救者和患儿是否安全,必须立即呼救同时检查呼吸和脉搏(婴儿触摸肱动脉,儿童触摸颈动脉或股动脉),然后再启动应急医疗服务体系。

2. 迅速实施CPR　婴儿和儿童CPR程序为C-A-B方法,即胸外按压(circulation,C)、开放气道(airway,A)和建立呼吸(breathing,B);对于新生儿,心脏骤停主要为呼吸因素所致(已明确为心脏原因者除外),其CPR程序为A-B-C方法(详见新生儿窒息)。溺水患儿亦应首先清除口鼻分泌物、开放气道。

（1）胸外按压(circulation,C)　将患儿平卧于硬板上,具体方法见表17-9和图17-3、图17-4、图17-5。心脏按压时,应注意防止用力过猛或部位不正确而发生肋骨骨折或内脏损伤,以及胃内容物反流造成窒息。

表 17-9　不同年龄小儿胸外心脏按压法

项　　目	<1岁(新生儿除外)	1岁至青春期	青　少　年
按压部位	乳头连线与胸骨交点正下方	胸骨下半部	胸骨下半部
按压手法	双手拇指按压法; 双指按压法	单手掌按压法	双手掌按压法(同成人)
按压深度	至少为胸部前后 径1/3(约4 cm)	至少为胸部前后 径1/3(约5 cm)	至少为胸部前后 径1/3(5～6 cm)
按压频率	100～120次/分	100～120次/分	100～120次/分
按压与通气比例	单人施救30∶2 双人施救15∶2	单人施救30∶2 双人施救15∶2	30∶2

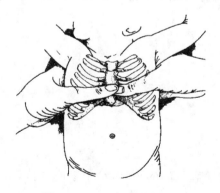

图 17-3　双手拇指按压法

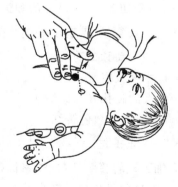

图 17-4　双指按压法

（2）开放气道(airway,A)　迅速清除口、咽腔和气管内分泌物,去枕使头颈伸展、气道平直,抬高下颌角避免舌根后坠(图17-6)。

（3）呼吸(breathing,B)

①口对口人工呼吸　此法适合于现场急救。置患儿于仰卧位,肩背稍垫高,使头尽量后

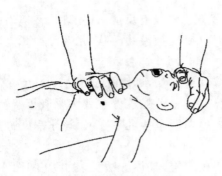

图 17-5　单手掌按压法

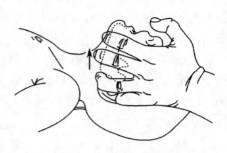

图 17-6　提下颌通畅气道

仰,保持气管伸直,但不能过度,以免气管塌陷。术者一手托起患儿下颌,以免舌后坠阻塞咽喉部,另一手拇指和食指捏住其鼻孔,深吸气后,对准患儿口内吹气,可见患儿胸廓抬起,停止吹气后,放开鼻孔,让患儿肺部气体排出。如为幼婴,可对患儿口鼻一并吹气。对婴幼儿吹气不可用力过猛,以免肺泡破裂。吹气与排气的时间之比为 $1:2$。

②复苏囊的应用　在多数儿科急诊中,婴幼儿可用气囊面罩进行有效通气。常用的气囊通气装置为自膨胀气囊,使用时将连接于复苏皮囊的面罩覆盖于患儿的口鼻。

(4)快速除颤(defibrillation,D)　在能够获取 AED 或手动除颤仪的条件下尽快进行。

(二)高级生命支持(ALS)

ALS 是在 BLS 基础上及时转运到医疗急救中心,建立人工气道,人工正压通气,持续人工循环(持续做胸外按压,直至病人恢复正常的窦性心律),建立血管通路,给予复苏药物如肾上腺素等。

(三)稳定及复苏后监护

经过上述心肺复苏后,患儿仍面临心搏、呼吸骤停后因缺氧造成的脑、心、肺、肾等重要脏器的损伤,应密切监护,积极防治和护理。

(四)心肺复苏成功的标志(图 17-7,图 17-8)

(1)扪到大动脉搏动。

(2)自主呼吸恢复。

(3)散大的瞳孔开始回缩。

(4)口唇、甲床颜色转红。

(五)心理护理

耐心细致地解答病情,告知家长患儿目前的情况和可能的预后,给予家庭支持,帮助家长树立信心,促进父母角色的转变。

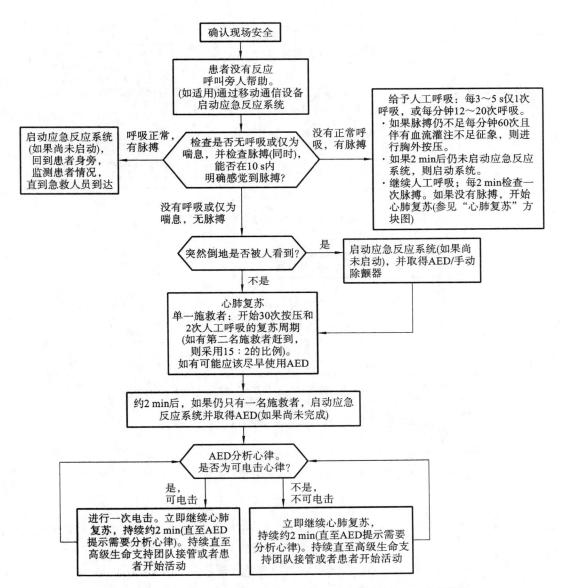

图 17-7　BLS 医务人员单一施救者的儿童心脏骤停流程（2015 年更新）

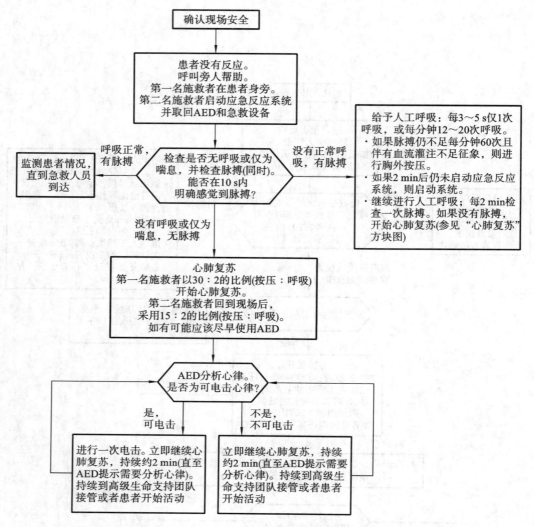

图 17-8　BLS 医务人员 2 名以上施救者的儿童心脏骤停流程(2015 年更新)

第六节　急性肾衰竭

急性肾衰竭(ARF)简称急性肾衰,是指由于各种原因引起的短期内肾功能急剧进行性减退而出现的临床综合征。临床上主要表现为氮质血症,水、电解质和酸碱平衡失调。

【病因和发病机制】

小儿急性肾衰竭的病因和发病机制见表 17-10。

表 17-10 小儿急性肾衰竭的病因和发病机制

分 类	常见疾病及发病机制
肾前性(低血容量性)	呕吐、腹泻、脱水、手术大出血、休克、烧伤等,肾实质无器质性病变。血容量减少致使肾血流量减少,肾小球滤过率减小,导致少尿或无尿
肾 性(肾实质性)	由肾实质损害引起,为最常见原因。肾小球疾病:急性肾炎、急进性肾炎、紫癜性肾炎、狼疮性肾炎、溶血尿毒综合征等;肾小管疾病:肾缺血或肾毒性物质作用(汞、砷、氨基糖苷类药物)导致急性肾小管坏死。急性肾间质疾病:急性间质性肾炎、急性肾盂肾炎等
肾后性(梗阻性)	泌尿道梗阻所致,多为可逆性。尿路结石、尿路梗阻致肾盂积水、先天性尿路畸形、双侧输尿管连接部狭窄、肾结核、肿瘤压迫输尿管等

急性肾衰竭的病因和发病机制因年龄不同而异。新生儿期以围产期缺氧、败血症、严重溶血或出血引起者较常见;婴儿期以严重腹泻脱水、重症感染及先天畸形引起者多见;年长儿则多因肾炎、休克引起。

【临床表现】

按尿量多少分为少尿性肾衰竭及非少尿性肾衰竭,以前者多见。

1. 少尿性肾衰竭

(1)少尿期 一般为1~2周,主要表现如下。①水潴留:全身水肿、胸水、腹水,严重者出现心力衰竭、肺水肿、脑水肿、高血压脑病,为死亡重要原因。②电解质紊乱:"三高"即高钾、高磷、高镁血症和"三低"即低钠、低钙、低氯血症,以高钾血症最多见。③代谢性酸中毒:乏力、嗜睡、呼吸深长、口唇樱桃红色等。④氮质血症:食欲减退、恶心、呕吐、抽搐、昏迷等。⑤高血压。⑥合并感染:以呼吸道及泌尿道感染常见。

(2)多尿期 一般为1~2周,出现进行性尿量增多,可发生脱水、低钠及低钾血症、感染、心血管并发症和上消化道出血等。此期血尿素氮和肌酐仍可上升。

(3)恢复期 血尿素氮和肌酐逐渐恢复正常,而肾浓缩功能需数月才能恢复正常,少数留有不可逆肾功能损害,多有消瘦、营养不良、贫血和免疫功能低下等症状或体征。

2. 非少尿性肾衰竭 无少尿或无尿,但肾功能受损,形成进行性氮质血症,临床症状较少尿性肾衰竭轻,并发症少,病死率低。

【辅助检查】

1. 尿液检查 有助于鉴别肾前性肾衰和肾性肾衰。

2. 血生化检查 少尿期血钾、血镁、血磷浓度增高,血钠、血钙、血氯浓度降低,血肌酐和尿素氮增高;多尿期血钾、血钠浓度降低。

3. 肾影像学检查 多采用腹平片、超声波、CT、MRI等检查,有助于了解肾脏的大小、形态,血管及输尿管、膀胱有无梗阻,也可了解肾血流量、肾小球和肾小管的功能。

4. 肾活检 对原因不明者肾活检是可靠的诊断手段。

【治疗原则】

调节水、电解质和酸碱平衡失调,改善肾功能;供给足够的营养;积极治疗原发病及并发症;控制感染;透析治疗。

【诊断要点】

依据如下三点可作出诊断:①明显少尿或无尿;②氮质血症;③电解质紊乱代谢性酸中毒等表现。

【护理诊断及合作性问题】

(1) 体液过多   与肾小球滤过率降低有关。

(2) 营养失调:低于机体需要量   与摄入不足及丢失过多有关。

(3) 有感染的危险   与免疫力低下有关。

(4) 恐惧   与肾功能急剧恶化、病情危重有关。

【护理措施】

1. 密切观察病情   监测生命体征、尿量、尿常规、肾功能等变化,发现异常随时报告医生。

2. 维持体液平衡

(1) 准确记录 24 h 液体出入量,每日监测体重以了解水肿变化。

(2) 少尿期严格限制水、钠摄入,坚持"量出为进"原则。每日液量＝尿量＋显性失水(呕吐、大便、引流量)＋不显性失水－内生水。

(3) 纠正代谢性酸中毒:当血浆 HCO_3^- ＜12 mmol/L 时可补充 5％碳酸氢钠溶液。

(4) 纠正电解质紊乱,尤其是高钾血症,当血钾＞6.5 mmol/L 时应积极处理:①5％碳酸氢钠溶液每次 2 mL/kg;②10％葡萄糖酸钙 10 mL 稀释后静脉注射;③50％葡萄糖和胰岛素静滴;④上述无效时给予透析。

3. 保证营养供给   应摄入高糖、低蛋白质、高维生素饮食,供给足够的能量;不能进食者静脉补充营养;透析治疗时因蛋白质大量丢失,不需限制入量,长期透析时可输血浆、水解蛋白、氨基酸等。

4. 预防和控制感染   继发感染者选择敏感抗生素,但应避免使用肾毒性药物;尽量将患儿安置单人病室,病室定期消毒,避免不必要的检查;严格执行无菌操作;加强皮肤及口腔护理,保持皮肤清洁、干燥;定时翻身、拍背,保持呼吸道通畅。

5. 心理护理   因病情危重,患儿及家长均有恐惧心理,应做好心理护理,给予精神支持。

6. 健康教育   告诉家长肾衰竭各期的护理要点、早期透析的重要性,以取得他们的理解和配合;指导患儿在恢复期注意休息、加强营养和防治感染;慎用氨基糖苷类等肾毒性药物。

 目 标 检 测

1. 患儿,女,11 个月。因发热、咳嗽、惊厥就诊。体检:体温 39.7 ℃,咽充血,前囟平。患儿惊厥的可能原因是( )。

A. 癫痫发作   B. 高热惊厥   C. 低钙惊厥

D. 中毒性脑病   E. 化脓性脑膜炎

2. 对于惊厥发作患儿下列哪项护理不妥?( )

A. 立即送抢救室   B. 解开衣领,平卧头侧位

C. 轻轻将舌向外牵拉   D. 手心和腋下放纱布

E. 将牙垫置于上下磨牙间

3. 急性呼吸衰竭患儿的护理措施哪项不妥?( )

A. 密切观察病情变化   B. 遵医嘱给予氧气吸入

C. 让患儿取半卧位或坐卧位　　　　　　D. 不断吸痰以保持呼吸道通畅

E. 立即将患儿送入监护室

4. 护理服用洋地黄药物的患儿,下列哪些措施不正确?(　　　)

A. 婴儿脉搏达到 120 次/分应停药　　　　B. 学龄儿童脉搏不足 60 次/分停药

C. 注意观察患儿有无中毒症状　　　　　　D. 服用药物前测脉搏 1 min

E. 服用期间进食含钾的食物

5. 应用强心苷治疗期间,应多给患儿进食的食物种类是(　　　)。

A. 含钾高的食物　　　　　　B. 含钠高的食物　　　　　　C. 含钙高的食物

D. 含碘高的食物　　　　　　E. 含锌高的食物

6. 患儿,1 岁,因气管异物窒息入院。治疗时并发脑水肿,遵医嘱使用 20% 的甘露醇。护士向家长解释使用此药物的作用是(　　　)。(2016 年真题)

A. 迅速降低颅压,预防脑疝　　B. 预防颅内出血　　　　　　C. 预防颅内感染

D. 促进脑细胞代谢　　　　　　E. 兴奋呼吸中枢

7. 患儿,男,13 岁。游泳时不幸发生淹溺救起后,急救人员应给予该患儿的首要救治措施是(　　　)。(2016 年真题)

A. 给予强心药　　　　　　　　B. 建立静脉通道　　　　　　C. 口对口人工呼吸

D. 胸外心脏按压　　　　　　　E. 保持呼吸道通畅

8. 根据 2005 年心肺复苏指南,首选的打开气道的方法是(　　　)。(2017 年真题)

A. 托颈压额法　　　　　　　　B. 仰头抬颏法　　　　　　　C. 托颏法

D. 抬颈法　　　　　　　　　　E. 压额法

9. 患儿,男,2 岁。发热 1 天,体温 39 ℃,伴有轻咳来诊。既往有癫痫病史。门诊就诊过程中突然发生惊厥,即刻给予吸氧、镇静,此刻首选药物是(　　　)。(2017 年真题)

A. 苯巴比妥肌注　　　　　　　B. 地西泮静注　　　　　　　C. 水合氯醛灌肠

D. 氯丙嗪肌注　　　　　　　　E. 肾上腺皮质激素静注

10. 患儿,男,1 岁,诊断为室间隔缺损 8 个月,3 天前,发热、咳嗽,近 1 天来,咳嗽、呼吸急促,三凹征明显。尿少,急诊入院。查体:体温 38 ℃,脉搏 160 次/分。呼吸 35 次/分,肝肋下5 cm;诊断室间隔缺损合并心力衰竭。服用强心苷时,正确的护理措施是(　　　)。(2017 年真题)

A. 服药前数脉搏 15 s　　　　B. 服药前数脉搏 60 s　　　　C. 服药后数脉搏 60 s

D. 服药后数脉搏 80 s　　　　E. 服药后数脉搏 100 s

11. 患儿,男,2 岁。因上呼吸道感染出现咳嗽、发热入院。现体温 39.3 ℃,半小时前突发抽搐,持续约 1 min 后停止,呈嗜睡状。为避免再发抽搐,护理的重点是(　　　)。(2017 年真题)

A. 多晒太阳　　　　　　　　　B. 按时预防接种　　　　　　C. 加强体格锻炼

D. 居室定期食醋熏蒸　　　　　E. 体温过高时应及时降温

(12~14 题共用题干)(2015 年真题)

患儿,男,14 个月。因"发热、流涕 2 天"就诊。查体:体温 39.7 ℃,脉搏 135 次/分;神志清,咽部充血,心肺检查无异常。查体时患儿突然双眼上翻,四肢强直性、阵挛性抽搐。

12. 引起患儿病情变化的原因,最可能的是(　　　)。

A. 癫痫　　　　　　　　　　　B. 低血糖症　　　　　　　　C. 高热惊厥

D.病毒性脑炎　　　　　　　　　E.化脓性脑膜炎

13.按医嘱静脉注射地西泮 2 mg(1 mL 含 10 mg 地西泮),应抽取药液的量是(　　)。

A.0.2 mL　　　　B.0.4 mL　　　　C.0.6 mL　　　　D.0.8 mL　　　　E.1 mL

14.为防止患儿外伤,错误的做法是(　　)。

A.床边设置防护栏　　　　　　　　　　B.用约束带束缚四肢

C.移开床上一切硬物　　　　　　　　　D.将纱布放在患儿的手中

E.压舌板裹纱布置于上下磨牙间

(邬远林　黄苏蓉)

第十八章　儿科护理技术操作

第一节　体格发育指标测量

一、体重测量

【目的】

了解小儿体格发育及营养状况,观察水肿消退及增长情况;通过测量体重,为小儿临床输液量、药量及奶量计算提供依据。

【准备】

1. 用物准备　婴儿盘式磅秤、儿童坐式磅秤或成人站式磅秤;清洁布或小毛毯;笔及记录本。

2. 环境准备　10 kg 以下小婴儿测量时应将室温保持在 22～24 ℃。

【操作方法】

1. 测量新生儿及婴儿体重(图 18-1)　将清洁布铺在婴儿盘式磅秤上,调准至零点。脱去衣物及尿布,将小儿轻放于秤盘上测量;低体温或病重患儿,可先将衣帽、鞋裤、尿布及小毛毯称重后,再给患儿穿上进行测量,两次重量相减即为患儿体重。

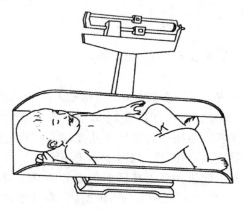

图 18-1　盘式杠杆秤测量体重

2. 测量儿童体重 年龄较大的儿童可坐于儿童坐式磅秤(图 18-2)或站于成人站式磅秤(图 18-3)上测量,测量者用脚尖固定秤盘,待待测者站稳后,再松开脚尖测量体重。称量时待测者双手自然下垂,不能接触物体或摇动;对不合作待测者,测量者可将其抱起一起称重,然后减去待测者衣物重量及测量者体重。

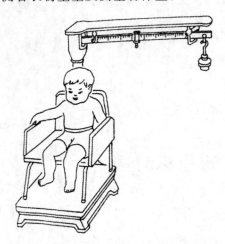

图 18-2　儿童坐式磅秤测量体重

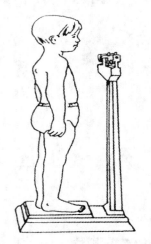

图 18-3　成人站式磅秤测量体重

【注意事项】

(1) 测量体重前应先将磅秤调节至零点平衡。

(2) 需每日测量体重者应固定在同一时间、同一磅秤进行,最好在晨起空腹时测量。

(3) 若测得数值与前次差异较大时,应重新测量、核对,并在体重左上方写一个"重"字;体重下降明显者,经核实后报告医生。

(4) 新生儿、婴儿用盘式磅秤测量,准确读数至 10 g;1～3 岁儿童用坐式磅秤测量,准确读数至 50 g;3 岁以上儿童用站式磅秤测量,准确读数至 100 g。

(5) 在测量过程中注意待测者安全及保暖。

二、身长(高)测量

【目的】

了解儿童骨骼发育情况。

【准备】

身长测量床或身高测量器、清洁布、笔及记录本。

【操作方法】

1. 儿童身长测量 将清洁布平铺在测量床上,测量者立于儿童右侧,脱去儿童鞋、帽、袜及外套,使其仰卧于测量床的中线上;扶直儿童头部,使其头顶接触测量床顶端,测量者左手按住儿童双膝使两腿伸直,右手移动足板使其紧贴于儿童双足底并与底板相互垂直,当量板两侧数字相等时读数,记录至小数点后一位数。如图 18-4 所示。

2. 儿童身高测量 脱去儿童鞋、帽,让其呈立正姿势站立于身高测量器上,面向前方,眼眶下缘与外耳道口处于同一水平面上,双手下垂,腹微收,两足跟靠拢,脚尖分开约 60°,足跟、臀部、两肩胛骨及枕部同时靠在量杆上,将头顶板与儿童头顶接触,板呈水平位时读数,记录至小数点后一位。如图 18-5 所示。

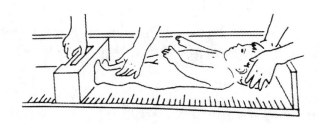

图 18-4　身长测量

【注意事项】

（1）不足 3 岁取仰卧位测量身长，测量时应尽量使儿童双下肢充分伸展，以减少误差；达到 3 岁取立位测量身高，测量时儿童应双眼平视，双手下垂，腹壁内收，足跟靠拢，足尖分开成 60°，足跟、臀部、肩胛、枕部四点成一直线紧贴量杆。

（2）测量结果记录至小数点后一位数，以厘米（cm）表示。

（3）在测量过程中注意儿童安全。

（三）头围、胸围测量

【目的】

（1）测量头围可了解颅骨及脑的发育，为评估儿童生长发育、脑积水、头颅畸形提供依据。

（2）测量胸围可了解胸廓及肺的发育，胸围的大小与肺的发育及胸廓骨骼，肌肉、皮下脂肪的发育密切相关。

【准备】

软尺、笔及记录本。

【操作方法】

1. 头围测量　儿童取立位或坐位（新生儿取仰卧位），测量者左手拇指将软尺 0 点固定于儿童头部右侧眉弓上缘，左手中、食指固定软尺与枕骨粗隆，手掌稳定儿童头部，右手软尺紧贴儿童头皮（头发过多或有小辫者应将其拨开）绕枕骨结节最高点及左侧眉弓上缘回至 0 点读数，记录至小数点后一位。如图 18-6 所示。

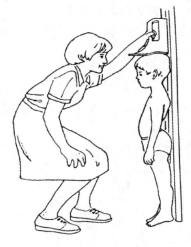

图 18-5　身高测量

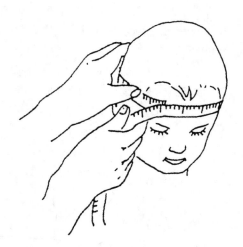

图 18-6　头围测量

2. 胸围测量 儿童取仰卧位或立位,3岁以上取立位,两手自然平放或下垂,测量者将软尺0点固定于儿童一侧乳头下缘(乳腺已发育的女孩,测量时软尺固定于胸骨中线第4肋间),将软尺紧贴皮肤经背部两侧肩胛骨下缘回至0点,取平静呼吸时的中间读数,或吸、呼气时的平均数,记录至小数点后一位。

【注意事项】

(1)头发过多或有小辫者测量头围时应将其拨开。

(2)胸围测量时应取平静呼吸时的中间读数或平静呼吸时的平均数;乳腺已发育的女孩,测量时软尺固定于胸骨中线第4肋间。

(3)测量结果记录至小数点后一位数,以厘米(cm)表示。

第二节 约束保护法

【目的】

(1)限制患儿活动,以利于诊疗及护理。

(2)保护谵妄、昏迷、躁动等患儿的安全,以免发生碰伤、抓伤或坠床等意外。

【准备】

1. 用物准备 ①全身约束法:大单或浴巾(方便包裹患儿的物品均可)、布带。②手足约束法:棉垫与绷带(或胶布)、手足约束带。③沙袋约束法:2.5 kg沙袋(用便于消毒的橡皮布缝制)、布套。

2. 护士准备 了解患儿病情,做好解释、说服工作,以取得合作。

【操作方法】

1. 全身约束法 以大单为例,如图18-7所示。

(1)将大单折叠,宽度相当于患儿肩至踝,长度可以稍长,能包裹患儿两圈半左右。

(2)置患儿平卧于大单中间,将大单一边从肩部绕过胸前紧紧包裹患儿身体,至对侧腋窝处揶于身下。

(3)将大单另一边绕过前胸包裹身体,将大单剩余部分塞于身下。

(4)如患儿过于躁动,可用布带围系于大单外。

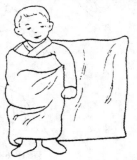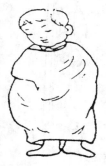

图18-7 全身约束法

2. 手足约束法

（1）绷带及棉垫法　用棉垫包裹手足,将绷带打成双套结(图18-8),套在棉垫外拉紧,使肢体不能脱出,但不影响血液循环,将绷带系于床沿。

（2）手足约束带法　将手足置于约束带甲端(图18-9),位于乙端和丙端之间,然后将乙丙两端绕手腕或踝部系好,使肢体不能脱出,但不影响血液循环,将丁端系于床沿。

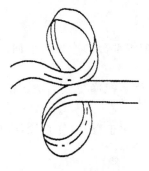

图 18-8　双套结

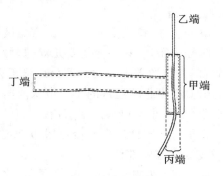

图 18-9　手足约束带

3. 沙袋约束法　根据需约束的部位而决定沙袋的放置位置。

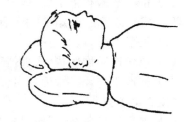

（1）需固定头部、防止其转动时,可将两个沙袋呈"人"字形放在头部两侧(图18-10)。

（2）需保暖、防止患儿将被子踢开时,可将两个沙袋分别放在患儿两肩旁,压在棉被上。

图 18-10　沙袋约束法

（3）患儿需侧卧、避免其翻身时,可将沙袋置于其背后。

【注意事项】

（1）保持患儿姿势舒适,定时给予短时间的姿势改变,以减少疲劳,必要时局部按摩。

（2）约束松紧要适宜,一般以能伸入1～2指为宜,过紧易损伤皮肤、影响血运,过松则失去约束意义。

（3）约束期间,应注意观察约束部位皮肤颜色、温度、血液循环情况。

（4）手足约束带每2 h解开、放松1次。

（5）夹板法用于四肢静脉输液时,夹板长度应超过关节处。

第三节　更换尿布法

【目的】

保持臀部皮肤的清洁、干燥、舒适,预防尿布性皮炎。

【准备】

1. 用物准备 尿布、尿布桶、小毛巾、小盆及温水、平整的操作台,根据臀部皮肤情况准备治疗药物如油类、软膏、抗生素等。

2. 环境准备 室内温、湿度适宜,避免空气对流。

3. 护士准备 评估婴儿情况,观察臀部皮肤情况,操作前洗手。

【操作方法】

(1) 解开包被,拉高婴儿的上衣,避免被排泄物污染。

(2) 解开尿布,一只手抓住婴儿双腿,另一只手用尿布的前半部分洁净处自前向后擦净会阴部及臀部,并以此盖上被污染部分后垫于臀下。

(3) 用湿纸巾或蘸温水的小毛巾从前向后擦净臀部皮肤,注意擦净皮肤的皱褶部分,如果臀部皮肤发红,用小毛巾和温水清洁。

(4) 将预防尿布性皮炎或治疗尿布性皮炎的软膏或药物涂抹于臀部,注意涂抹易于接触排泄物或皮肤发红的部位。

(5) 提起婴儿双腿,抽出被污染尿布,放入尿布桶。

(6) 将清洁尿布垫于腰下,放下婴儿双腿,系好尿布,大小松紧适宜。新生儿脐带未脱落时,可将尿布前部的上端向下折,保持脐带残端处于暴露状态。

(7) 拉平衣服,包好包被。

(8) 观察排泄物性状,或根据需要称量尿布。

(9) 整理用物,洗手,记录内容。

【注意事项】

(1) 用物携带齐全,更换尿布时动作要轻快,避免过度暴露,以免受凉。

(2) 选择质地柔软、透气性好、吸水性强的棉织品做尿布,或使用一次性尿布,以减少对臀部的刺激。

(3) 禁止将婴儿单独留在操作台,始终确保一只手与婴儿接触,防止婴儿翻滚坠落。

(4) 男婴要确保阴茎指向下方,避免尿液从尿片上方漏出。

(5) 尿布包扎应松紧适宜,过紧影响婴儿活动,过松造成大便外溢。

第四节　臀红护理法

【目的】

保持臀部皮肤的清洁、干燥、舒适,防止感染;减轻患儿疼痛,使尿布性皮炎痊愈。

【评估臀红原因】

(1) 被污染的尿布上的尿素经细菌分解产生氨等刺激物。

(2) 尿布冲洗不净,留有残皂。

(3) 腹泻时粪便刺激臀部皮肤。

(4) 使用塑料布或橡胶单包裹臀部。

【评估臀红程度】

1. 轻度臀红　局部皮肤出现潮红。

2. 重度臀红　根据红烂程度又分为3度。Ⅰ度：局部皮肤潮红伴皮疹。Ⅱ度：皮肤溃破，脱皮。Ⅲ度：局部大片糜烂或表皮剥脱，有时继发细菌或真菌感染。

【准备】

1. 用物准备　温水盆、小毛巾（2块）、棉签、弯盘、红外线灯或25～40W鹅颈灯、清洁尿布、尿布桶、无菌敷料、药物（0.02％高锰酸钾溶液、鱼肝油、5％鞣酸软膏、氧化锌软膏、抗生素软膏、达克宁霜等）。

2. 环境准备　温暖、舒适、光线明亮。

【操作方法】

（1）用温水清洗患儿臀部后用小毛巾吸干，将清洁尿布垫于臀下，尿布遮挡男婴阴囊。

（2）患儿侧卧，露出臀红部位，可采用臀部皮肤暴露法（使臀部皮肤暴露在阳光下，每日2～3次，每次10～20 min）、灯光照射法（可用25～40W鹅颈灯或红外线灯照射局部，灯泡距臀30～40 cm，每日2次，每次10～15 min）。

（3）局部皮肤涂鞣酸软膏或氧化锌软膏或鱼肝油等，严重者局部皮肤涂抗生素软膏。

（4）给患儿盖好被褥，整理床单位。

【注意事项】

（1）清洗患儿臀部时，动作应轻柔，皮肤溃破或糜烂时禁用肥皂，用手蘸水冲洗，避免用小毛巾直接擦洗，保持臀部清洁、干燥。

（2）患儿臀部最好不加包扎，尽量暴露臀部。

（3）应用灯光照射法时应有专人看护，注意灯泡距臀部不能太近，避免烫伤。

（4）采用暴露疗法时应注意保暖，避免受凉。

（5）涂抹油类或药膏时，应使棉签贴在皮肤上轻轻滚动，不可上下涂刷，以免加剧疼痛和皮肤损伤。

（6）重度臀红者所用尿布应煮沸、消毒液浸泡或阳光下曝晒以杀灭细菌。

【臀红预防】

（1）选用质地柔软、吸水性好的棉布做尿布。

（2）及时更换尿布并洗涤干净，最好在阳光下曝晒干燥后使用。

（3）每次便后用温水清洗臀部，保持臀部皮肤清洁、干燥。

（4）尿布包兜不可过紧，不宜垫橡胶单或塑料布。

第五节　婴儿沐浴法

【目的】

保持皮肤清洁，使婴儿舒适，预防皮肤感染；协助皮肤排泄和散热；促进血液循环，活动肌肉和肢体。

【准备】

1．用物准备

（1）婴儿尿布及衣服、大毛巾、毛巾被、包布、系带、浴巾2块、面巾1块。

（2）护理篮：内备梳子、指甲剪、抗生素滴眼液、棉签、液体石蜡、鞣酸软膏或氧化锌软膏或鱼肝油滴剂、婴儿沐浴液、双氧水、生理盐水、碘伏。

（3）浴盆：内备温热水（2/3满），洗时水温冬季38～39 ℃，夏季37～38 ℃，备水时水温稍高2～3 ℃，另外可在一水壶内放50～60 ℃热水备用。

（4）其他：磅秤、水温计、热水瓶、尿布桶，必要时准备床单、被套、枕套等。

2．环境准备　关闭门窗，调节室温至26～28 ℃。

3．护士准备　了解婴儿病情、意识状态，测体温，检查全身皮肤情况；操作前洗手。

【操作方法】

（1）抱婴儿至沐浴处，脱去衣服，此时可根据需要称体重，用大毛巾包裹婴儿全身。

（2）擦洗面部　①洗眼时操作者用面巾裹住自己食指，由内眦向外眦擦拭，更换面巾部位以同法擦拭另一眼；②同法由内向外擦耳；③再横向轻擦额部；④最后擦洗面部（禁用香皂），用棉签清洁鼻孔。

（3）擦洗头部　抱起婴儿，左手托住婴儿枕部，将躯干夹于操作者腋下，左手拇指和中指分别将双耳廓向前折叠，堵住外耳道口，以防止水流入耳内；右手将沐浴液涂于手上，洗头、颈、耳后，用清水洗净，并用大毛巾擦干头发（图18-11）。较大婴儿，可用前臂托住婴儿上身，将下半身托于操作者腿上（图18-12）。

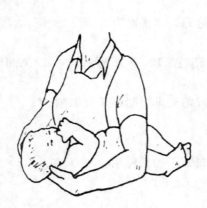

图18-11　小婴儿洗头法

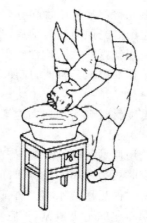

图18-12　较大婴儿洗头法

（4）婴儿入盆　盆底铺垫一块浴巾，以免婴儿在盆内滑跌，解开大毛巾，去除尿布；左手握住婴儿左腿靠近腹股沟处使其臀部位于操作者手掌上，轻轻放于水中（图18-13）。

（5）擦洗身体各部位　操作者右手用另一块浴巾洗颈部以下部位，并将沐浴液涂于手上按顺序洗颈下、胸、背、腹、腋下、臂、手、腿、脚、会阴、臀部，边洗边冲净。在清洗过程中，操作者的左手应始终握牢婴儿，只在洗背部时，左、右手交接，使婴儿下颌靠于操作者手臂上（图18-14）。

（6）全身护理　洗毕，迅速将婴儿依照放入水中的方法抱出，用大毛巾包裹婴儿全身并吸干水分，进行头皮、眼、鼻、口腔、耳、脐部、臀部、指甲的检查和护理，必要时用液体石蜡棉签擦净女婴大阴唇及男婴包皮处污垢。

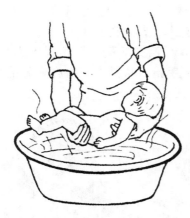

图 18-13　婴儿出入浴盆法

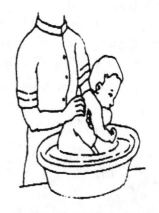

图 18-14 洗背时婴儿的扶持

（7）浴后处理更换衣服、尿布，包好婴儿，核对手腕带。

（8）整理床单位及用物，洗手，记录。

【注意事项】

（1）沐浴于喂奶前或喂奶后 1 h 进行，以防呕吐和溢奶。

（2）动作轻快，减少暴露时间，注意保暖；清洗头部时注意将双耳廓向前折叠，堵住外耳道口，以防止水流入耳内；勿使水进入耳、眼内。

（3）在清洗全身过程中，操作者的左手应始终握牢婴儿，只在洗背部时，左、右手交接，使婴儿下颌放于护士的右手腕上。

（4）洗净皮肤皱褶处，如耳后、颈部、腋下、腹股沟、手指及足趾缝等。

（5）穿脱衣服时，婴儿的手应处于功能位置，内收屈曲向上，以防止手肩关节脱位。

（6）注意观察全身皮肤情况，如发现异常及时报告医生；对婴儿头顶部的皮脂结痂不可用力清洗，可涂液体石蜡浸润，待痂皮软化后再予清洗。

第六节　婴儿抚触法

【目的】

促进母婴情感交流；促进神经系统的发育；增强婴儿免疫力；促进食物的消化和吸收；减少婴儿哭闹，延长睡眠时间。

【准备】

（1）物品准备　操作台、婴儿润肤油、浴巾、清洁尿布及衣服、包被。

（2）环境准备　关闭门窗，调节室温至 26～28 ℃。

（3）护士准备　剪短指甲，取下戒指、手镯等，洗手。

【操作方法】

1. 裸露婴儿　将浴巾平铺在操作台上，脱去婴儿衣裤及尿布，裸露婴儿置于操作台上。

2. 涂润肤油　将润肤油倒在手中涂布均匀,揉搓双手温暖后进行抚触。

3. 抚触　抚触时动作先轻柔,然后慢慢增加力度,每个动作重复 4～6 次。

(1)头部抚触(图 18-15)　①两拇指指腹从眉间滑向两侧至发际;②两拇指从下颌部中央向两侧向上滑动成微笑状;③一手轻托婴儿头部,另一手指腹从婴儿一侧前额发际抚向枕后,避开囟门,中指停在耳后乳突部轻压一下;换手,同法抚触另一侧。

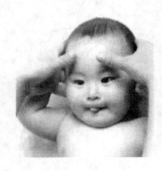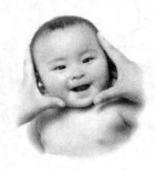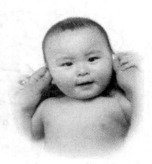

图 18-15　头部抚触

(2)胸部抚触(图 18-16)　双手手掌分别从胸部的外下方,靠近两侧肋下缘处向对侧外上方滑至婴儿肩部,交替进行。

(3)腹部抚触(图 18-17)　左手固定婴儿下肢,右手手指按顺时针方向依次从右下腹、右上腹、左上腹、左下腹按摩婴儿腹部,呈倒 U 形,避开脐部和膀胱。

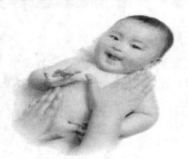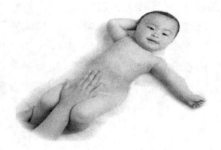

图 18-16　胸部抚触　　　　　　　　　　　图 18-17　腹部抚触

(4)四肢抚触(图 18-18)　①两手呈半圆形交替握住婴儿的上臂向腕部滑行,在滑行过程中,从近端向远端分段挤握上肢;②用拇指从手掌心按摩到手指,并从手指两侧轻轻提拉每个手指;同法依次抚触婴儿的对侧上肢和双下肢。

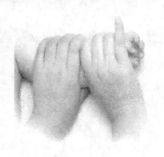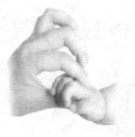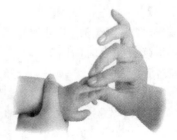

图 18-18　四肢抚触

（5）背部抚触（图 18-19）　婴儿呈俯卧位,以脊柱为中线,两手拇指平放背部从脊柱向两侧按摩,从背部上方近肩部开始逐渐下移到臀部,最后由头顶沿脊柱抚触至臀部。

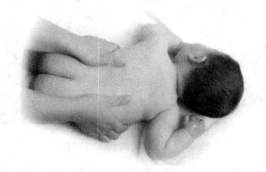

图 18-19　背部抚触

4. 收尾　擦去婴儿身上油汁,帮助婴儿穿好衣裤,系好尿布,整理用物,洗手。

【注意事项】

（1）抚触不宜在婴儿刚吃饱或饥饿时进行,最好选择在两次喂奶中间和沐浴后进行。

（2）抚触时应注意保暖、防止受凉,抚触后抱婴儿时应注意防止滑脱。

（3）抚触刚开始时轻轻按摩,逐渐增加压力;抚触时间一般为每次 10～15 min,每日 3 次;刚开始的时间和次数可以少些,以后逐渐增加。

（4）避免婴儿润肤油刺激婴儿的眼睛,婴儿患病期间应停止抚触。

（5）抚触时不要强迫婴儿保持固定的姿势,当婴儿疲劳、烦躁时应停止抚触,让其休息。

（6）抚触时可播放音乐,护士应一边抚触一边和婴儿说话,与婴儿目光交流,使婴儿有愉悦的感受。

第七节　股静脉穿刺术

【目的】

采集血液标本进行化验。

【准备】

1. 用物准备　治疗盘、5 mL 注射器、0.5％碘伏、棉签、无菌干棉球、采血管、弯盘。

2. 护士准备　了解患儿病情、年龄、意识状态、心理状态;根据患儿年龄做好解释工作;操作前洗手,戴口罩。

【操作方法】

（1）携用物至床旁,核对,协助患儿取仰卧位,固定大腿外展呈青蛙状,暴露腹股沟穿刺部位（图 18-20）,用脱下的一侧裤腿或尿布遮盖会阴部。

（2）用碘伏消毒患儿穿刺部位及操作者左手食指。

（3）操作者立于患儿身体穿刺侧面,在患儿腹股沟中、内 1/3 交界处,用左手食指触及股

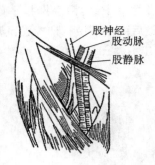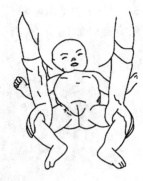

图 18-20 穿刺部位及固定法

动脉搏动最明显处,右手持注射器于股动脉搏动内侧 0.3～0.5 cm 处垂直刺入,边退针边抽回血,见回血后固定针头,抽取所需血量。

(4) 拔针,用棉球压迫穿刺点 5 min 止血。

(5) 安抚患儿,再次核对,清理用物,洗手,记录。

【注意事项】

(1) 有出血倾向、凝血功能障碍患儿禁用,以免引起内出血。

(2) 严格执行无菌操作,防止感染。

(3) 穿刺前用尿布包裹好会阴部,以免排尿时污染穿刺点;保护穿刺针孔勿被尿液污染。

(4) 穿刺失败时不宜在同侧多次穿刺,以免形成血肿。

(5) 抽血拔针后用消毒干棉签按压穿刺点 5 min,避免引起局部出血或血肿。

(6) 若回血呈鲜红色,表明误入股动脉,应立即拔出针头,用无菌纱布压迫 5～10 min 止血。

第八节　静脉留置管术

静脉留置管术操作简单,可选择留置的部位较多,有头皮静脉、四肢浅静脉、腋静脉、颈外静脉、腹股沟静脉等。

【目的】

保护静脉,减少因反复穿刺造成的痛苦和血管的损伤;保持静脉通道畅通,利于抢救和治疗;减轻患者痛苦。

【准备】

1. 用物准备　治疗盘、输液器、头皮针、备不同型号的留置针、肝素帽、液体及药物、碘伏、棉签、弯盘、透明敷贴、胶布、止血带、治疗巾、小枕、剃刀等。

2. 护士准备　根据患儿年龄做好评估和解释工作;操作前洗手,戴口罩、帽子。

3. 患儿准备　为小婴儿更换尿布,协助幼儿排尿,必要时剃尽局部毛发。

【操作方法】

（1）检查药液及输液器，遵医嘱加入药物，并将输液器针头插入输液瓶塞内，关闭调节器。

（2）携用物至床旁，核对患儿姓名，查对药液，将输液瓶挂于输液架上，备好留置针，排尽空气，备好胶布。

（3）铺治疗巾于穿刺部位下，选择静脉，扎止血带，消毒皮肤，再次核对。

（4）留置针与皮肤成15°～30°角刺入血管，见回血后再进入少许，保证外套管在静脉内，将针尖退入套管内，将套管针送入血管内，松开止血带，抽出针芯，用透明敷贴和胶布妥善固定，延长管成U形固定于敷贴上方的皮肤上，连接输液装置，注明置管时间。

（5）根据病情调节滴速，再次核对，签字并交代患儿和家长注意事项。

（6）整理用物，洗手，记录。

【注意事项】

（1）选择粗直、弹性好、易于固定的静脉，避开关节和静脉瓣，选择头皮静脉穿刺应剃除穿刺部位毛发。

（2）在满足治疗前提下选用最小型号、最短的留置针。

（3）妥善固定，告知患儿及家长注意不要抓挠留置针。

（4）不得在穿刺肢体一侧上端使用血压袖带和止血带。

（5）用药后应正压封管，根据使用说明定期更换透明敷贴和留置针，敷贴如有潮湿、渗血应及时更换，发生留置针相关并发症应拔管。

（6）应严格掌握静脉留置针的留置时间，一般可保留3～5天，最好不超过7天。

第九节　头皮静脉输液法

婴幼儿头皮静脉丰富、浅表，分支甚多，输液时易于固定，且不影响肢体活动，输液因此婴幼儿静脉常选用额上静脉、颞浅静脉等（图18-21）。

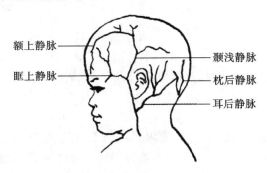

图18-21　婴幼儿常用头皮静脉示意图

【目的】

补充液体、营养，维持体内水、电解质及酸碱平衡；使药物快速进入体内。

【准备】

1. 用物准备 ①治疗盘:碘伏、棉签、棉球、治疗盘、一次性头皮针、液体及药物、一次性输液器、胶布。②其他用物:剃刀、肥皂、纱布、治疗巾、必要时备约束用品。

2. 护士准备 了解患儿病情、年龄、意识状态、心理状态及对输液的认识程度;观察穿刺部位的皮肤及血管状况;根据患儿年龄做好解释工作;操作前洗手,戴口罩。

3. 患儿准备 为小婴儿更换尿布,协助幼儿排尿,顺头发方向剃尽局部毛发。

【操作方法】

(1) 在治疗室内核对、检查药液及输液器,按医嘱加入药物,并将输液器粗针头插入输液瓶塞内,关闭调节器。

(2) 携用物至床旁,核对患儿床号、姓名,再次查对药液后将输液瓶挂于输液架上,排尽空气,备好胶布。

(3) 将枕头放在床沿,使患儿横卧于床中央,必要时采用全身约束法约束患儿。

(4) 助手站于患儿足端,固定其肢体、头部。操作者立于患儿头端,仔细选择静脉,根据需要剃去穿刺部位毛发。用碘伏消毒皮肤后,左手拇指、食指绷紧血管两端皮肤,右手持针沿静脉走行方向进针,见回血后松开活塞,如无异常用胶布围绕头部固定。

(5) 调节滴速,再次核对,签字并交代家长注意事项。

(6) 整理用物,洗手,记录。

【注意事项】

(1) 注意区分头皮动静脉。

(2) 穿刺过程中应密切观察患儿面色和一般情况,如有异常立即停止。

(3) 根据患儿病情、年龄、药物性质等调节输液速度;加强巡视,注意观察输液情况,如速度是否合适、局部有无肿胀、针头有无移动和脱出、各连接处有无漏液、瓶内溶液是否滴完、有无输液反应等。

第十节 暖箱使用法

【目的】

为出生体重小于 2000 g 新生儿及低体温患儿(如硬肿症)创造一个温度和湿度均适宜的环境,以维持患儿体温稳定。

【准备】

1. 用物准备 婴儿暖箱(图 18-22)、箱内婴儿床上用品、蒸馏水等。

2. 护士准备 了解患儿的孕周、出生体重、日龄、生命体征、有无并发症等;估计常见的护理问题,操作前洗手。

3. 患儿准备 穿单衣,裹尿布。

【操作方法】

(1) 检查暖箱,湿化器水槽加水至 2/3 满。

（2）接通电源，将暖箱预热，以达到所需的温、湿度。暖箱的温度应根据患儿体重及出生日龄而定，相对湿度为 55%～65%。预热时间需 30～60 min。

（3）暖箱达到预定温度，核对患儿后，患儿入箱。如果使用肤控模式，应将温度探头置患儿腹部较平坦处，通常用胶布固定探头于上腹部，一般设置探头肤温在 36～36.5 ℃之间。

（4）在最初 2 h 应 30～60 min 测体温 1 次，体温稳定后 1～4 h 测 1 次，记录箱温和患儿体温。

（5）患儿情况稳定，体重达 2000 g，或体重虽不到 2000 g，但一般情况良好，并且在 32 ℃暖箱内，患儿穿单衣能保持正常体温，可出箱。

（6）患儿出箱后，应对暖箱进行终末清洁消毒处理。

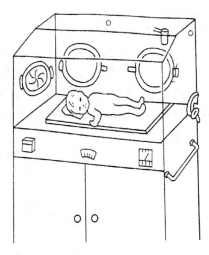

图 18-22　婴儿暖箱

【注意事项】

（1）注意暖箱的适应证。①出生体重不足 2000 g 新生儿；②低体温患儿；③新生儿寒冷损伤综合征患儿；④早产儿。

（2）注意出箱条件。①患儿体重达到 2000 g，体温正常；②在室温 24～26 ℃的情况下，患儿在不加热的暖箱内能保持正常体温；③患儿在暖箱内生活了 1 个月以上，体重虽不到 2000 g，但一般情况良好。

（3）一切护理操作应尽量在箱内进行，如喂奶、换尿布、清洁皮肤及检查等，可从边门或袖孔伸入进行，以免箱内温度波动。暖箱不宜放置在阳光直射、有对流风及取暖设备附近，以免影响箱内温度的控制。

（4）掌握暖箱性能，严格执行操作规程，定期检查有无故障，保证绝对安全。

（5）注意保持患儿体温，腋温需维持在 36.5～37.5 ℃之间，使用肤控模式时注意探头是否脱落，造成患儿体温不升的假象。严禁骤然提高暖箱温度，以免患儿体温上升造成不良后果。

（6）随时观察使用效果，如暖箱发出报警信号，应及时查找原因并妥善处理。

（7）医护人员入箱操作、检查及接触患儿前必须洗手，防止交叉感染；每天用消毒液及清水擦拭暖箱内外，暖箱每周更换 1 次，湿化器水槽用水每天更换 1 次。

第十一节　光照疗法

【目的】

通过光照疗法，使血清中未结合胆红素氧化分解为水溶性异构体而从胆汁及尿液中排出，主要用于高胆红素血症的辅助治疗；避免患儿胆红素过高而引起胆红素脑病。

【准备】

1. 用物准备 ①光疗箱:有单面和双面光疗箱两种,双面光优于单面光。一般来说,波长为425～475 m 的蓝光最为有效(绿光、日光灯、太阳光也有此效果),光的亮度以单面光160W、双面光320W 为宜,灯管与患儿皮肤距离为30～50 cm(图 18-23)。光疗灯管和反射板应清洁无灰尘,光疗箱需预热至适中温度。②遮光眼罩:可用不透光的多层黑布或墨硬纸剪成眼镜状制成。③其他:体温计、尿布、尿布带、胶布、工作人员用墨镜、笔及记录单等。

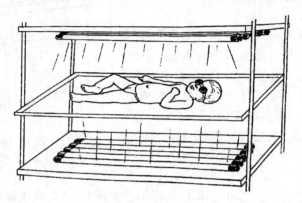

图 18-23　婴儿光疗

2. 护士准备 评估患儿,了解患儿诊断、日龄、体重、黄疸范围及程度、一般情况、生命体征、血清胆红素测定值等;操作前戴墨镜、洗手。

3. 患儿准备 清洁皮肤,皮肤上禁涂粉和油类;剪短指甲;双眼佩戴遮光眼罩,避免损伤视网膜;脱去衣裤,全身裸露,只用长条尿布遮盖会阴部,男婴注意保护阴囊。

【操作方法】

(1) 核对医嘱,做好解释工作。

(2) 患儿全身裸露,长条尿布遮盖会阴部,佩戴遮光眼罩入箱。光疗箱或光疗灯附近如有其他患儿,也应遮挡设备,避免对其他患儿造成影响。

(3) 记录开始照射时间。

(4) 若使用单面光疗箱一般每 2 h 更换体位一次,可以仰卧、侧卧、俯卧交替更换。俯卧照射时要有专人巡视,以免口鼻受压影响呼吸。

(5) 光疗时每 2～4 h 测体温一次,使体温保持在 36～37 ℃为宜,并根据体温调节箱温。若光疗时体温超过 37.8 ℃或低于 35 ℃,应暂停光疗。

(6) 观察患儿精神反应、呼吸、脉搏、皮肤颜色和完整性、大小便,四肢张力有无变化及黄疸进展程度并记录。

(7) 当血清胆红素<171 μmol/L 时可停止光疗。患儿出箱后清洁消毒光疗设备,记录出箱时间及灯管使用时间。

【注意事项】

(1) 患儿入箱前需清洁皮肤,禁忌在皮肤上涂粉剂和油类。

(2) 患儿光疗时随时观察患儿眼罩、会阴遮盖物有无脱落,注意皮肤有无破损。

(3) 光疗过程中出现发热、腹泻、皮疹、青铜症(患儿光疗后数小时,皮肤、尿液、泪液呈青铜色)等表现时,及时与医师联系,多为一过性并发症。

(4) 光疗超过 24 h 会造成体内核黄素(维生素 B_2)缺乏,一般光疗同时或光疗后应补充核黄素,以防止继发性红细胞谷胱甘肽还原酶活性降低导致的溶血。

（5）光疗时不显性失水增加,遵医嘱静脉补液及喂奶喂水,保证营养及水分供给。

（6）保持灯管及反射板的清洁,每日擦拭,防止灰尘影响光照强度。

（7）灯管累计使用达一定时间后必须更换。

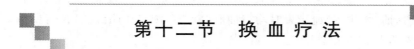

第十二节　换血疗法

换血疗法是指通过来自一名或多名供血者的红细胞和血浆,替换受血者大部分甚至全部的红细胞和血清中的免疫抗体,阻止继续溶血,降低未结合胆红素,防止核黄疸发生。可用于治疗新生儿溶血、高胆红素血症、新生儿弥散性血管内凝血和败血症等。

【目的】

降低未结合胆红素,防止胆红素脑病的发生;换出血清中的免疫抗体和致敏红细胞,以阻止溶血并纠正贫血;降低体内的各种毒素。

【准备】

1. 用物准备　①血源选择:Rh 血型不合溶血者应选用 Rh 血型与母亲相同、ABO 血型与患儿相同的血液或用抗 A、抗 B 效价不高的 O 型血;ABO 血型不合的溶血者应选用 O 型红细胞和 AB 型血浆的混合血或用抗 A、抗 B 效价不高的 O 型血。换血量一般为 150～180 mL/kg（约为患儿全身血量的 2 倍）,应尽量选新鲜血,库血不应超过 3 天。②药物:生理盐水、葡萄糖液、10％葡萄糖酸钙、利多卡因、肝素、苯巴比妥、地西泮,并按需要准备急救药物。③其他:手术衣、无菌换血手术包、静脉切开包、输液用物及急救药品、新鲜全血。

2. 环境准备　在手术室或消毒处理的环境中进行,维持室温在 26～28 ℃。

3. 护士准备　操作前洗手、戴口罩。

4. 患儿准备　换血前 4 h 禁食或抽空胃内容物,进行静脉输液;术前半小时肌注苯巴比妥;置患儿于辐射式保暖床上仰卧,贴上尿袋,固定四肢。

【操作方法】

（1）按常规消毒腹部皮肤（上至剑突,下至耻骨联合,两侧至腋中线）,铺治疗巾,将硅胶管插入脐静脉,接上三通管,抽血测定胆红素及生化项目后开始换血。

（2）测量静脉压以决定换血速度,开始为每次换血量 10 mL,逐渐增加到每次 20 mL,以 2～4 mL/（kg·min）速度匀速进行。对低体重儿、病情危重者,速度放慢。

（3）每换血 100 mL,测静脉压 1 次,一般维持静脉压在 0.588～0.785 kPa（6～8 cmH$_2$O）。

（4）密切监测心率、呼吸、血压、血氧饱和度及胆红素、血气、血糖变化,换血过程中患儿出现易激惹、心电图改变等低钙症状时,应给予 10％葡萄糖酸钙 1～2 mL/kg 缓慢静推。

（5）详细记录每次换血出入量、累积出入量及用药情况等。

（6）换血完毕配合医生拔出脐静脉导管,结扎缝合消毒,用纱布压迫固定。

（7）记录,监测生命体征、血糖和局部伤口情况,观察心功能情况和低血糖征象。

【注意事项】

（1）严格消毒，无菌操作，避免感染。

（2）插管时动作要轻，以免损伤静脉壁及内脏。

（3）每次注血时，都要抽回血，防止空气栓塞；抽、注血时速度均匀，不可过快或过慢，换血过程中注射器必须经常用含肝素的生理盐水冲洗，防止凝血。

（4）换血过程中应注意患儿保暖，密切观察患儿全身情况及反应，注意皮肤颜色，监测生命体征，详细记录每次出入量、累积出入量及心率、呼吸、静脉压等，及时处理意外情况。

（5）在换血开始前、术中、换血结束时均需抽取血标本，测定血胆红素，视需要检查生化项目，以判断换血效果及病情变化。

（王　君　郭文颖）

[1]　崔焱.儿科护理学[M].5 版.北京:人民卫生出版社,2012.

[2]　张玉兰.儿科护理学[M].3 版.北京:人民卫生出版社,2014.

[3]　郑慧,黄华.儿科学[M].7 版.北京:人民卫生出版社,2014.

[4]　范玲.儿科护理学[M].2 版.北京:人民卫生出版社,2007.

[5]　慕江兵,熊杰平.儿科护理学[M]2 版.北京:人民军医出版社,2012.

[6]　王卫平.儿科学[M].8 版.北京:人民卫生出版社,2013.

[7]　崔焱,仰曙芬.儿科护理学[M].6 版.北京:人民卫生出版社,2017.

[8]　史良俊,付昌平.儿科护理学[M].北京:中国医药科技出版社,2013.

[9]　黄力毅,张玉兰.儿科护理学[M].2 版.北京:人民卫生出版社,2015.

[10]　黄玲.儿科护理学[M].2 版.北京:科学出版社,2012.

参考答案

Answers

第一章

1. A 2. C 3. B 4. B 5. C 6. C

第二章

1. D 2. D 3. E 4. D 5. C 6. E 7. D

第三章

1. E 2. A 3. B 4. A 5. D 6. A

第四章

1. A 2. A 3. E 4. D 5. B 6. E 7. D 8. B 9. E 10. A
11. A 12. D 13. E 14. D 15. C 16. B

第五章

1. C 2. A 3. D 4. C 5. D 6. C 7. D 8. B 9. C 10. B
11. B

第六章

1. D 2. C 3. A 4. A 5. E 6. C 7. B 8. A 9. E 10. A
11. B 12. D 13. C 14. B 15. C 16. E 17. A 18. C 19. D 20. D
21. A 22. C 23. E 24. B 25. A 26. A 27. A 28. A 29. E 30. E
31. C 32. C 33. B 34. E 35. C 36. B

第七章

1. C 2. C 3. A 4. D 5. D 6. D 7. E 8. C 9. D 10. B
11. C 12. B 13. D 14. C 15. D 16. E 17. C 18. D

第八章

1. E 2. E 3. C 4. D 5. C 6. D 7. C 8. A 9. C 10. C

第九章

1. B 2. A 3. D 4. D 5. E 6. B 7. D 8. C 9. B 10. E
11. E 12. B 13. A

第十章

1. D 2. C 3. D 4. E 5. B 6. D 7. D 8. C 9. D 10. B
11. A 12. C 13. D 14. E 15. E 16. C 17. A 18. D

第十一章

1. B 2. C 3. A 4. C 5. D 6. B 7. C 8. D 9. B 10. B
11. C 12. A 13. B 14. B 15. E 16. D

第十二章

1. A 2. C 3. B 4. D 5. D 6. B 7. A 8. D 9. A 10. E

第十三章

1. C 2. D 3. C 4. A 5. B

第十四章

1. C 2. D 3. B 4. A 5. B 6. C 7. C 8. E 9. D 10. D
11. E

第十五章

1. C 2. C 3. B 4. C 5. E 6. B 7. E 8. B

第十六章

1. D 2. A 3. B 4. A 5. E 6. D 7. B 8. A 9. A 10. A
11. C 12. D 13. C 14. C 15. B 16. D 17. A 18. D 19. D

第十七章

1. B 2. A 3. C 4. A 5. A 6. A 7. E 8. B 9. B 10. B
11. E 12. C 13. A 14. B